JN290042

EBN BOOKS

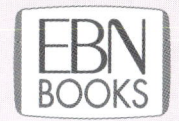

エビデンスのための

看護研究の読み方・進め方

高木廣文
東邦大学医学部看護学科教授

林 邦彦
群馬大学医学部保健学科教授

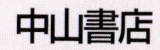

中山書店

序文

　本書は，雑誌「EB NURSING」の創刊号から17回に渡って連載した「EBNのための統計の読み方」に加筆・修正したものである．連載を開始したのは20世紀も押し迫った2000年12月，その後，2004年12月まで17回に渡って，看護研究のエビデンスを高めるための疫学および統計学の方法について解説を行った．

　「Evidence-Based Medicine」から始まったエビデンス・アプローチとでもいうべき科学分野での潮流は，多くの分野に波及してますます盛んになっているようで，まったく衰えそうもない．しかしながら，何をもってエビデンスとするのかという，最も基本的な考え方が案外と知られていなかったりするものである．そこで，研究のエビデンスを支えている疫学研究法と統計学的解析法について解説した．

　看護研究者の多くは，疫学と統計学は好きではないのではないかと勝手に思っているのだが，どうだろうか．今は幸運なことに，多くの統計解析用のソフトが開発されているので，使いたい統計学の手法の計算法を知らなくても簡単に解析ができてしまう．このような状況は，われわれのような大型計算機世代にとっては夢のような状況である．しかし，便利な一面には危険な部分が隠されているものである．自分が使用する解析方法が，実際にはどのような仮定の下に使用できるのかとか，結果の解釈はどのようにするのが正しいのか，といったことをよく理解していないと，痛い目に遭うこともあるかもしれない．

　研究のエビデンス水準は，その研究デザインで決まってくるものである．そして，研究デザインによって，データ解析の方法もほぼ決まってくる．したがって，よい研究を行いたいのならば，研究デザインと統計学的な分析方法の知識が不可欠となることは明らかだろう．ただし，現在では自分でプログラムを作成したり，手で計算したりすることはないので，本書では数式は必要最小限にとどめた．そのため，かえって理解しにくい箇所があるとすれば，それは筆者らの責任である．したがって，読者は理解しにくい箇所があっても，いたずらに頭を悩まさないでいただきたい．

　本書により，今まで以上に多くのエビデンスに溢れた研究がなされることを期待したい．

2006年11月10日

高 木 廣 文
林　　邦 彦

エビデンスのための看護研究の読み方・進め方
CONTENTS

Part 1　エビデンスの読み方

1章　EBNにおける統計の役割 ……… 高木廣文　2

- EBMからEBNへ ……… 2
  - EBNで看護がどう変わるのか／EBNにおける統計学／ナイチンゲールと統計学
- 量的研究と質的研究 ……… 5
  - エビデンス水準を決めるもの／量的研究と質的研究の比較／研究上の現象に対する認識／研究事象のデータの測定方法／研究対象の選び方／データ解析／解釈方法と結果の解釈／量的研究と質的研究の違い
- 量的研究と質的研究の相互理解 ……… 14
- エビデンス水準の今後 ……… 15

2章　研究デザインの理解 ……… 林　邦彦　17

- エビデンスの探索 ……… 17
  - 文献の検索／構造化された論文
- 観察的研究と実験的研究 ……… 19
  - 研究者の意図としての介入／研究デザインの優先順位
- 観察的研究の種類 ……… 22
  - 事例報告（ケース・レポート，ケース・シリーズ）／断面研究と縦断研究／前向き研究と後向き研究／コホート研究／ケース・コントロール研究／ケース・コントロール研究でのマッチング
- 実験的研究（介入研究）の種類 ……… 29
  - 介入とは／比較と非比較／介入研究の歴史的事例／同時比較の歴史的事例／無作為に割り付ける／並列群間比較の事例／群間比較と群内比較／盲検をかける

3章　結果に影響する因子をどうするか ……… 高木廣文　39

- 交絡とは何か ……… 39
  - 交絡の定義／交絡因子の影響を除く方法
- バイアス（系統誤差）と偶然誤差 ……… 41
- 妥当性と信頼性 ……… 42

バイアス分類の例 ……………………………………………………………… 43
　　　　　外的妥当性を脅かすバイアス／内的妥当性を脅かすバイアス
　　　研究デザインと正しい因果推論 ………………………………………… 45
　　　コントロールの意味 ……………………………………………………… 46
　　　標本が多いほどよい訳は ………………………………………………… 47
　　　無作為化の意味 …………………………………………………………… 48
　　　統計学の役割は …………………………………………………………… 50

4章　統計学的推論 ──────────────────── 高木廣文　52

　　　推定と検定 ………………………………………………………………… 52
　　　　　母集団と標本／さまざまな集団の定義／推定の考え方の例／標準誤差と信頼区間／母平均値の区間推定／帰無仮説と対立仮説／検定で起こりうる2種類の誤り／両側検定と片側検定／検定結果の表示方法
　　　2つのグループの平均値と分散を比較する方法 ……………………… 60
　　　　　母分散が等しいと仮定できる場合（t検定）／等分散の検定（F検定）／2つの母分散の等分散性を仮定しない検定（ウェルチの方法）
　　　母相関係数に関する検定と推定 ………………………………………… 63
　　　　　相関と回帰／回帰直線と相関係数／無相関の検定（t検定）／母相関係数の信頼区間
　　　クロス表の検定（カイ2乗検定） ……………………………………… 69
　　　　　一般のクロス表とカイ2乗検定／四分表の検定／フィッシャーの直接確率（正確な確率）

Part 2　エビデンスとなる看護研究の進め方

5章　研究計画書の書き方 ──────────────── 高木廣文　78

　　　研究の動機と目的 ………………………………………………………… 78
　　　　　何を知りたいのか／動機を文字に／動機から目標へ／文献検索と既存資料の検討／専門家への相談／現実検討と個別目標（目的）／研究の戦略と資源／インフォームド・コンセントと研究倫理／データ管理と守秘義務

6章　データを収集するための調査技法について ──── 高木廣文　89

　　　自記式か他記式か ………………………………………………………… 89
　　　他記式調査法について …………………………………………………… 89
　　　　　面接調査／電話調査
　　　さまざまな自記式調査法 ………………………………………………… 92
　　　　　留置（とめおき）調査／郵送調査／集合調査／宿題調査／託配調査
　　　調査時，終了時の調査票の点検について ……………………………… 95

7章　実際の調査項目の設定方法　　　　　高木廣文　97

- 研究目的の明確化と調査項目の選定 …………………………………… 97
- 調査対象の背景を知るための項目 ……………………………………… 97
- 自由記述は避ける ………………………………………………………… 98
- あいまいな表現は避ける ………………………………………………… 99
- 質問の前提は正しいか …………………………………………………… 99
- 専門用語は対象を考えて使用する ……………………………………… 99
- 誘導的な質問文は避ける ………………………………………………… 100
- 質問で回答者を限定しない ……………………………………………… 100
- 回答形式の設定 …………………………………………………………… 101
    - 数値データの場合／名義尺度の場合／カテゴリには数字をふる／順序尺度の場合／複数回答は避ける
- 不明の処理方法 …………………………………………………………… 103
- 調査票を見直す …………………………………………………………… 104

8章　サンプルサイズの定め方　　　　　高木廣文　106

- 統計学的仮説検定とサンプルサイズの関係 …………………………… 106
- 研究目的とサンプルサイズ ……………………………………………… 107
    - 仮説検証的研究でのサンプルサイズの定め方／探索的研究で必要とされるサンプルサイズ

9章　データ処理とデータ解析　　　　　高木廣文　112

- データ・マネジメント …………………………………………………… 112
- 解析用データ・セット作成の手順とデータ入力 ……………………… 112
    - 入力前処理／データ入力／データ点検／データの固定
- データの表示 ……………………………………………………………… 118
- データの要約 ……………………………………………………………… 120
    - 平均値, 中央値, 最頻値／データのばらつきの度合いを示す指標

10章　データ解析ソフト　　　　　高木廣文　124

- 統計ソフトを用いるメリット …………………………………………… 124
    - データ解析の信頼性の向上／研究者自身が解析を行うメリット
- 主な統計ソフト …………………………………………………………… 125
    - 大型計算機時代から定評のある統計ソフトのパソコン版／パソコン用として開発されたソフト
- 統計ソフト利用時の注意など …………………………………………… 126
    - 統計ソフトの導入／データの入力と管理／統計ソフトの使用時の問題

Part 3 さまざまな解析法

11章 研究方法による効果の指標の違いについて ——高木廣文 132

- 閉じたコホートと開いたコホート …… 132
  - 閉じたコホート／開いたコホート
- 差と比による効果の指標 …… 133
- ケース・コントロール研究での効果の指標 …… 134
- 母オッズ比の信頼区間 …… 135
- 母オッズ比に関する検定 …… 136

12章 交絡因子の影響を除く方法 ——高木廣文 138

- マクネマー検定 …… 138
- マンテル-ヘンツェルの方法 …… 140
  - 母オッズ比の信頼区間の推定／層別解析での独立性の検定
- マンテル-ヘンツェルの方法のメタ解析への応用 …… 143

13章 測れないものを測る方法—尺度構成法 ——高木廣文 145

- 尺度を作るには …… 145
- 尺度構成での妥当性について …… 146
  - 基準関連妥当性／内容的妥当性／構成概念妥当性／尺度の妥当性が疑われた場合
- 尺度構成での信頼性について …… 148
  - クロンバッハのα信頼性係数／その他の信頼性係数—θ信頼性係数／尺度構成での変数選択について
- 主成分分析と因子分析 …… 151
  - 主成分分析について／因子分析について／主成分分析と因子分析の違いは何か
- 尺度構成に関するその他の話題 …… 156

14章 一度起こるともとに戻らない事象の解析—生存時間解析法 ——林 邦彦 157

- 不可逆な事象 …… 157
- 断面的生命表 …… 157
- 経時的生命表 …… 158
- カプラン-マイヤー法での生存曲線 …… 160
- 生存曲線の比較 …… 161
  - ログランク検定／一般化ウィルコクソン検定／2つの検定の特徴

15章　いくつかの研究結果を統合する解析──メタ解析　林　邦彦　165

メタ解析とは　165
メタ解析の一般的手順　165
研究結果の統合　168
　オッズ比の統合／有効割合の比の統合／有効割合の差の統合
固定効果モデルと変量効果モデル　172
看護領域での応用例　172
メタ解析の限界と注意点　173

索引　175

Part 1
エビデンスの読み方

Part 1 エビデンスの読み方

1章 EBNにおける統計の役割

　本章では，まずEBNとは何かについて説明し，それが統計学と緊密に結びついていることを述べる．ナイチンゲールと統計学の結びつきにも簡単にふれる．看護学では質的研究も重要なので，EBNと質的研究，そして量的研究と質的研究の研究方法の比較を行う．現在のEBNでは量的研究が重視されているので，本書は統計学の解説を主とすることを述べ，質的研究については今後のエビデンス性に関する議論が必要なことも指摘する．

EBMからEBNへ

　臨床医学の分野を中心に，EBMという言葉が大流行している．語呂がよく，何かきわめて新鮮な雰囲気が漂っている．Evidence-Based Medicineの略号であるが，略していない用語自体が秀逸といえるだろう．日本語に直訳すると「証拠に基づく医療」となる．このようなことをわざわざ言わなければならないということは，これまでの医療は証拠（科学的根拠）なしに行われてきたのかという嫌味も出てくるのだが，EBMは着実にその地歩を固めているように思われる．

　EBMという用語は通常，臨床現場で患者のQOLなどの状況を加味して，科学的な学術論文で示された結果を「証拠」として，患者にとって最良の治療方法などを選ぶ態度を指すことが多いようである．その場合，「証拠の質」の判断の基準になるのは臨床疫学からみた研究デザイン，分析方法などの適切さにかかっている．

　このような考え方は，何もEBMが唱えられ出したここ15年足らずのうちに始まったことではない．以前から，生物統計学や疫学を専門とする研究者の間では常識であった．ただし，実際の医療現場では，1人の患者という個人を対象とするため，それまでの疫学や統計学の研究で集団を対象にして得た結果を，治療する患者個人に還元するのはそれほど容易ではなかったという事情があるようである．

　それでは，EBMに基づけば，患者の治療方法は科学的な根拠に基づいて容易に決まるのだろうか．残念ながら，実際はそれほど簡単でもなさそうである．そのあたりの詳細については，『EBMジャーナル』（中山書店）に解説されているので参考にしていただきたい．

　ここで強調したい点は，EBMの考え方であり，そのもととなる臨床疫学的な方法論である．EBMは臨床医学での患者の治療方法の意思決定の考え方であ

る，というきわめて狭義の捉え方もできる．しかし，筆者のような疫学を専門とする人間は，一般の医学研究も含めた科学的な方法論として考えたい．集団を対象にする公衆衛生の分野でも，Evidence-Based Healthcare（EBH または，EBHC）という語が用いられるようになってきた．このような科学的な考え方を，患者のケアや看護研究に応用しないというのは，理解しがたいことである．本書では，科学的な根拠に基づいて行われる看護全般を，広義の Evidence-Based Nursing（EBN）とよぶことにしよう．

EBNで看護がどう変わるのか

　今さら EBN などというものは必要ない．患者のケアは今でも十分に科学的であり，うまくいっていると考える看護師が多いかもしれない．現在の看護学は十分に科学的根拠に裏づけられており，看護に関係のない臨床疫学的な方法論は不必要であると考える人もいるかもしれない．

　それでは，あなたが担当する患者の看護診断や看護計画を立てる場合，あなたがもとにしている理論やモデルは科学的なエビデンスに基づいているのだろうか．ちなみに，**エビデンスにも段階があり**，「私の経験によれば」とか「某先生の理論によれば」というものは，最も低い水準のエビデンスであることを指摘しておくべきだろう（**表 1-1** 参照）．それはおかしいと考える人もいるかもしれないが，通常は，患者を無作為化して複数の治療方法や処理を割り付けて行うような研究デザインに基づいた研究結果が，エビデンス水準の高いものとして扱われている．従来から行われてきたケアは，どちらのエビデンスに基づいているのだろうか．

　そもそも，本当に EBN を導入すれば患者にとって最適のケアがすぐにできるのだろうか．また，看護研究を行えば，他の看護師が使用できるような科学的なエビデンスを得ることができるのだろうか．

　その答えは Yes とも言えるし，No とも言える．臨床に EBN を応用する場合，患者を中心に考えるのは当然であるが，エビデンスとなる複数の研究論文を比較し，適切に患者の状況に応じて看護計画を立てるのは，それほど簡単ではないだろう．特に現在では，科学的な論文には，統計学的に妥当な研究デザインと分析方法が必須である．これは，自分で看護研究を行う場合にも当然適用される．

　臨床疫学が EBM の方法論の基礎になっているが，EBN でも同様であるとするのが本書の立場である．**臨床疫学の方法論の一つは統計学である**ので，EBN の導入は多くの看護師には大きな問題となるかもしれない．

EBNにおける統計学

　現在では，医学分野に限らず人間を対象とする調査研究では，科学的方法として統計学を用いることが必須である．EBM の基礎になっている臨床疫学も，その基礎となる分析方法は統計学である．それではなぜ，科学的な研究には統計学を用いるのであろうか．

第一の理由に，**統計学は偶然による変動（「ばらつき」と言ってもよい）を評価できる**ことがあげられる．人間集団という個体差の大きな対象を扱う場合，比較するグループ間に対象の選び方による差（バイアス）が生じないように，まず研究デザインを正しく作成する必要がある．薬剤の比較試験などで用いられている無作為割り付けなどはその一例である．また，疫学で用いるケースとコントロールのマッチングなどもそうである（3章49頁参照）．そのような状況であっても偶然性はあるので，それを評価しなければ正しい結論を得ることはできない．

　調査研究によって得られたデータを分析する場合，統計学のいろいろな分析方法が用いられるが，それらの方法のほとんどは，帰無仮説（11頁参照）という仮定のもとで，観察された現象が偶然生じる確率を求めることで行われている．有意確率とは，その偶然によって起こる確率を推定しているのであり，その大きさを参考にして，意思決定が行われる．

　第二の理由に，**統計学では，可能なかぎりあらゆる現象を数量化する**という特徴がある．各種臨床検査値はもちろんのこと，患者の臨床的な症状や性格特性など，もともと「質」と考えられるものでも，「量」として把握できるように工夫をする．

　統計学が現象を数量化して扱うのは，学問としての一つの特徴といえる．数量化は，その客観性を高めるために不可欠なことである．なぜならば，数値で現象を記述し，それに基づいて推論を行うことの長所は，他の研究者がその結果について再度調査し，自分の研究と比較することを容易にするからである．

　研究結果の「再現性」や「比較可能性」は，科学的な研究には不可欠なものである．したがって，医療や看護に関する研究を科学的に行うためには，統計学を使わざるを得ない．逆に，統計学的な視点のない研究は，一般性（普遍性）の欠如した主観的，権威主義的，もしくは自己満足的なものになりがちである．

　これらの点から，科学的な根拠に基づく看護，すなわちEBNは，その方法論として必然的に，統計学が基礎となる学問の一つとなるだろう．

ナイチンゲールと統計学

　統計学と聞くともうそれだけで，拒否反応を示す看護師が多いのではないかと心配である．しかし，もともと現代の看護はその始まりから，統計学を大いに利用してきたことをご存じだろうか．

　EBMやEBNという言葉は新しいが，実際には，統計学を駆使して現代の病院の保健統計や衛生面の改善に科学的な方法を導入した人物がいる．看護師ならずとも誰でも知っているナイチンゲールである．

　クリミア戦争でのナイチンゲールの活躍から，現代の看護が発展したことは知っていても，改めて考えてみると，それだけでなぜナイチンゲールが看護の祖になれたのか疑問に思わないだろうか．ナイチンゲールは，スクタリの野戦病院の衛生面の改善により，患者の死亡率が低下することを，統計学的に示しているのである[1]．さらに，英国の病院における保健統計指標の提言や，英国陸

軍や植民地での保健管理の新しい方法を，資料をもとに統計学的分析を加えて提言している．ナイチンゲールの行動原理は，自分自身の単なる思いつきによるものではなく，資料に基づいた適切な統計学的方法による分析結果を得て，その結果に基づくという，きわめて科学的な方法なのである．いわば，EBN に基づく看護実践といってもよいだろう[★1]．

実際ナイチンゲールは，統計学者として英国王立統計協会の会員であり，しかも軍隊での衛生面への貢献から米国統計協会の名誉会員にも叙せられている．米国統計協会 ASA（American Statistical Association）のニュースレターに，統計学の歴史上の人物として取り上げられており，統計学でのその影響力の大きさがよくわかる[2]．現在でも分析結果のグラフ表現の一つとしてよく用いられている「レーダーチャート」のオリジナルは，表現が若干異なるが，もともとナイチンゲールがはじめて使用したものである[★1]．

あらゆる点からみて，**歴史上の EBN 実践者の第一号は，ナイチンゲールである**といってよいだろう．

[★1] これらについては文献 1) に詳しいので，興味のある読者は参照していただきたい．

量的研究と質的研究

本書では，EBN という視点から，主に看護研究に必要な統計学的な方法の解説を行う．しかし，人間を対象とする研究では，その扱うデータの質によって，量的研究と質的研究の大きく 2 つに分類することがある．工学や物理学などの自然科学に属する分野では，客観的な測定に基づいた量的データを用いて，一般的な理論を発展させる量的研究が普通である．一方，心理学や社会学のように，人間にかかわる事象を扱う分野では，必ずしも適当な「物差し」を用いた客観的な測定ができるとはかぎらないため，言語情報を基本データとした，いわゆる質的研究も多い．

医学分野では，各種の生理学的検査値のように，量的に把握できるデータをもとにした研究が主流だが，人間の心理を重視する看護研究では，質的研究の重要性が指摘されている[3]．さらに，看護学の研究対象となる多くの現象は，看護師と患者の相互作用やケア，患者の意識など個別性が強い．そのため，**表 1-1** に示す米国医療政策研究局（Agency for Health Care Policy and Research；AHCPR）がエビデンス水準の高い研究としているランダム化（無作為化）比較試験のような，実験的な看護研究を行うのは難しい[4]．

ここで，看護研究で重要と考えられる質的研究について，エビデンスという視点から，量的研究との比較を通じて，簡単にふれておきたい．

エビデンス水準を決めるもの

ある研究を「科学的な証拠としての価値」の面から評価した場合，エビデンスとしての良否や高低はどのように決まっているのだろうか．

EBM や EBN の枠組みで，エビデンス水準の高い研究とされるのは，研究対象が無作為に選ばれた場合か，ある処理を研究対象者に無作為に割り付けた場

表1-1　EBMのエビデンス水準

Ⅰa	複数のランダム化比較試験のメタ解析
Ⅰb	少なくとも1つのランダム化比較試験
Ⅱa	少なくとも1つのよくデザインされた非ランダム化比較試験
Ⅱb	少なくとも1つの他のタイプのよくデザインされた準実験的研究
Ⅲ	比較試験や相関研究，ケース・コントロール研究など，よくデザインされた非実験的記述的研究
Ⅳ	専門家委員会の報告や意見，あるいは権威者の臨床経験

合である．したがって，データ解析に多変量解析の高度な方法を使用しているからエビデンス水準が高いとか，2群の母平均値の差の検定（t検定）しか行っていないからエビデンス水準が低い，といったことではない．

　表1-1をよく見るとわかるように，**エビデンス水準の高低は，研究のための標本抽出や割り付け法をどのようにするかで決まってくる**．この点に関しては，3章で説明する「カウンター・ファクチュアル・モデル」が重要である（第3章45頁参照）．カウンター・ファクチュアル・モデルのもとでは，1例でも因果推論が行えるので（実際は2人だが），理論上は量的研究でも質的研究でも，少数例で最高のエビデンス（真の因果推論）をもたらすことができることになる．しかし，現実の世界ではカウンター・ファクチュアル・モデルは研究に使えないので，無作為抽出や無作為割り付けによる研究計画を考える必要がある．

　データ解析として統計学の各種手法を用いるのは，推定や検定のためである．この前提として，標本抽出は無作為抽出や無作為割り付けで行われているという条件がある．この条件が満たされていなければ，データ解析の結果は意味を失ってしまう．そのため，量的研究の多くはこのような無作為化の手順をとっている．

　一方で，質的研究はさまざまな方法論を含んでおり，一般化して解説するのがきわめて困難であるとされている[5]．しかし，質的研究では任意の1例から研究を開始できるし[6]，データ解釈やモデル化の進展に従って，理論的サンプリングを行い，必要な情報を収集するという手順をとる[5,7,8]．

　つまり，**質的研究では母集団に関する一般化を必ずしも目指さないために，標本抽出は任意で構わない**．したがって，臨床的なランダム化比較試験を最高のエビデンスとするEBMやEBNの基準から判断すると，質的研究のエビデンス水準はかなり低いことになる．

　しかし，これは妥当な判断だろうか．Willigが指摘しているように[6]，ケース・スタディであっても，よいエビデンスを与えることはあり得る．たとえば，離婚した夫婦のどちらに子どもを養育させるべきかという問題で，「夫よりも妻のほうが子どもにとってより好ましい」という意見が大勢を占めていたとしよう．このような場合に，母親による児童虐待の例が1例でもあれば，そのような意見が必ずしも正しくないという反証となる．反証は1例で十分であり，エビデン

スとして完全である．このように，量的研究でなくとも，場合によっては強力なエビデンスとなり得るのである．

量的研究と質的研究の比較

図1-1に量的研究と質的研究の進め方の概要を示した．この図をもとに，量的研究と質的研究の簡単な比較を行い，特に質的研究における科学的な証拠としてのエビデンスについて考えてみたい．

研究の大きな流れは，量的であろうと質的であろうと，図1-1に示したようにそれほど大きく違う訳ではない．しかし，個々の内容については，まったく異質な場合があるので，もう少し詳細に見ていこう．

研究上の現象に対する認識

研究を始めるのは，研究者がなんらかの現象に対して，興味をもつからである．たとえ，修士論文のため，博士論文のために必要だとしても，単にそれだけの理由では，何の興味ももてないような現象を研究するのは困難である．

たとえば，筆者がよく行くタイ王国では，HIV/AIDSが社会的に大きな問題となっている．研究者によっては，HIV/AIDSの治療方法に興味をもつかもしれないし，社会的偏見や差別に興味をもつかもしれない．また，地域社会で看護師がどのようにHIV/AIDSとともに生きる人々にケアを提供しているのかに興味をもつかもしれない．このように，HIV/AIDSの問題といっても，研究者のもつ興味は多様であり，現象の認識の仕方によって，研究方法も大きく異なってくる．

量的研究の考え方について

量的研究は，科学的で客観的な研究方法とされているが，これはデータの解

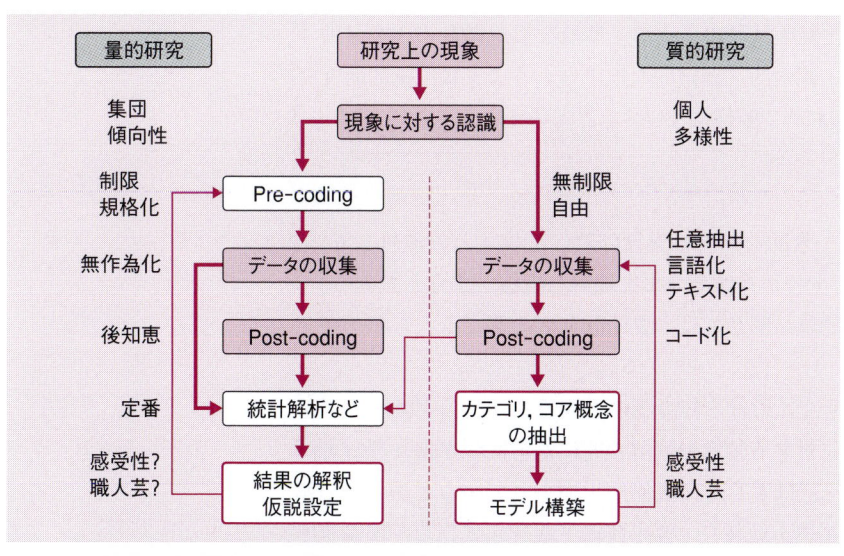

図1-1 量的研究と質的研究の進め方の概念図

析方法に統計学を用いることと切り離しては考えにくい．林は，「現象解析の方法としての統計学」として，現象解析に直結した統計学という概念を述べている[9]．また，Raoは，推論の論理形式として，① 帰納法（観測データに基づく新しい知識の創造），② 演繹法（提案された定理の証明），および ③ アブダクション（データに基づくことのない，直観による新しい知識の創造），に3分類している[10]．この分類によれば，**統計学とは，偶然についての知識（演繹的）を用いて，不確実な（データからの帰納的な）知識から，一般的に利用できる知識を得るための方法**ということになる．したがって，量的研究は，少数の調査データ（標本）から，もととなるより大きな集団（母集団）について，より一般的・普遍的な傾向性を科学的に明らかにしようとするものである．

このような統計学的な手法は「確証的解析」とよばれており，量的研究の主流といえよう．しかし，確証的研究では，新たな理論構築は不可能であるという反省から，データに基づいてデータの語るところを明らかにしようとする「探索的データ解析」を標榜する流れもある[11, 12]．

統計学を用いる量的研究の目的は，ある事象について，① その現象の記述，② 一般化・普遍化，さらには ③ 理論化，の3通りに考えることができるだろう．たとえば，内閣支持率はどのくらいか，新しく開発した薬剤による血糖コントロールは現在の標準薬よりも良好なのか，などの疑問に答えるためである．

現在では，コンピュータの発展と統計ソフトの普及とともに，各種の多変量解析の手法が理論の理解なしに簡単にできるようになってきた．このため，非常に多数の変数を一度に処理することで，きわめて複雑な現象の記述と理論化が，ある程度可能になってきた．潜在的な因子構造の探索と検証，リスク因子の探索と検証，また特定の現象のモデル化と検証などを行うことも，ある程度は可能になってきた[13, 14]．この点から，従来まで質的研究でなければ扱えないと言われていたような領域も，量的研究である程度は扱えるようになってきているとも考えられる[5]．

もちろん，多くのランダム化臨床試験のように，単純な仮説検証のみを目的とする研究も多いが，記述的・探索的・確定的な検証というように，量的研究といっても，その扱う現象はきわめて多様になってきたといえよう．

質的研究の考え方について

量的研究が具体的な事象の一般的な傾向性を操作的に把握するのに対して，多くの質的研究では，「人間をトータルにそのまま理解し把握しようと試みる」ため，科学性，客観性などの認識に関しては，質的研究者の間でも大きな差があるようである[5]．

Willigは，心理学での質的研究における認識論の重要性を述べ，実証主義の世界観（世界のすべての事象に対する知覚や理解の間に対応関係があり理解可能とする）は批判されており，経験論もその限界が指摘されていると述べている[6]．一方，Popperは，帰納主義を批判し，仮説演繹主義を定式化し，理論を反証することによって真理に近づき得るとしたが，Popperの仮説演繹法は，新

たな理論構築やパラダイムの転換をもたらさないことから，1960年代から1970年代に強く批判された[6]．

現象学的社会学の一つの立場である社会構成主義が，近年では重要視されてきている．社会構成主義は，一見，確固とした実在のように当事者に思われている事象を，社会的に形成されたものとして捉え，その過程を分析するという立場である[15]．

このように，質的研究といっても，対象に対する認識は多様である．しかし，その共通点として，質的研究者は「意味に対する関心をもつ」傾向があると言われている[6,16]．ここが量的研究とは異なる点で，**質的研究は因果関係を推論するのではなく，経験の質や経験同士の相互関係やその意味に関心をもつ傾向がある**というのである．

反省（「内省」ともよばれる）は，現象学やエスノメソドロジー★2では重要な概念とされている[16,17]．Willigは反省を，質的研究の枠組みの中で個人的反省と認識論的反省に分類している[6]．すなわち，個人的反省とは，価値，経験，信念，社会的同一性などが，研究途上でどのように影響したかを考えることである．また，認識論的反省とは，研究プロセスでの各過程，すなわちリサーチ・クエスチョンはどのように「発見」されたのか，データや知見をどのように「構成した」のか，異なる方法を用いた場合，現象の理解にどのような相違があったのか，などを批判的反省的に検討することである．ただし，実際に反省を質的研究の中でどの程度行うかは，研究者による個人差が大きいという点も指摘されており，これは研究の質にも影響を与えるものである．

また，質的研究とは，統計的な処理や数量化のためのほかの手段によっては到達し得ない結果をもたらすような研究をすべて含むという考え方がある[8]．量的研究とは異なり，**質的研究では，特定の個人の認識，態度，行為などの社会的な相互作用を問題にし，理論の探求や意味の探求を行うのが普通である**[6,8]．

特定の理論構築を目指す立場もあれば，理論の構築を目指さずに，関心のある現象の記述のみを行うことを目的とする立場もある．実際には研究上の特定の現象について，一般的理論（公式理論）を目指すのは，単独の研究だけではかなり困難である．通常は，ある条件下で有効な具体的理論を構築することを目的とするのが普通であろう[5,8]．

このように，特定の現象の記述から一般理論の構築まで，質的研究の目的はかなり広範に及んでいる．

研究事象のデータの測定方法

研究の区分である量的か質的かという呼称は，その扱うデータの「質」に依存している．林が指摘しているように[18]，もともとデータは操作的な測定によって得られるものであり，大きく二分して考えることができる．それらは，①物理的・化学的に測定可能な事象のデータ（たとえば，身長，体重，各種生理学的な検査値）と，②本来は測定が不可能な事象のデータ（たとえば「不安」，「偏見」など）である．

★2 エスノメソドロジー（ethnomethodology）
社会学の一分野で，人々が日常世界を構成する方法について研究する．生活世界における日常行動の分析や会話分析で成果を上げている．

①の場合は，われわれは，研究対象となっている事象を，測定誤差の範囲内で数値として「正しく」測ることができるものと考えている．また，性や血液型のように，特定のコード化やカテゴリ化が可能なものもある．このように，**数値化やコード化されたデータを用いることが，量的研究での信頼性や客観性の基本**となるものと考えられる．

　一方，②の場合，特定の現象に関する測定は，量的研究であっても，必ずしも客観的とはいえない．一定の仮定に基づいて，きわめて操作的に測定するものである．すなわち，その現象に潜在的な構造が存在するものと仮定し，その潜在構造を表明すると考えられる複数の質問への対象者の回答により，その現象を把握しようとする．このような測定には，仮にデータが量的に収集されたとしても，妥当性，有効性，信頼性などの問題が常につきまとうことになる[9, 18]．

　量的研究においては，このように調査に先立って特定の現象の把握の方法，すなわち測定方法を設定するのが普通である．このような操作は，「プレコーディング（pre-coding）」とよばれる．しかし，質問への回答を限定できない場合や，より自由度の大きい回答を得たい場合には，質問への回答を対象者に自由に記載させ，調査後，回答を見て，研究者がカテゴリ化を行う場合もある．これは，「ポストコーディング（post-coding）」とよばれている．ただし，ポストコーディングは，データをある程度見てから決めねばならないので，「後知恵」であるとされ，あまり好ましい方法とは考えられていない．いずれにしろ，量的研究である現象に関する測定結果をデータとして使用するためには，コード化が不可欠である．

　南風原らは，質的研究の調査方法を，①観察，②面接，③フィールドワーク，に大別している[19]．ただし，観察といっても，自然観察と実験的観察に分けて考えることもできるなど，個々の分類はさらに細分して考えることもできる．

　Flickも，観察，インタビュー，フィールドへの参入などについて，データの収集法として詳細に記載している[15]．一方，Willigは，面接と観察を中心に解説している[6]．いずれにしろ，質的研究では，自然科学的な動物実験をデータ収集のために用いることはない．しかし，看護では介入が基本であるため，実験的な調査研究もあり得るだろう．

　質的研究においては，研究目的にもよるが，ほとんどあらゆるものがデータになり得るし，写真，絵，映画などでもよいとされる[15]．しかし，**最終的に質的研究のデータは，言語情報としてテキスト化され収集される**．

　質的研究では，解析/解釈すべきデータとして，言語がそのまま用いられる点が，量的研究とは大きく異なっている．ただし，内容分析のように，言語データを後追い的にカテゴリ化し，その頻度を量的に集計するという方法も存在する．Willigは，そのような分析方法は小文字のqであり（質的研究のようだが本当の質的研究ではないということ），本当の質的研究である大文字のQとは異なるものとして，一線を画している[6]．

研究対象の選び方

　量的研究の多くは，仮説検証的な研究のため，統計学を用いている．このため，標本抽出法として，「無作為抽出（random sampling）」がその基本となる．新薬の開発や新しい術式の比較などのためには，対象者の「無作為割り付け（random allocation）」が要求される．このような統計学的な要求を満たしている研究ほど，**表1-1**に示したように，エビデンスの水準が高いものとされている．さらに，統計学的検定では，標本数が大きいほど検定効率は高くなるので，比較的多数の標本が必要となる．

　探索的データ解析の立場では記述が重視され，推定や検定には重きを置いていないが，やはり標本の代表性から，無作為で大標本であれば，より望ましいものとなる．

　一方，質的研究では，「情報提供者（informant）」の個別性や多様性を重視する立場であり，研究に必要とされるケースを選ぶべきなので，その選択方法として無作為抽出することはまれである．研究目的にもよるが，1例から始められる．モデル構築などの必要に応じて，理論的サンプリングなども行われる[6-8, 15]．

データ解析/解釈方法と結果の解釈

量的研究のデータ解析

　標本データから母集団に関する一般化・普遍化を目指す量的研究では，統計学的推定・検定の各種方法が多用され，方法論はかなり確立されている．統計学的推定ならば，母平均値の95％信頼区間の推定法のように，区間推定に信頼性をもたせて，結果の表示に用いる．検定ならば，帰無仮説の棄却水準を5％や1％などと設定し，確率論に基づいた誤差の程度を示し，結果に対する研究者の意思決定に用いることができる★3．

　一方，量的研究であっても，記述的研究や探索的研究ではそれほど検定は重視されない．しかし，データの意味するところを理解し，推論し，モデルや理論を構築し，データ全体の関係を考察するような能力が必要とされる．場合によっては，データの背後にある構造を感得するような能力も必要となる．データ探索的研究では，データは量的であっても，どちらかといえば，質的研究に通じるデータ解析の態度が要求される[12, 18]．ただし，このような探索的な研究は，現状の基準では，エビデンス水準の低いものとして評価されてしまう．

質的研究のデータ解釈

　質的研究は自然科学的認識論による質的研究と解釈的質的研究に大別できるが，木下は，そのような分類は本質ではないと指摘している[5]．現在の質的研究，特にグラウンデッド・セオリー・アプローチ[21, 22]は，特定の現象の理論構築がうまくできないという量的研究の限界を克服するために考案されたという経緯がある[7]．多くの質的研究が存在し，ケース研究にはケース研究の解釈方法があり，ナラティブアプローチにはナラティブアプローチの解釈方法があるように，

★3 帰無仮説が棄却された場合，その結果の解釈はきわめて単純である．たとえば，無相関の検定では，帰無仮説「母相関係数＝0」が棄却された場合，われわれは「母相関係数は0ではない」と主張することができる．しかし，この主張はあまり強くはないので，母相関係数の信頼区間を求めて，具体的な数値の下限，上限を示すこともできる．一方，帰無仮説が棄却されない場合には，結論はきわめてあいまいな表現になってしまう．すなわち，「母相関係数は0でないとはいえない」というものである．一般に，確証的研究での検定では，重要な仮説は必ず棄却する必要がある．棄却できない場合には，その研究はほとんど意味のないものとなってしまう．

各方法に適した解釈方法が採用されている[5]．

　しかし，論理的なデータ解釈方法としては，グラウンデッド・セオリー・アプローチで代表されるような，コード化，カテゴリ化，コア概念の抽出，そして可能ならばモデル構築を行うというプロセスをとるのが，研究方法論として論理的ではないかと考えられる．重要なカテゴリや概念に関しては，理論的飽和に達するまで標本抽出を行えば，主観的な解釈もかなり客観性をもつものと考えてよいだろう．

　データのコード化や概念化を行い，さらに理論構築を行う場合，データの中から何が重要かを認識し，それに意味を与える研究者の「理論的感受性」が重要とされている[8,22]．この点は，看護研究でも多用されている方法の一つであるKJ法の発案者である川喜田の提唱する発想法[23]ときわめて類似した考えであるといえるだろう．

　質的研究は，このデータ解釈のプロセスが主観的であるという批判を，量的研究者から受けやすい．そのような批判は質的研究に対する無理解から発せられているという部分もあるのだが，質的研究者の説明不足もその一因であろう．このような批判に対して，**データ解釈の「信憑性（credibility）」を高めるために，第三者や専門家の意見を聞いたり，対象者に解釈結果をフィードバックする**など，反省のプロセスを研究に組み込むことが重要である．

　また，いくつかの手法を組み合わせたり，量的研究と質的研究の手法を組み合わせるトライアンギュレーション（triangulation）の方法は，一方の研究形態を相補的に補完するのに有効であり[15]，質的研究の「質」を高めるのに考慮すべき方法ではないだろうか．

　いずれにしろ，**データ解釈のプロセスを明示することは，質的研究の信憑性を高める**には，きわめて有用である．

量的研究と質的研究の違い

　表 1-2 にまとめたように，**量的研究と質的研究の大きな違いは，本質的には研究目的となる現象に関する認識論の相違に起因する．しかし，方法論からみると，解析/解釈すべきデータが数量的か言語的かにある**といえるだろう．

　この結果，量的研究では統計学が用いられ，一般的・普遍的結論を得たければ，統計学が要求する標本抽出の無作為化や，無作為割り付けなどが必要となってくる．

　一方，質的研究では多くの場合，結果の一般化や普遍化を要求しないので，標本は任意で構わないことになる．この点から，現在のAHCPRの基準によるエビデンス水準は低いものと考えられてしまう．

　Yinは結果の普遍化の方法として，質的研究の結果から得られる理論を拡張する「分析的一般化（analytic generalization）」と，母集団のサンプルから得られる結果から母集団特性の推論を行う「統計的一般化（statistical generalization）」を区別する必要があることを指摘している[24]．質的研究のサンプルは，母集団を代表するサンプルではないのが普通なので，量的研究の評価論理であ

表1-2 量的研究と質的研究の比較

	量的研究	質的研究
現象に対する認識	集団における傾向性への興味．仮説に基づく検証的研究など．実証主義的，構造主義的認識	情報提供者の個人的経験，現象の多様性の前提．個人の認識や経験についての哲学的な仮定など．社会構成主義，象徴的相互作用論，現象学的認識など
研究対象	数量化もしくはコード化可能なあらゆる現象	言語化可能なあらゆる現象
研究目的	確証的研究：研究仮説の検証・推定，観察事象の一般化 探索的研究：現象の記述，問題の探索，モデル構築	現象の記述，再構築．行為の意味の解釈，理解，モデル構築 その他，研究課題に依存
データ収集法	実験，調査，観察．質問紙調査が多用される	調査と観察が基本だが，実験でもよい．半構造化面接が多用される
研究対象者数	一般化のためには多いほどよい．通常は，一度に収集	1例以上．必要に応じて追加可能
研究対象の選択	確証的研究：無作為抽出，無作為割り付けが望ましい 探索的研究：無作為抽出が好ましいが，任意抽出も多い	任意抽出が普通．データ解釈の進展に応じて，理論的サンプリングを行うこともある
データ解析/解釈用のデータ	特定事象について，コード化，カテゴリ化されたもの．文字でもよいが，一般には数値	絵，写真など，何でもよいが，最終的には，言語化されたテキスト
データ解析/解釈の方法	統計学の各手法．特に検定，推定の各手法が中心だが，複雑な現象記述のためには多変量解析も有用	主にコード化，カテゴリ化，中核概念の抽出など．研究課題に応じた解釈法の採用
データ解析/解釈のツール	主にコンピュータで解析用ソフトを使用	主に研究者自身の頭脳
結果の解釈	確証的研究：統計学的検定の有意性などをもとに言語化して解釈 探索的研究：ある程度のアブダクション（発想法）が必要	データ解釈時に同時に行う．アブダクションが必要
エビデンスの水準	標本抽出または割り付けの無作為化の程度に依存する	研究の信憑性を高めるようなプロセスの存在の程度に依存．トライアンギュレーションの実施の有無とその内容にもよる

る統計学的な論理を質的研究にもち込んで評価することに，方法論的な妥当性はまったくない．

　量的研究では，データが記述的でも推測的でも解析に統計学を使用するため，現在ではコンピュータに大きく依存している．このため同一のデータを解析した場合，研究者による結論の相違は小さいものと考えてよいだろう．また，得られた結果についての解釈は，統計学的検定の有意性をもとになされるので，誰が行っても大差のない結論に到達する．理論的な飛躍やブレークスルーはあまり望めないが，その科学性に対して批判を受けることも少なくなる．

　一方，質的研究では，コンピュータを利用した解析を行うこともあるが，本質的に研究者自身の頭脳がその認識構造に従って，コード化，カテゴリ化，概念化などのデータ解析を行うことになる．したがって，**質的研究の結果は，研究者の資質や能力に大きく依存**せざるを得ない．研究の良否は研究者自身にか

かっているといえるだろう．この点を捉えて，質的研究は主観的であるとか，科学的ではないという批判が起こりやすい．さらに，モデル化や一般理論の構築では，推論の一形態ではあるが，飛躍を伴うアブダクション（abduction）が必要である．

しかし，理論的飽和や理論的サンプリングなどの手続きを適切に行うことで，研究の質を高くすることは可能である．質的研究のこのようなプロセスは，主観的ではあるが，一定水準以上の能力をもつ研究者ならば，ほぼ似たような結論に達するのではないだろうか．それでも，研究方法論としての研究は，現状では十分ではないように思われるので，今後の検討が必要な領域だと考えられる．

量的研究と質的研究の相互理解

これまで指摘したように，現在のEBNのエビデンス水準は，量的研究法，それも統計学への適格性から定められている．すなわち，研究対象の無作為性と研究事象の数量化は必須とされている．この点からいうと，質的研究による結果は最低ランクのエビデンスでしかないことになる．当然，このような意見には質的研究者の猛反発があるだろう．

このような，研究方法論の相違による科学性やエビデンスについての考え方の相違，すなわち研究に対する信念の対立は深刻な問題である．ここで，このような対立の構図を少し考えてみよう．

看護は，「サイエンスでありアートである」とよく言われる．この場合，サイエンスは看護の基礎となる科学的な知であるエビデンスを意味する．一方，実際の臨床での技術的な側面はアートとして表現されている．この場合，**サイエンスとアートは対立する概念ではなく，相補的なもの**として提示されていると考えるべきだろう．しかし，図1-2に示したように，サイエンスを客観的，アートを主観的と捉えると，対立概念になりがちである．さらに，客観的なのは量的研究，主観的なのは質的研究という構図が生まれてくる．このような構図からは，基礎と臨床，個人と集団，任意抽出と無作為抽出など，さまざまなレベルでの対立関係が生じてくる．このような量的方法と質的方法の対立関係を，相補的関係として認識するためには，どうすればよいだろうか．

主観-客観問題のような信念対立は，質的研究と量的研究においても解決すべき問題である．この問題を棚上げにして，形式的な研究方法論の議論や教育を行っても混乱を起こすだけだろう．

西條は，研究における信念対立の問題を構造構成主義の立場から，関心相関的に研究手法を選ぶことで，解決可能であるとしている[25,26]．さらに，質的研究による研究論文の作成について，その一般的な過程を提示している[26]．構造構成主義による信念対立問題の解消は，きわめて魅力的に思えるので，今後の看護研究法の展開に有効かもしれない．また，質的研究で重要な役割をもつ中核概念の発見に結びつくような発想についても，関心相関的なアナロジーによ

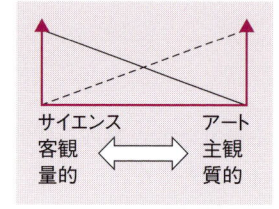

図1-2 主観-客観対立か相補か

り可能であることを示唆している[25, 26]．

しかし，構造構成主義が現象学的な背景から生まれているために，量的研究を主として行っている研究者に，簡単に理解できる訳ではないし，すぐに納得できる訳でもないだろう．信念対立による量的研究と質的研究の相互不信は，どちらにせよ払拭すべきものなので，今後，この種の議論が活発に行われるべきだろう．

エビデンス水準の今後

量的研究のエビデンス水準に関する議論は，あったとしてもそれほど大きく異なるものではない．しかし，質的研究の「質」に関しては，まだ議論の余地が大きい[15]．質的研究の質を評価するためのクライテリアをどのようにするかは，学術誌へ質的研究が投稿された場合には大きな問題になる．SandelowskiとBarrosoは，目的，標本選択，データ解釈方法，結果，考察，妥当性などの視点から，研究論文査読のためのクライテリアを提言している[27]．

優れた質的研究は，量的研究ではほとんど考慮されない視点から新たな理論構築を行う可能性を有してもいるのではないだろうか．現在のEBNは，量的研究のための基準に偏しているので，看護研究における質的研究の重要性を考えた場合，今後，質的研究独自のエビデンス水準についての議論が，より広範になされる必要があるだろう．

本書では，以降の章で量的研究で用いられる統計学の手法について主に解説する．これは，上述のように現在のエビデンス水準が量的研究に特化されているということによる．今後，質的研究のエビデンスに関してより広範な議論のもとに，標準となるような成書が出版されることが望まれる．

●文献

1) 多尾清子：統計学者としてのナイチンゲール．医学書院；1991．
2) Sally Lipsey：Florence Nightingale, AMSTAT News 2000, #279：6-7．
3) 高木廣文，西山悦子：看護系大学のEBNに関する意識調査（1）看護研究とEBNに関する意識．第62回日本公衆衛生学会総会抄録集．2003. p.195．
4) 小山眞理子：Evidence-Based Nursing（EBN）と看護実践．EB NURSING 2001；1(1)：18-22．
5) 木下康仁：グラウンデッド・セオリー・アプローチの実践―質的研究への誘い．弘文堂；2003．
6) Willig C：Introducing Qualitative Research in Psychology：Adventures in Theory and Method. Open University Press；2001. 上淵寿，大家まゆみ，小松孝至訳：心理学のための質的研究法入門―創造的な探求に向けて．培風館；2003．
7) Glaser B, Strauss AL：The Discovery of Grounded Theory：Strategies for Qualitative Research. Adline Pub.；1967. 後藤隆，大江春江，水野節夫訳：データ対話型理論の発見．新曜社；1996．
8) Strauss A, Corbin J：Basics of Qualitative Research―Techniques and Procedures for Developing Grounded Theory. 2nd ed. Sage Pub.；1998. 南裕子監修，操華子，森岡崇訳：質的研究の基礎―グラウンデッド・セオリー開発の技法と手順．第2版．医学書院；2004．
9) 林知己夫：数量化の方法．東洋経済新報社；1974. p.87-90．
10) Rao CR：Statistics and Truth：Putting Chance to Work. 2nd ed. CSIR；1993. 藤越康祝，柳井晴夫，田栗正章訳：統計学とは何か―偶然を生かす．丸善；1993. p.39-47．
11) Hartwig F, Dearing BE：Exploratory Data Analysis. Sage Pub.；1979. 柳井晴夫，高木廣文訳：探索的データ解析の方法．朝倉書店；1981．
12) 林知己夫：科学と常識．東洋経済新報社；1982. p.193-208．
13) 柳井晴夫，高木廣文編著：多変量解析ハンドブック．現代数学社；1986．

14) 柳井晴夫，岡太彬訓，繁桝算男ほか編：多変量解析実例ハンドブック．朝倉書店；2002.
15) Flick U：Qualitative Forschung. Rowohlt Taschenbuch Verlag GmbH；1995. 小田博志，山本則子，春日 常ほか訳：質的研究入門―〈人間科学〉のための方法論．春秋社；2002.
16) Cohen MZ, Kahn DL, Steeves RH：Hermeneutic Phenomenological Research. Sage Pub.；2000. 大久保功子訳：解釈学的現象学による看護研究．日本看護協会出版会；2005.
17) 山崎敬一：社会理論としてのエスノメソドロジー．ハーベスト社；2004.
18) 林知己夫：データ解析の考え方．東洋経済新報社；1977. p.3-13.
19) 南風原朝和，市川伸一，下山晴彦編：心理学研究法入門―調査・実験から実践まで．東京大学出版会；2001.
20) 戈木クレイグヒル滋子編：質的研究方法ゼミナール―グラウンデッドセオリーアプローチを学ぶ．医学書院；2005.
21) 戈木クレイグヒル滋子：グラウンデッド・セオリー・アプローチ―理論を生みだすまで．新曜社；2006.
22) Glaser B：Theoretical Sensitivity：Advances in the Methodology of Grounded Theory. The Sociology Press；1978.
23) 川喜田二郎：発想法―創造性開発のために．中央公論社；1967.
24) Yin RK：Case Study Research：Design and Methos. 2nd ed. Sage Pub.；1994. 近藤公彦訳：ケース・スタディの方法．第2版．千倉書房；1996.
25) 西條剛央：構造構成主義とは何か―次世代人間科学の原理．北大路書房；2005.
26) 西條剛央：質的研究論文執筆の一般技法―関心相関的構成法．質的心理学研究 2005；第4号：186-200.
27) Sandelowski M, Barroso J：Reading qualitative studies. Int J Qual Methods 2002；1(1)：1-47.

嫌いな数式や文字の意味を知ってる？

統計学がイヤなのは $\bar{x} = \frac{1}{N}\sum_{i=1}^{N} x_i$ のような数式や σ^2 のような文字のイミがよくわからないからという人がいる．これには，数式で使っている記号の意味がわからないのと，文字自体がイヤだというのがある．このような人も，なぜこのような記号や文字が使われるのかを知っていると，少しはイヤではなくなるかもしれない．

例えば，対象者の人数（標本数）を示すために使われる N は，よく知られているように，"Number"の頭文字である．

標準偏差のことは"SD"と示すことが多いが，これは"Standard Deviation"の2つの頭文字である．ときどき，標準偏差を"σ"で示す人もいる．シグマはギリシャ文字の"σ"である．なぜ，SDがσなのかというと，ギリシャ語のσは，英語のsに対応しているからである．

実は，統計学でギリシャ文字は母集団での特性値を表す時に使われるものである．したがって，σと表せば，母集団の標準偏差を意味することになることがわかる．

2章 研究デザインの理解

医学や疫学の始祖とされるヒポクラテスは，約2,500年前に，「文献を正しく研究する能力もまた，医術の大切な部分であると，わたしは考えるものである．なぜかといえば，書かれたものを理解しかつ利用するならば，医術の行使にあたって大きな失敗をせずにすむであろうと思われるからである（流行病，第3巻第16節）」[1]と述べている．彼のこの言葉は現在でも通用するだろう．特に，大量の情報が流通する現代では，多くの文献から自分が本当に必要としているエビデンスを，正しくかつ効率的に得なくてはならない．そのためには，文献における研究デザインの理解が不可欠となる．

エビデンスの探索

文献の検索

医療現場で新たな問題にぶつかったとき，ある看護技術にふと疑問がわいたとき，また最新のエビデンスを知りたいとき，どうやって情報を得ればよいのだろうか．職場に「歩く辞書」のような先輩がいれば，その人に教えてもらうのが一番手っ取り早い．しかし，そういった先輩ほど，「歩く」ではなく「走り回る辞書」となっていて，なかなかじっくりエビデンスについて聞けない．ましてや，周りに「歩く辞書」がいない，実は自分こそがその役目を担っているときは，エビデンスを自ら探さなくてはならない．

エビデンスは，看護学や医学の学術論文として公表されていることが多い．最近では，看護法，治療法，医薬品などに関する論文を検索すること自体は，ずいぶん容易になった．日本語の論文であれば，『医学中央雑誌』，『JMEDPlus：JDreamⅡ（科学技術振興機構）』，『JAPICDOC（日本医薬情報センター）』，海外の文献であれば『CINAHL（看護文献索引誌 Cumulative Index to Nursing and Allied Health Literature）』，『MEDLINE：PubMed（米国国立医学図書館）』，『EMBASE（エルゼビア）』，『Cochrane Library（コクラン共同計画）』といった学術論文データベースを使えばよい．

データベースが施設になくても，インターネット経由で検索できる[2]★1．文献検索するだけなら，群馬でもボストンやオックスフォードに負けない．

問題は，山のような情報から自分に役立つエビデンスを効率よく選択できるかどうかである．「雑誌は，日本語の『EB NURSING』と英語の『New England Journal of Medicine』しか読まない．テレビ番組は『ER（緊急救命室）』しか見

★1 左にあげたデータベースのURL
医学中央雑誌：
 http://www.jamas.gr.jp/
科学技術振興機構：
 http://www.jst.go.jp/
日本医薬情報センター：
 http://www.japic.or.jp/
CINAHL：
 http://www.cinahl.com/
MEDLINE：
 http://www.nlm.nih.gov/
EMBASE：
 http://www.embase.com/
Cochrane Library：
 http://www.cochrane.org/

ない」と，情報源を決めるのも一つの方法かもしれない．また，論文の要旨やキーワードから，「研究デザイン」で情報選択するのも一つの方法である．

　EBM，臨床疫学のメッカの一つであるマクマスター大学（カナダ）では，次のように論文選択法を教えるという[3]．「論文は題名，著者，要旨で選択しなさい．論文の題名が興味深いもので，著者が今までに良い仕事をした人だと思えたら，要旨を見なさい．要旨が気に入らなければ，本文を読むのは時間の無駄である」．図書室で看護学の雑誌をぱらぱらめくるだけで，いっこうに論文の本文を読む気配がない人は，さぼっているのではなく，きっと情報を選択中なのである．

構造化された論文

　多くの学術雑誌では，原著論文の要旨は本文と同様に構造化されている．例として，『Nursing Research』に掲載された未熟児ケアについての論文要旨（The impact of two transfer techniques used during skin-to-skin care on the physiologic and behavioral responses of preterm infants.）を図2-1に示す[4]．研究の背景（Background），目的（Objectives），方法（Method），結果（Results），結論（Conclusions），キーワード（Key Words）から構成されている．たとえば，方法の項に「randomly assigned（無作為に割り付けされた）」とあることから，本文を読まなくても，この研究は実験的な研究デザインで行われたことがわかる．

　『Nursing Research』，『Clinical Effectiveness in Nursing』，『New England Journal of Medicine』，『JAMA』の4雑誌における構造化要旨の構成項目を比べてみよう．**研究の背景や動機，目的，方法，結果，結論が順に簡潔に書かれている**[★2]（表2-1）．『Clinical Effectiveness in Nursing』と『JAMA』では，方法に関する項目立てをやや詳しくしているが，この構造はどの雑誌でもほぼ同じである．また，論文の本文もおおよそこの順で書かれている．これは，看護領域のみならず医学系論文にほぼ共通のルールであり，このルールを知っていると情報選択の効率が飛躍的に向上する．

　論文の要旨や方法で使われる用語のうち，知っていると便利な（知らないとたいへん不便な）用語が，方法の項に出てくる「研究デザイン」に関するものであろう．量的研究での研究デザインを，その特徴で分類してみた（表2-2）．まず，観察的研究と実験的研究（介入研究）に分類される．次に，「目的が個人の記述か/集団としての記述か」，「測定観察は一時点か/経時的か」，「研究内に対照があるか/ないか」で，さらに分類できる．この表に登場する研究デザインの用語が，論文要旨や本文の方法の項に共通して使われる．各研究デザインの詳細や

▶ **Background:** Conservation of energy assumes an important role in the care of infants requiring assisted ventilation, yet little research has been conducted on this group of infants in terms of thermoregulation, oxygenation, heart rate, or sleep states during skin-to-skin care.

▶ **Objectives:** To compare the impact of two different transfer techniques used in skin-to-skin care (nurse transfer and parent transfer) on physiologic stability and other descriptive measures of physiologic stability related to energy conservation in ventilated preterm infants during and after skin-to-skin care.

▶ **Method:** Fifteen ventilated preterm infants weighing a mean of 1,094 g were randomly assigned to receive either parent or nurse-to-parent transfer on the first of 2 consecutive days and the alternate method the following day. Temperature was taken before and after skin-to-skin care. Oxygen saturation and heart rate were recorded minute by minute, and the Assessment of Behavioral Systems Observation (ABSO) scale scores was used to measure physiologic organization, motor organization, self-regulation, and need for caregiver facilitation during transfer to and from the parent and during pre, post, and skin-to-skin care periods.

▶ **Results:** Temperature remained stable. Oxygen saturation decreased and heart rate increased when the infant was transferred to and from the parent, but returned to baseline levels during and after skin-to-skin care regardless of the transfer method. Infants showed more physiologic and motor disorganization, less self-regulation, and more need for caregiver facilitation during transfers to and from the parent than during the pre, post, and skin-to-skin care periods.

▶ **Conclusions:** Both transfer methods resulted in physiologic disorganization. However, during and after skin-to-skin care, infants exhibited no signs of energy depletion.

▶ **Key Words:** skin-to-skin care • kangaroo care • newborn intensive care

図2-1　構造化された要旨の例
（Neu M, Browne JV, Vojir C : Nurs Res 2000 ; 49 : 215.[4]より）

[★2] 左にあげた雑誌のURL
Nursing Research：
　http://www.nursingresearch-online.com/
Clinical Effectiveness in Nursing：
　http://www.harcourt-international.com/journals/cein/
New England Journal of Medicine：
　http://content.nejm.org/
JAMA：
　http://jama.ama-assn.org/

表2-1 構造化要旨の構成項目

	Nursing Research	Clinical Effectiveness in Nursing	New England Journal of Medicine	JAMA
背景・動機	Background		Background	Context
目的	Objectives	Objective		Objective
方法	Method	Design Setting Participants Main Outcome Measures	Methods	Design Setting Patients／Participants Main Outcome Measure(s)
結果	Results	Results	Results	Results
結論・議論	Discussion	Conclusions	Conclusions	Conclusions

表2-2 研究デザインの分類

		個々での記述が目的 （分子の情報）	集団としての記述が目的 （分母・分子の情報）	
			断面的 （一時点での観察）	縦断的 （経時的観察）
観察的研究	非比較 （対照なし）	事例報告	有病調査 センサス調査[*3]	追跡調査研究 対照群のないコホート研究
	比較 （対照あり）	—	断面調査研究 生態学的研究 地域相関研究	コホート研究（対照群あり） ケース・コントロール研究
実験的研究 （介入研究）	非比較 （対照なし）	事例報告	—	非比較試験
	比較 （対照あり）	—	—	ランダム化比較試験 並列群間比較試験 クロス・オーバー試験 非ランダム化比較試験

[*3] **センサス調査**
調べたい集団の全員を対象に行う調査．皆調査．わが国では人口把握を目的とし，5年に一度，10月1日に実施される国勢調査が代表例．その他，国勢のさまざまな側面についての断面的調査をセンサス調査とよぶ．

事例は後述するが，これら研究デザインの用語がどんな研究方法を示すのかを知っていると，論文の内容把握や取捨選択がたいへん容易になる．

観察的研究と実験的研究

研究者の意図としての介入

今，「喫煙習慣があると，肺がんになりやすいか」を知りたいとしよう．これを調べる方法はいくつか考えられるだろう．喫煙者の集団と非喫煙者の集団で，肺がんの発生率を比較するのもよいかもしれない．現在煙草を吸っている人を喫煙者集団，吸っていない人を非喫煙者集団とする．研究の対象になっても，対象者の喫煙・非喫煙行動は左右されない．研究者は対象者になんら介入せず，自然の状態のままを観察する．このような研究を，観察的研究（observational study）という．

それに対して，（倫理的に実施可能かは別にして）対象者を無作為に喫煙群と

非喫煙群に割り付け，喫煙群になった人には喫煙習慣をもってもらい，非喫煙群になった人には以降一切の喫煙を禁じる．そして，喫煙群と非喫煙群で発生する肺がんの頻度を比べる研究デザインを考えたとしよう．このように，研究対象になることで，習慣，予防法，治療法などに介入（研究者の意図）を受ける研究を，実験的研究（experimental study）または介入研究（intervention study）とよぶ．リスク要因を探すなど身体への悪影響を調べるときには，実験的研究は倫理的に実施できないことが多い．しかし，より良い効果を期待して行われる新治療法や新看護法の開発評価の研究では，実験的研究デザインによる検証が行われる．一般に，「臨床試験（clinical trial）」とよばれる研究である．前出の未熟児ケアについての実験的研究の例（図2-1）では，人工換気中の未熟児でのカンガルー・ケアにおいて，親自身が児を運ぶ方法と看護師が運び親に渡す方法とを，カンガルー・ケア中の児の酸素飽和度や心拍数などの評価項目で比べている．対象とした15児のいずれにおいても，連続する2日間の1日目と2日目でそれぞれ異なる移送法でケアを行い，その順序は研究者によって無作為に割り付けられている．

観察的研究においても人を対象にする研究であるため，対象者の同意や情報の保護管理の方法など，さまざまな倫理的配慮が『疫学研究に関する倫理指針』[5]で規定されている．**実験的研究においては，対象の観察だけでなく研究者の意図である介入を行うため，インフォームド・コンセントや施設内審査委員会（institutional review board；IRB）での審査などの倫理的配慮は，より一層強い規制のもとで実施される**[6,7]★4．

★4 倫理的配慮の詳細は第5章参照．

研究デザインの優先順位

EBMの多くの指針でもエビデンス水準を研究デザインで分類している．米国やカナダの指針などを参考にすると，エビデンスの優先順位の多くは，**表2-3**に示すようなものとなる．もし同じ課題についていくつかの情報（エビデンス）が見出されたら，まずこの研究デザインの優先順位に従って，エビデンスを考慮すべきとされている．まず，①複数のランダム化実験的研究（介入研究）に基づくメタ解析，②単一のランダム化実験的研究，③無作為割り付けではないが，研究内に対照をもつ実験的研究，④研究内に対照をもつ観察的研究（コホート研究やケース・コントロール研究），⑤対照がない実験的研究，そして最も優先順位が低いのが⑥対照がない記述的な観察的研究や専門家の意見となる．

一般に，エビデンスは単一の研究より複数の研究結果を，非比較の研究より対照をもった比較研究を，また，観察的研究より実験的研究を重視する．しかしながら，**観察的研究と実験的研究は，必ずしもエビデンスとして順位付けできない場合も多い．どちらの研究デザインとも長所と短所をあわせもっている**．エビデンスの解釈や利用にあたっては，両研究デザインでの結果が一致することを確認し，もし結果が相反する場合にはエビデンスの利用を限定的なものに留めるなどの注意が必要であろう．

表2-4に，観察的研究と実験的研究の特徴を，コホート研究と臨床試験の研

表2-3 既存エビデンス利用の一般的な優先順位

① 複数のランダム化実験的研究に基づくメタ解析
② 単一のランダム化実験的研究
③ 無作為割り付けではないが，研究内に対照をもつ実験的研究
④ 研究内に対照をもつ観察的研究（コホート研究，ケース・コントロール研究）
⑤ 対照がない実験的研究
⑥ 対照がない記述的な観察的研究や専門家の意見

Guide to Clinical Preventive Services. USPSTF ; 1995 および Canadian Guide to Clinical Preventive Health Care. CTFPHC ; 1994 を参考に改変.

表2-4 観察的研究と実験的研究の特徴

	観察的研究 （例：コホート研究）	実験的研究 （例：臨床試験）
環境	現実世界での評価	理想的な環境での評価
研究内バイアス	混入しやすい	排除しやすい
結果の一般化	一般化しやすい	限定されることもある
対象	多様で比較的多数	均一で比較的少数
治療法・看護法	自然のまま	厳密に規定
観察期間	比較的短い	比較的長い
対象あたりのコスト	少ない	多い
実施可能性	比較的実施しやすい	実施上の制約が多い （倫理的制限，実施タイミングの制限など）

究デザインを例として対比して示す．ランダム化比較試験など実験的研究では，なるべく特徴が均一となる対象に限定し，検討する治療法やケア法も厳格に規定して，研究内にバイアスが混入しないような理想的な環境を人工的に作り，評価ができるという利点がある．一方で，実験的研究は人的，時間的，財政的な資源コストがかかり，実施タイミングも限定され（window of opportunity），実施可能性が低い場合も多い．また，理想的な環境での結果ゆえに，多様な特徴をもった人々で構成される現実世界との乖離が懸念され，得られた結果の一般化が限定されることもある．

　また，ヘルス・ケア法の長期的な効果や日々変化しやすい要因の評価では，理想的環境を作ることが困難となる．たとえば，少量の飲酒がヘルス・ケア法としてよさそうだという仮説のもと，アルコール1日5g摂取群と非飲酒群とに対象者を無作為に割り付ける．摂取群に割り付けられた人は，毎日きっかりアルコール5g分のお酒を飲む．多くても少なくてもいけない．非飲酒群では，晩酌禁止はもちろんのこと，花見や三三九度によるアルコール摂取も避ける．このような飲酒習慣についての規定を，何十年にもわたって守ってもらうことは，およそ不可能である．また，各種医療技術の評価においても，厳密に規定された患者を対象に，限定された施設や治療環境のもとに実施されるランダム化臨床試験だけでは，特に長期間にわたる治療法の評価では，不足する点も多い．

このようなときに重要なエビデンスを提供してくれるのが，コホート研究をはじめとする観察的研究である．

観察的研究の種類

　観察的研究に限らず，研究では，まず対象を「観察」することが基礎となる．観察を通じて得られたデータをもとに，なんらかの法則を探る（この過程を「推論」とよぶ）．そして，この結果，見出された法則やエビデンスを実際に利用することで，より良い治療やケアを目指すことになる．もちろん，研究にかぎらず臨床現場でも，患者を観察することは看護師の日常業務の基本であろう．しかし，**研究では，その観察が系統的で客観的なものであることが要求される**．ほかの人には無理だが，私だけが観察できる患者Aさんの気持ちとか，林家に一子相伝で伝わる尺度での患者満足度の観察，といったものを手がかりに，ほかにも通用しうる法則を探ることは，きわめて困難である．

　観察を系統的で客観的なものにするために，研究では事前に「研究計画書（プロトコール）」が作成される．研究計画書には，研究の目的，研究の対象，データ解析方法，研究組織といった事項のほか，いつ・誰が・どのような手順で・何を観察するのかについての詳細が記載される．研究者が所属する施設の審査委員会などでは，この研究計画書に基づいて，研究の科学性や倫理性を事前に審査する．

　以降，観察的研究でよく登場する研究デザインの用語を解説する．

事例報告（ケース・レポート，ケース・シリーズ）

　研究の対象が，ある1人の患者や1つの事例である場合，その研究は事例報告（ケース・レポート：case report）とよばれる．典型的と思われる事例，逆にまれで珍しいと思われる事例などの報告である．これらの事例報告は，重要ななんらかの法則や仮説を暗示しているかもしれない．たとえばライ症候群など，未知の事象発見の多くは，この事例報告から始まっている．そのため，これら事例報告を，仮説創生の研究とよんだり，以降に続く実証的研究へのシグナルとよんだりする．事例報告の例をみてみよう．

　『New England Journal of Medicine』で「case report（事例報告）」と「care（ケア）」をキーワードに検索すると，「Extensive transmission of Mycobacterium tuberculosis from a child（ある子どもから広がったマイコバクテリア結核）」（図2-2）[8]というタイトルの論文がみつかる．この論文は，1998年に米国ノース・ダコタ州でみつかった，9歳の男児が感染源となったマイコバクテリア結核について，その伝播の様子の事例報告である．その男児を発見した経緯，生活の様子，その男児に接触した可能性のある者，調査票やツベルクリン反応での感染者発見の方法など，詳細が記述されている．その結果，家族，学校の同級生，スクール・バスの同乗者，デイ・ケアでの接触者などから，その男児を感染源とする感染者が発見され，9歳の小児でも結核流行の源となる可能性があることを報告

している.従来,小児は感染源にはならず,結核の流行における感染源は,大人か思春期以降の患者であるとされてきた.この事例から,マイコバクテリア結核では,小児でも感染源になる可能性があり,学校,病院などでは注意が必要かもしれないという問題提起をしている.

しかし,**事例報告はあくまでも仮説の提示である**.その事例で観察されたからといって,ほかの事例で同様の結果が得られるという保証はない.また,観察した事象がどの程度起こりやすいかという,「頻度」に関する情報も得られない.万人で必ず発病するリスク要因,万人で必ず有効である治療法やケアといったものは少ない.多くの場合は,どの程度起こりやすいかという,確率(probability)が問題となる.事象の起こりやすさを知るには,その事象が起こらなかった事例も調べなくてはならない.たとえば,疾患の起こりやすさを知るには,発症例とともに発症していない人の情報も必要である.同様に,ある治療法の効果の現れやすさを知るには,有効例とともに無効だった患者の情報も必要である.

このような医学における不確実性を調べるには,**個々の事例の報告ではなく,多数の対象を集団として定義し,系統的に観察することで,頻度を知ることが必要となる**.この不確実性をもつ場面で,法則を推論するのに用いられる方法が,「統計学的推論」とよばれるものである.

断面研究と縦断研究

喫煙と肺がんの関連を観察的研究で調べるとしよう.調査対象となった人に,「今,喫煙していますか」と「今,肺がんですか」を,ある一時点で尋ねることにする.そのことによって,対象の人たちにおける喫煙者の割合や肺がん患者の割合がわかる.このように,一時点での情報を集める研究を「断面研究(cross-sectional study)」という.サーベイ調査研究[9]ということもある.ある疾患をもつ人の頻度(分母と分子)を調べる有病割合(prevalence)調査は一時点での断面研究となる.また,最も基本的な断面調査として,国勢調査がある.5年に一度,日本に何人住んでいるかを,10月1日という一時点で調べている.看護学の論文誌で断面研究の例を探すと,「Prevalence of pressure ulcers in Germany(ドイツにおける褥瘡の有病割合)」という論文がみつかった(図2-3)[10].ドイツの66施設11,584人の患者を対象に,褥瘡の有病割合を調べ,施設の特徴と褥瘡のリスクの関係をみている.このような有病割合調査は,看護ケアにおける最も基本的な頻度情報を与えてくれる.

しかし,一時点での調査では,原因と結果の関係を直接述べることはできない.先ほどの「喫煙」と「肺がん」の関係を,断面研究で調べたらどうなるか.

ABSTRACT

Background and Methods Young children rarely transmit tuberculosis. In July 1998, infectious tuberculosis was identified in a nine-year-old boy in North Dakota who was screened because extrapulmonary tuberculosis had been diagnosed in his female guardian. The child, who had come from the Republic of the Marshall Islands in 1996, had bilateral cavitary tuberculosis. Because he was the only known possible source for his female guardian's tuberculosis, an investigation of the child's contacts was undertaken. We identified family, school, day-care, and other social contacts and notified these people of their exposure. We asked the contacts to complete a questionnaire and performed tuberculin skin tests.
Results Of the 276 contacts of the child whom we tested, 56 (20 percent) had a positive tuberculin skin test (induration of at least 10 mm), including 3 of the child's 4 household members, 16 of his 24 classroom contacts, 10 of 32 school-bus riders, and 9 of 61 day-care contacts. A total of 118 persons received preventive therapy, including 56 young children who were prescribed preventive therapy until skin tests performed at least 12 weeks after exposure were negative. The one additional case identified was in the twin brother of the nine-year-old patient. The twin was not considered infectious on the basis of a sputum smear that was negative on microscopical examination.
Conclusions This investigation shows that a young child can transmit *Mycobacterium tuberculosis* to a large number of contacts. Children with tuberculosis, especially cavitary or laryngeal tuberculosis, should be considered potentially infectious, and screening of their contacts for infection with *M. tuberculosis* or active tuberculosis may be required. (N Engl J Med 1999;341:1491-5.)
©1999, Massachusetts Medical Society.

図2-2 事例報告の例
(Curtis AB, Ridzon R, Vogel R, et al.: N Engl J Med 1999;341:1491.[8]より)

調査対象となった人に,「今,喫煙していますか」と「今,肺がんですか」をある一時点で尋ねても,おそらく「喫煙者」で「肺がん」の人は,ほとんどいないであろう.これは,「喫煙すると,肺がんにならない」のではなく,「肺がんと診断されると,禁煙する」からだろう.肺がんと診断されて,喫煙を続けるほど意志の強い人はそんなにいない.「喫煙すると肺がんになりやすいか」を調べたいのに,原因と結果が逆の「肺がんだと禁煙しやすい」という関連が混入した研究になってしまう.

原因と結果をきちんと整理して調べるにはどうしたらよいのであろうか.**結果は,時間的に原因の必ず後に起こる**ことを利用する.風が吹いた後にしか桶屋は儲からない.肺がんでない喫煙者と非喫煙者を経時的に追跡して,追跡開始後に発症した肺がんの頻度を調べればよい.これが,「縦断研究（longitudinal study）」である[★5].

また,実験的研究で断面研究はありえない.実験とは,原因と思われる要因に研究者が介入をし,その後に起こる事象を結果として観察するからである.なんらかの意味で必ず時間的な前後関係が存在している.

> **Aims and objectives.** This article establishes the prevalence of pressure ulcers in hospitals and nursing homes for national and international comparison.
> **Background.** Although many European countries evaluate the prevalence of pressure ulcers, it has not recently been examined in German healthcare facilities.
> **Design.** Descriptive study design, point prevalence survey in 2001 and 2002. A total of 11 584 patients and residents in 66 institutions throughout Germany took part in the study.
> **Methods.** Prevalence rates were calculated for the different types of institutions, different years, different risk groups and different disciplines. All calculations were made by including as well as excluding pressure ulcer grade 1. The Braden scale (cut-off ≤20) was applied to define at risk and not at risk patients/residents.
> **Results.** The prevalence including (excluding) grade 1 pressure ulcers was 11.7% (5.2%) for the whole sample, while in the group at risk it was 24.5% (11.5%). The size of the group at risk in the nursing homes was 63.9% and less than 40% in the hospitals. Comparisons between disciplines showed a great range of prevalence rates. The use of special surface devices for persons at risk was more common in nursing homes than in hospitals.
> **Conclusion.** The prevalence of pressure ulcers bears resemblance to results produced by other studies, but it is uncertain if these similarities are more than coincidental. Due to the influence of sampling the use of a standardized samples method is essential. For comparisons of groups with differences regarding their risk assessment it would be more appropriate to use the prevalence of patients and residents at risk.
> **Relevance to clinical practice.** The study provides accurate data about the extent of the problem of pressure ulcers in German healthcare facilities.

図2-3　断面調査研究の事例
(Lahmann NA, Halfens RJG, Dassen T : J Clin Nurs 2005 ; 14 : 165.[10]より)

[★5] 経時観察研究とも訳される.追跡することを強調するときには,「追跡研究（follow-up study）」という語を,同じ事柄を経時的に何度も測定することを強調するときには,「繰り返し測定研究（repeated measures）」という用語も使われる.

前向き研究と後向き研究

研究デザインにおける「前向き」,「後向き」は,「がんばって前向きに取り組みましょう」,「そんな後向きの考えでは,立派な看護師にはなれませんよ」という日常会話で使われる肯定的・否定的な意味はもたない.英語のprospectiveを「前向き」,retrospectiveを「後向き」(もしくは回顧的,いわゆるレトロ)と訳している.「これから起こる」と「すでに起こったことを遡って」といった意味である.研究を開始した時点で,**観察する事象がまだ起こっていなければ「前向き研究」,観察する事象がすでに起こっているなら「後向き研究」**となる.

一般に,前向き研究のほうが種々のバイアスが混入しにくく,質の高い研究といわれる.しかし,人の出生から成人までの成長過程を観察する,生活習慣病でリスク要因曝露から発症・死亡までの経過を観察する,こういった課題を前向き研究で調べると,20年や30年は優に費やすことになるだろう.まさに,研究者人生をかけた研究となる.時間がかかりすぎて,研究者のほうが先にいなくなることもある.たとえば,ハーバード大学母子保健学主任教授Stuartが1930年に開始したLongitudinal Growth Study（縦断的成長研究）は,健常児の成長過程をはじめて包括的に調べた研究である.ボストンの小児医療センターで生まれた324人の子どもたちを,出生前から30歳代になるまで前向きに追跡

観察した．その間，追跡は何代にもわたって研究者が引き継ぎ，最終観察が行われたのは1965年のことであった[11]．

前向き研究は，時間的・経済的にコストのかかる研究となる．そこで，出産記録，母子手帳，学校記録，本人・両親の面接などから，過去の成長過程についての情報を収集してみる．もし，情報収集が可能なら，前向き研究に比べて，時間的にも経済的にも大変効率がよい．このように，すでに起こった事象を遡って調べる研究デザインが，後向き研究である．

コホート研究

観察的研究で縦断的観察をする代表的な研究デザインとして，コホート研究がある．コホート（cohort）という語は，ラテン語のcohorsが語源で，もとはローマ時代に軍隊の単位を示す用語であった．10コホートで1軍団（legion，3,000～6,000人の歩兵部隊）を構成した．各コホートは，同一地域出身，同一年齢の若者で構成され，途中補充することなく兵役期間が終了するまで同じ構成員であった．**疫学研究でいうコホート研究は，同じ年に生まれたとか，同じ地域に住むとか，同じ職業についているなど，なんらかの特徴を共有している人の「集団」を経時的に追跡観察する研究**を指す．特に，同じ年や同じ年代生まれの集団を「出生コホート（birth cohort）」とよぶ．また，同じ疾患の患者，同じ治療法を受けた患者といった集団を追跡観察する研究もある．

コホート研究では，前向きに観察することが多いが，後向きのデザインも可能である．先ほどの喫煙と肺がんの例で，趣味嗜好の欄に卒業時の喫煙状況が書かれた50年前の卒業者名簿があったとしよう．同意が得られたとして，これら卒業者の現在までの肺がん発症状況を調べればよい．つまり，50年前に遡ってコホートを設定し，現在までにすでに発生した事象を調べたことになる．これを後向きコホート研究とよぶ．

これに対して前向きコホート研究の例として，看護研究の例ではないが，看護師自身が研究の対象となって女性のヘルス・ケアに関するエビデンスを提供してきた研究を紹介しよう．ハーバード大学の研究者が女性の健康問題について行っているナース・ヘルス研究（Nurses' Health Study）である[12]．この研究は，全米11州の30～55歳の看護師約12万人を対象に，1976年に開始された．看護師という同じ職業をもつ人たちでコホート（集団）を定義して，同一の対象者を継続して経時的に観察している★6．コホートのメンバーとなった看護師は，ベースライン調査の後，1～2年に1回，自己記入式の調査票に日常生活の様子，保健医療習慣，リプロダクティブ・ヘルス，新たに自分に発症した疾患やその治療について記入し，研究事務局に返送している．

ナース・ヘルス研究の研究課題は，当初，女性における喫煙と各種疾患の発症との関連，経口避妊薬と発がんとの関連を調べることにあった．その後，ほかの生活習慣やホルモン補充療法などについても，がんや心血管系疾患の発症との関連を調べている．これらの関連については，ベースライン調査時（観察開始時）の各要因の曝露情報をもとにコホートをグループに分け，その後の追跡観

★6 この研究のように，職業を共通の特徴とするメンバーでコホートを設定した研究は，ほかにも英国ドクター研究（British Doctors Study）などがある．医療従事者自らが，観察対象となって研究に協力しているのである．

察期間中に起こった疾患の発生頻度を，グループ間で比較することによって検討している．たとえば，生活習慣と冠動脈疾患との関連をみた分析では，観察開始時に，がん，糖尿病，心筋梗塞，脳卒中などの既往のない 84,129 人を対象に，14 年間の追跡期間中に新たに発症した冠動脈疾患と脳卒中の頻度を比較している[13, 14]．観察開始時に，栄養摂取状況が良好で，非喫煙，かつ 1 日平均 30 分以上の運動をしていた人たちのグループでの冠動脈疾患発症割合は，ほかの人たちでの発症割合の 0.43 倍であった．また，上記の 3 つの要因に，観察開始時の BMI（body mass index）が 25 未満という条件を加えたグループでは 0.34 倍に，さらにアルコール摂取 1 日 5 g 以上の条件を加えたグループでは 0.17 倍と減少していた．これら発症割合の比についての推定値は，要因間の関連やほかの要因の影響を調整するため，「ロジスティック回帰分析」という多変量解析の手法が用いられている．このことから，論文の著者らは，心血管系疾患の予防においては，栄養，喫煙，運動，肥満，飲酒といった生活習慣の各要因を，同時に改善することが重要であることを示唆している．

　かつては，生活習慣病の予防法や治療法の探索・検証において，性差にはあまり関心が払われていなかった．しかし，妊娠，出産，閉経といった女性固有のリプロダクティブ・ヘルスだけでなく，生活習慣，保健習慣，そして発生する疾患の特徴も，男女間では異なる．男性に比べ，女性でのエビデンスは不足していたといえる．これら女性の健康事象について，今まで数多くの貴重なエビデンスを提供してきたのが，このナース・ヘルス研究である．また，ナース・ヘルス研究では QOL の調査も行い，看護師全体としては働く女性一般と大きな違いはみられないが，同じ看護師でも，外来勤務や教育職に比べ，入院病棟勤務や手術部勤務では，精神的ストレスが大きいことなども報告している．

ケース・コントロール研究

　EBM では「科学的」という場合，実験的な研究に基づく結果を，エビデンスとして高く評価している．医療が治療という介入行為を主にしている点からすれば，これも当然の結果かもしれない．患者への多様な介入を行うという点では，看護においても，実験的な研究デザインにより，それぞれの介入行為の結果を科学的に判断する必要が生まれてくる．このため，無作為割り付けによる臨床試験が最重視されている．しかし，このような仮説検証的研究に至るためには，仮説を創生するための研究が不可欠である．そのような目的のために，疫学調査として特定の集団を長期間にわたり観察し，各種特性と健康事象との関係を調べるコホート研究がある．

　しかしコホート研究を実施するためには，膨大な人的資源や費用が必要である．さらに，ある程度の結論を得るためには，最低でも 5 年間程度の大規模な追跡調査が必要とされる．そこで，臨床の場で比較的容易に実施でき，興味ある問題に関して，仮説設定のための調査研究が行えることが望まれる．その最適な研究方法として，「ケース・コントロール研究（case-control study）」がある．観察的研究という理由から，EBM の枠内ではⅢという低いレベルの科学性（第

1章表1-1参照）しかないものとされているが，統計学的にはきわめて効率の良い調査方法であることが古くから知られている[15]．

ケース・コントロール研究とは，**ある疾患をもつ患者（ケース：case）に対して，比較のための対照（コントロール：control）を設定し，疾患の原因と疑われる要因，そのリスクについて統計学的に検討する方法**である[★7]．

[★7] 患者-対照研究，症例-対照研究ともよばれる．

ケース・コントロール研究では，ケース群とコントロール群で共通する要因を統計学的に比較するため，その比較可能性が問題になる．ケース群は，病院などに通院もしくは入院中の患者から選ばれることが多い．たとえば，糖尿病患者の運動療法の効果を調べたい場合，すべての通院中の患者を対象にすることもできるし，50歳以上の男性患者にかぎることも，また2型糖尿病患者のみをケース群としてもよい．

問題は，比較のためのコントロール群の設定方法である．通常は，①ケース群と同一の病院などの他疾患の患者，②健常な地域住民，のいずれかから選ぶことになる．①の方法は，他疾患の患者をコントロール群とするために，当該の疾患特有の偏りが存在する可能性がある．このため，病院内の患者からコントロール群を選ぶ場合は，さまざまな疾患の患者をコントロール群に選ぶほうが無難である．②の地域住民からコントロール群を選ぶ方法は，コントロール群の選定に時間・手間がかかるが，疾患特有の偏りがなく，より好ましい方法である．

看護学の論文誌に掲載されているケース・コントロール研究論文の例として，「Everyday memory and related processes in patients with eating disorders（摂食障害患者における日常の記憶と関連過程）」を示す[16]（**図2-4**）．この研究では，摂食障害患者をケース群に，健常ボランティアをコントロール群としている．そして，摂食状況の自己認識の程度を両者で比較している．このようなデザインであれば，興味ある課題について臨床の場で比較的容易に実施でき，仮説設

Summary
Objectives: To investigate everyday memory and related processes in patients with eating disorders and to consider how problems with these processes may impact upon their psychosocial functioning and ability to engage in cognitively demanding aspects of treatment programmes.
Design: Two case-control studies.
Setting: Regional Eating Disorders Service in the North East of England.
Participants: Patients with Anorexia Nervosa (AN), Bulimia Nervosa (BN) and Eating Disorder Not Otherwise Specified (EDNOS) [DSM-IV, 1994] attending an Eating Disorder Unit, and healthy volunteers.
Main Outcome Measures: Self-report and objective measures of everyday memory and related processes; self-report and objective measures relating to state of illness; self-report measures of attendant anxiety and depression.
Results: Patients were found to be impaired on all measures of memory and related processes. Degree of impairment correlated variously with state of illness measures and depression/anxiety measures.
Conclusions: These data suggest that patients with eating disorders are impaired in their ability to engage in day-to-day and more directed activities that depend upon memory and related processes. Helping patients develop strategies to overcome these difficulties may be a useful nursing addition to existing treatment packages and may improve treatment efficacy.

図2-4 ケース・コントロール研究の事例
（Seed JA, Dahabra S, Heffernan T, et al.：Clin Effect Nurs 2004；8：176.[16]より）

定のための調査研究が行える．

　また，病院や地域といったところからのコントロール群の選定が適当でない場合には，コホート研究をベースにして，そのなかからケース群とコントロール群を特定する方法がある．これは，コホート内ケース・コントロール研究またはネステッド・ケース・コントロール研究とよばれる．このような研究の例に，前出のナース・ヘルス研究のコホート研究をベースにしたものがある[17]．コホート参加者のうち2型糖尿病を発症した全員656人をケース群とし，他の参加者から糖尿病を発症しなかった694人を選び出してコントロール群とした．そして，両者のコホート研究開始時の食品摂取パターンを比較した．BMIや他の生活習慣で調整しても，砂糖が入ったソフト・ドリンク，パンやパスタなどの精製された穀粉および肉を好み，緑黄色野菜やコーヒーやワインの摂取頻度が低いという食品摂取パターンで，糖尿病発症のリスクが大きいことを報告している．

ケース・コントロール研究でのマッチング

　実際にコントロールを選ぶ場合，2つのグループの比較の可能性を高めるためには，比較したい要因以外の特性は，2グループ内ですべて同一に設定すべきである．このような2つのグループの基本的な特性を一致させる操作は，「マッチング（matching）」とよばれている．

　マッチングの方法は，①各ケース1例ごとに，対応するコントロールを設定する「ペアリング（pairing）」，②ケースとコントロールの全体として，ある要因の平均値や頻度などが等しくなるように設定する「バランシング（balancing），頻度マッチング（frequency matching）」という方法がある．

　ペアリングの場合には，ケースとコントロールをそれぞれ1例対1例で対応させる．しかし，コントロールのデータ収集が容易な場合には，1例対2例，1例対3例などと，ケースに対するコントロールの人数を増やすこともよくある．

　マッチングでは，結果（疾患の発症や死亡）に影響を与えると考えられる要因のうち，検討しようとする要因以外のものを，原則としてケースとコントロールで一致させる必要がある．しかし，偶然にマッチした要因のなかに，疾患の病因が含まれる場合もありうる．そのような状況は，「オーバーマッチング（over-matching）」とよばれ，この場合ケース・コントロール研究により病因を明らかにすることはできなくなる．実際のマッチングでは，一般に疾患の発症や死亡などへの影響が大きいと考えられる性や年齢は，必ずマッチさせる必要がある．しかし，そのほかの要因については，オーバーマッチングの問題もあるが，その手間の煩雑さから，必ずしもマッチさせることは少ない．

　なお，遺伝的要因を一致させて環境要因の影響を調べるような研究では，双生児をケースおよびコントロールとすることもある．

実験的研究（介入研究）の種類

　実験的研究は，人を対象にした実験の性格をもち，治療法や予防法についてきわめて検証的なエビデンスを提供する研究デザインである．近代的臨床試験法の確立に貢献したオースティン・ブラッドフォード・ヒル卿が述べるように，「臨床試験は，人を対象にしたある種の実験である．よくも悪くも，誰かが新しい治療法に曝露される最初の例にならざるをえない」[18, 19]．そのため，実施可能性に限界もあり，倫理的に配慮すべき点も多い．

介入とは

　観察的研究と実験的（介入）研究を区別する「介入（intervention）」とは，いったい何を指すのだろうか．おそらく，臨床現場では手術や与薬といった医療行為のことを介入とよんでいるだろう（interventionの語を介入とは訳さずに，単に，治療法とか医療行為と訳すことも多い）．ところが，疫学でいう介入は意味が異なるので注意を要する．

　疫学での介入とは，「研究者による予防法や治療法などの意図的な変更（intentional change）」[20]のことを指す．観察的研究では，研究対象になっても，日常生活，治療法，予防法などが，研究のために意図的に変えられることはない．たとえ，手術や与薬といった医療行為に関する研究であっても，研究のために治療法に変更が生ずること（もしくはその可能性）がなければ，その研究は観察的研究に分類される．

　一方，実験的研究では，なんらかの研究者の意図的な働きかけが必ず存在する．特に，治療法の評価のための実験的研究を，「臨床試験（clinical trial）」という．人を対象に行われる研究に，実験という名前を冠するのに躊躇があるかもしれない．しかし，科学一般で，研究者が要因を操作し，その後の経過を観察する研究のことを「実験」とよぶ．臨床試験は，研究者が患者の予後に影響を与えると考えられる要因に意図的に介入を行い，その後の変化を観察するという，まさに実験の形式をとる研究デザインである．

　最初のランダム化比較臨床試験といわれるストレプトマイシンの臨床試験の実施など，臨床試験の研究デザイン確立に大きく貢献した医学統計学者であるヒル卿[21]は，「治療法の評価は，実験という形で行わざるを得ない．実験とは，ある特定の患者にその治療法を割り付け，その後に起こる事象を観察記録することである．本来は解釈が困難な事象について，事前と事後とを区別することによって成り立っている」[18, 19]と述べている．植物の種の発芽実験において，要因と考える水の有無（介入）により，その後（事後）の種の変化を観察し，水分と発芽の関連を検討するのと原理は同じである．

　通常，研究者の介入は，対象者個人単位に行われる．しかし，ワクチンやマス・スクリーニングの効果の評価などでは，地域，学校での学年といった集団単位で介入する場合もある．このような研究は「field trial」とか「cluster trial」

Part 1 エビデンスの読み方

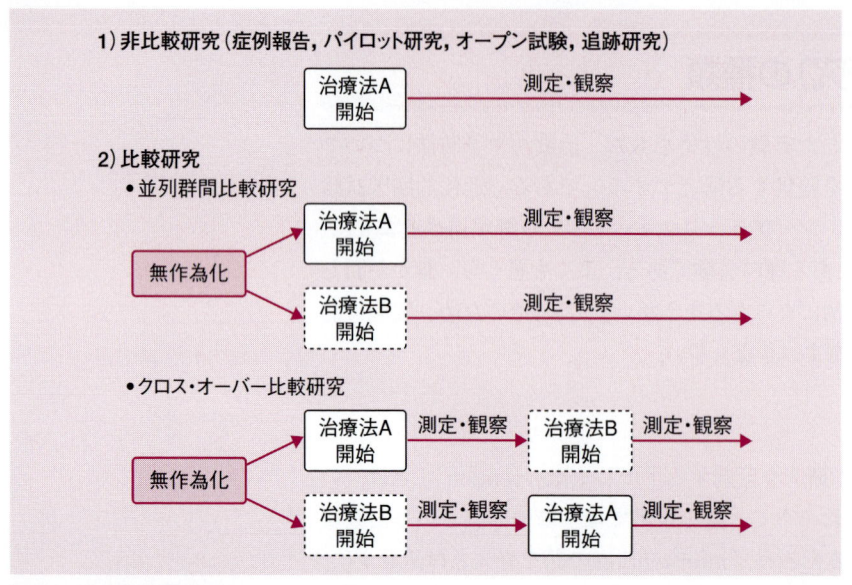

図2-5 介入研究の例

とよばれ，介入研究に分類される．

比較と非比較

　図2-5にいくつかの介入研究の例を示す．介入研究は，比較研究と非比較研究に大別できる．図2-5の上段は非比較研究の例である．比較対照（コントロール）を研究内にもたず，調べたい治療法についてのみ検討する研究デザインである．新しい治療法の開発などでは，まず1例ずつ安全性を確かめながら有効である症例経験を増やしていく．こういった比較対照をもたない非比較研究は，「症例報告」，「パイロット研究（瀬踏み研究）」，「追跡研究」，「オープン試験」[*8]などともよばれる．

　非比較研究の事例を図2-6に示す．看護系論文検索データベース CINAHL で「uncontrolled」を検索語として選び出したもので，難治性の静脈性下肢潰瘍に対して，ヒアルロン酸のベンジルエステルを用いた処置法の有効性と安全性をみた研究「A trial to assess the efficacy and tolerability of Hyalofill-F in non-healing venous leg ulcers」[22]である．論文アブストラクトでの研究デザインを示す語のなかには，「single-centre（研究実施が単一施設）」のほかに，前出の「open（非盲検，ここでは非比較の意）」，「uncontrolled（非比較）」，「pilot（瀬踏み）」といった用語が並ぶ．通常の治療を1か月続けても治らない難治性の患者20人を対象にした小規模な研究である．ヒアルロン酸を含むリボン布を患部にあて，8週間の研究治療期間に足の潰瘍の状態を毎週評価した．その結果，研究治療期間中に4例が完治し，完治しなかった例でも傷の面積は平均で半分以下となった．また，使い心地もよく，安全性に特に問題はみられなかった．難治性患者でのパイロット試験では，有効性と安全性とも良さそうな結果であった．論文著者が結論で述べているように，もっと大規模な臨床試験を実施して，

[*8] オープンとは，治療法をマスクせずにわかっているという意味の open label（非盲検）からの語であるが，このように比較対照がないという意味で用いられることもあり，誤解されやすい用語なのであまり用いないほうがよいだろう．

> - **Objective:** This single-centre, open, uncontrolled pilot clinical trial set out to assess the efficacy and tolerability of Hyalofill-F (a partial benzyl ester derivative of hyaluronan), used in combination with compression bandaging, in the treatment of venous leg ulcers.
> - **Method:** The 20 patients enrolled into the study had venous insufficiency and a leg ulcer that had been refractory to treatment for one month. Treatment was continued for eight weeks, with weekly assessments.
> - **Results:** During the study period four of the patients' ulcers healed completely. An average wound area reduction of 53.5% was seen in the ulcers that did not heal. Differences in ulcer area and ulcer depth between the initial and final visit were significant (p<0.01, p=0.03). The average healing rate (cm^2/week reduction) was 1.26 ±1.7 (standard deviation). A calculated prognostic index was used to identify patients at high risk of a poor response to compression therapy (10% probability of wound closure at 120 weeks). These patients demonstrated a mean 63% decrease in wound area after eight weeks of treatment with Hyalofill-F plus compression bandaging. All wounds showed a positive response in terms of granulation-tissue formation. The comfort of the dressing was described as excellent.
> - **Conclusion:** The hyaluronan derivative showed promising results in initiating the healing process in chronic venous ulcers. It was found to be well tolerated and safe to use. However, further clinical trials should be performed involving a control group to verify these data.
> - **Declaration of interest:** This study was sponsored by Fidia Advanced Biopolymers, Italy.

図2-6 非比較研究の事例
(Colletta V, Dioguardi D, Di Lonardo A, et al. : J Wound Care 2003 ; 12 : 357.[22] より)

この治療法の臨床的評価をし続けることの根拠となるだろう．

　しかしながら，このような非比較研究だけを数多く実施しても「本当はヒアルロン酸がなくても，治ったかも」，「ヒアルロン酸が加わったことの効果はどの程度だろう」といった問いには答えることはできない．**何か比較対照がないと，事後に起こった事象が確かに介入のせいだと結論できない**．「僕は患者にこう言うんだよ．風邪をひいたときはきちんと治療をすれば1週間で治る．でも治療しなくても，やはり1週間で治るって」[23, 24]といった現象があっても，比較対照がないと検証できない．研究内に比較対照がある研究を，「比較研究（controlled study）」とよぶ．現在では，多くの治療法評価の最終段階では，比較介入研究のデザインによって検証を行う．

　次に，比較研究の必要性を過去の事例でみてみよう．

介入研究の歴史的事例

　明治初期には，わが国において脚気が大きな問題であった．脚気はビタミンB_1欠乏によって起こり，重症の場合には死に至る疾患であるが，当時はビタミンの存在すら知られておらず，脚気の原因について脚気菌説など諸説があった．

　そのような状況のなか，海軍の高木兼寛は脚気の原因は食事にあると考えて，ある実験を行った[25]．遠洋航海に出かける海軍練習船『筑波』に麦と肉を積み込み，白米中心であった食事を西洋食に変えた．すると，その航海ではほとんど脚気患者は発生しなかった．白米食であった前年の練習船『龍驤』の航海では333人中169人に脚気が発症したことを考えあわせると，この実験によって，食事を白米からパンや麦飯に変えることが有効であることを示したものと考えた．

　ところが，陸軍の森林太郎（鴎外）らは，この高木の実験に猛烈な反論を行った．それは，前年の『龍驤』の航海での脚気患者の発症成績は比較対照にはならず，高木の実験には比較対照とするものがないので，食事と脚気との因果関係は検証されていないという主張であった．比較するなら，「一大兵団ヲ中分シ

テ，一半ニハ麦ヲ給シ，一半ニハ米ヲ給シ，両者ヲ同一ノ地ニ住マワシメ，ソノ他ノ生活ノ状態ヲ斉一ニシテ，食米者ハ脚気ニ罹リ，食麦者ハ罹ラザルトキハ，マサニ，ワズカニソノ原因ヲ説クベキノミ」と，隊を2つに分けて食事以外のほかの要因をそろえ，同時に発症する脚気患者を，麦群と米群とで比較すべき（同時比較：図2-5における並列群間比較研究のデザイン）というものである．

同時比較の歴史的事例

　森らが主張した同時比較の実験の事例は，140年ほど遡り，1747年の英国にある．英国海軍に当時，流行したビタミンC欠乏による（もちろん当時はその原因はわからない）壊血病の例である．英国海軍の医師ジェームス・リンドが実験的研究を行った[25]．できるだけ似た12人の壊血病の水夫を選び，オートミール，マトンの肉汁など共通の食事を全員に与えたうえで，2人ずつ6群に分け，①リンゴ酒，②硫酸エリキシル，③食酢，④海水，⑤オレンジ・レモン，⑥ナツメグを各群に割り付け，その後の変化を観察した．他群に比較して，最も劇的な変化があったのはオレンジ・レモン群の水夫で，6日後には作業可能になり他群の患者の看護にあたったという．つまり，6群の並列群間比較の研究デザインであった．

　ジェームス・リンドの実験的研究は，同時比較を用いたきわめて検証的なものであった．しかし残念ながら，その研究結果からすぐに対策が講じられたわけではない．リンドの結果を受けて，柑橘類によって壊血病予防に成功していたのは，ジェームス・クック[*9]などにかぎられていた．正式に，英国海軍が長期航海船すべてに柑橘類ライムを積み込むことにしたのは，18世紀末ネルソン提督の時代である．リンドの実験研究からは100年以上も経っていた．実験的研究で得られたエビデンスを，社会全体がすぐには利用できない時代であった．

★9 ジェームス・クック（James Cook）
帆船エンデバー号で活躍し，世界一周を3回もした有名なクック船長．

無作為に割り付ける

　「比較」における要点は，検討する要因以外はすべて同じにすることである．これを「比較可能性」という．植物の種の発芽実験において，水分を与える種と与えない種の間で，温度，日光，養分など，発芽に影響しそうな他の要因は同じ条件にするのと，同じ要領である．前述の森林太郎が主張した研究デザインやジェームス・リンドの研究でも，同じような対象者について，注目している要因（脚気では米と麦，壊血病だと6つの処置法）以外の要因を同じにするため，比較対照を過去の成績に求めるのではなく，研究内に同時に対照群として設定している．

　しかし，この並列群間比較研究のデザインにおいても，対象者個人間の予後要因をすべて完全に同じにすることは困難である．そこで，検討したい要因以外の要因をそろえるために，いくつかの方策が利用されている．**最も多く利用されている方法が，「無作為割り付け（無作為化，ランダム化：randomization）」とよばれる方法**である．この方法は，対象者に治療法を無作為に割り付けていくもので，対象者がある程度の人数になれば，今，割り付けている要因

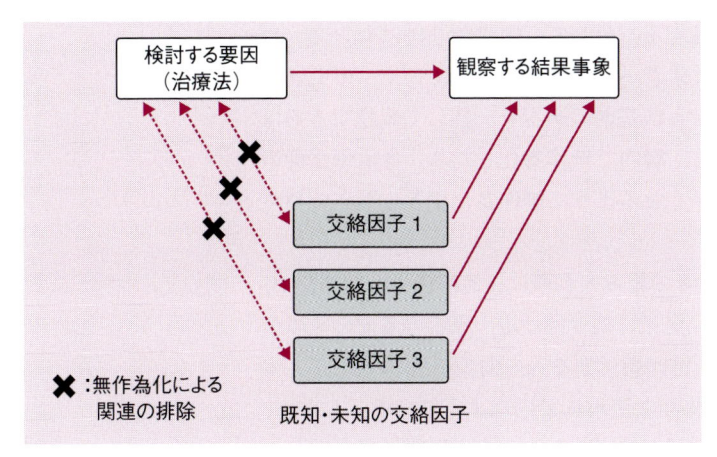

図2-7 無作為化の特徴：交絡因子の影響の排除

表2-5 年齢層別の看護法評価の比較

年齢層	看護法	効果あり	効果なし	合計
70歳以上	新看護法N	105（60.0％）	45（40.0％）	150
	標準看護法S	35（70.0％）	15（30.0％）	50
70歳未満	新看護法N	15（30.0％）	35（70.0％）	50
	標準看護法S	60（40.0％）	90（60.0％）	150

以外のいずれの予後要因も各群で均等になっていく．この方法を使えば，第3章で説明する交絡因子の影響を排除することができ，既知の予後要因はもちろん，未知の予後要因があったとしても，比較への影響を排除できる（図2-7）．

表2-5（シンプソンのパラドックス[★10]）の例では，70歳以上では新看護法Nに対象者数が多く，70歳未満では標準看護法Sに多くなり，観察された看護法N群とS群の結果事象の比較では，看護法の効果と年齢の効果が交絡していた．そんなとき，無作為化を行って研究すれば，図2-7に示すように，今，調べたい看護法と年齢など他要因との間に関連が生じない．結果事象に影響を与える要因がいくつあっても，また，そのような要因の存在がわからなくても，無作為化を行えば，今，調べたい要因を独立させて比較することができる．

通常は，各治療法群で同じ対象者数になるように割り付ける．各対象者からみると，いずれの治療法に割り付けられる確率も同じとなる．治療法の数が2であれば各治療に割り付けられる確率はそれぞれ1/2，3であればそれぞれ1/3となる．実際の無作為割り付けは，乱数表，乱数サイコロなどを使っても行えるが，現在はコンピュータによって乱数を発生させることが多い．医薬品の評価のための臨床試験では，後述する盲検の手法を併用して，あらかじめ無作為に割り付けられた薬剤を入れた箱をその番号順に用いることで，無作為割り付けが行われる．また，多施設共同で実施される比較研究では，中央割り付けセンターを設けて，全施設における対象者を中央登録することが行われる．該当する対象者の組み入れに先立ち，各施設は，電話，FAX，電子メールなどを利

[★10] シンプソンのパラドックス
表2-5はいずれの年齢層でも標準看護法Sでの有効率が高い．しかし，両方の層をあわせると，新看護法N 60％（120/200），標準看護法S 47.5％（95/200）と新看護法Nのほうが高くみえる．このように矛盾した結果をシンプソンのパラドックスとよんでいる．

用して，中央割り付けセンターへ連絡する．そして，中央割り付けセンターが一括して無作為割り付けを行い，各対象者への治療法を決めていく．中央登録を行うことには，各施設の対象者組み入れ基準の適否を一括して確認できるほか，予後要因によって患者を層に分け，層内で無作為化したり，各治療法群の間で複数の予後要因の違いを最も小さくなるように無作為化できるなどの利点がある．

かつては無作為化の方法として，患者の組み入れ順に（治療法A，治療法B，治療法A，治療法Bといったように）交互に割り付ける，患者の名前のイニシャルによって割り付ける，封筒に割り付け指示票を入れ対象者組み入れごとに開封していく封筒法とよばれる方法なども使われていたようである．しかし，盲検が併用しにくく，正確な無作為化が実施できないため，現在はほとんど用いられない．

並列群間比較の事例

図2-8は，糖尿病患者に対する看護師の早期退院後ケアを無作為化並列群間比較研究で評価した論文「Nurse follow-up of patients with diabetes : randomized controlled trial」である[26]．入院中の血糖管理は，決められた病院食や低レベルの身体活動状態など，日常生活と比べて不自然な環境といえる．そこで，通常より早期に退院し日常生活のもとで，看護師が電話によりフォローアップするケア・プログラムの評価を行った．血糖管理状態のモニターが必要な101人の入院患者は，通常入院ケアの対照群と早期退院での看護師フォロ

Aim. This paper reports a study comparing the outcomes of diabetic patients undergoing either early discharge or routine care.
Background. The hospital is not the best place to monitor the glycaemic control of patients with diabetes with no other morbidity or complications. It is an unnatural environment in which diet is planned and the activity level is low. The hospital is also an expensive place in which to treat patients.
Methods. This randomized controlled trial was conducted in the medical department of a regional hospital in Hong Kong. A total of 101 patients who needed glycaemic monitoring, but who were otherwise fit for discharge, were recruited. The control group continued to receive routine hospital care. The study group was discharged early and received a follow-up programme which included a weekly or biweekly telephone call from a nurse.
Findings. When compared with the control group, the study group had a greater decrease in HbA1c at 24 weeks, although the statistical difference was marginal (7·6 vs. 8·1, $P = 0·06$), a higher blood monitoring adherence score at both 12 weeks (5·4 vs. 3·6, $P < 0·001$) and 24 weeks (5·3 vs. 3·5, $P < 0·001$), and a higher exercise adherence score at 12 weeks (5·3 vs. 3·4, $P = 0·001$) and 24 weeks (5·5 vs. 3·2, $P < 0·001$). The study group had a shorter hospital stay (2·2 vs. 5·9, $P < 0·001$), and the net savings were HK$11,888 per patient.
Conclusion. It is feasible to integrate treatment into the real life environments of patients with diabetes, and nurse-led transitional care is a practical and cost-effective model. Nurse follow-up is effective in maintaining optimal glycaemic control and enhancing adherence to health behaviours. Management of glycaemic control is better done in the community than in the hospital.

図2-8 並列群間比較試験の事例
(Wong FKY, Mok MP, Chan T, Tsang MW：J Adv Nurs 2005；50：391.[26]より)

ーアップ群のいずれかに無作為に割り付けられた．その結果，対照群に比べて，早期退院群では24週後HbA$_{1c}$（ヘモグロビンA$_{1c}$）が低下し，血圧モニターや運動の遵守実施の状態もよかった．

この研究から，早期退院後に看護師がフォローアップすることが，患者が日常生活に移行するうえで有用なケアであることが検証された．この検証は，通常入院での対照群との比較がなくしてはできなかった．

群間比較と群内比較

対象個人間の予後要因の差をなくす別の方法として，群と群の比較ではなく，個人のなかでの比較にすることも考えられている．図2-5に示した「クロス・オーバー比較研究（チェンジ・オーバー比較研究）[★11]」とよばれる比較デザインである．この方法は，比較的安定した病状の疾患で，治療法への反応が治療を止めるともとに戻るような場合に適しているが，治療の時期や順番に効果があるような疾患や治療法には適さない．

クロス・オーバー比較研究によって個人内比較をするには，時期や治療法の順番で効果に差がないことを確認できるデザインが必要である．治療法が2つで治療時期が2つ，治療法が3つで治療時期が3つなどでは，「ラテン方格[★12]」という割り付け方法を用いる（図2-9）．このような割り付けではなく，対象者すべてに治療法A→治療法Bの順番で治療すると，治療法の効果と，時期や順番の効果が区別できなくなる．その昔，シェーバーのテレビ宣伝で，朝，自宅では国産シェーバーAでひげを剃ったと思われるサラリーマンをつかまえて，シェーバーBでひげを剃ってもらい，その効果をみる様子が流れていた．あの場合も，2治療法2時期（正確には2ひげ剃り2時期）のクロス・オーバー比較研究で行うのであれば，朝，自宅ではシェーバーBでひげを剃ったサラリーマンをつかまえ，国産シェーバーAでひげを剃ってもらい，その効果もみなくてはいけない．本来，ひげは時間に伴い伸びる性質をもつので，もともとクロス・オーバー比較研究には向かないかもしれない．

異なる時期での個人内比較のほかにも，クロス・オーバー比較研究と同様のデザインで，片眼ずつ異なる治療法を行い両眼で比較する研究や，皮膚反応を

★11 クロス・オーバー法
いずれの対象者もすべての治療法を試す形式をとる研究デザイン．最も簡単な2時期2治療法の場合，対象者は，治療法Aに続いて治療法Bにクロス・オーバー（交差）するか，治療法Bに続いて治療法Aにクロス・オーバー（交差）するかのいずれかである．いずれの順番で試すかは，各対象者に無作為に割り付ける．

★12 ラテン方格
クロス・オーバー法による研究において，各対象者で必ず1回だけ各治療法を割り振り，かつ，各時期で対象者数のバランスがとれるように割り付ける方法．

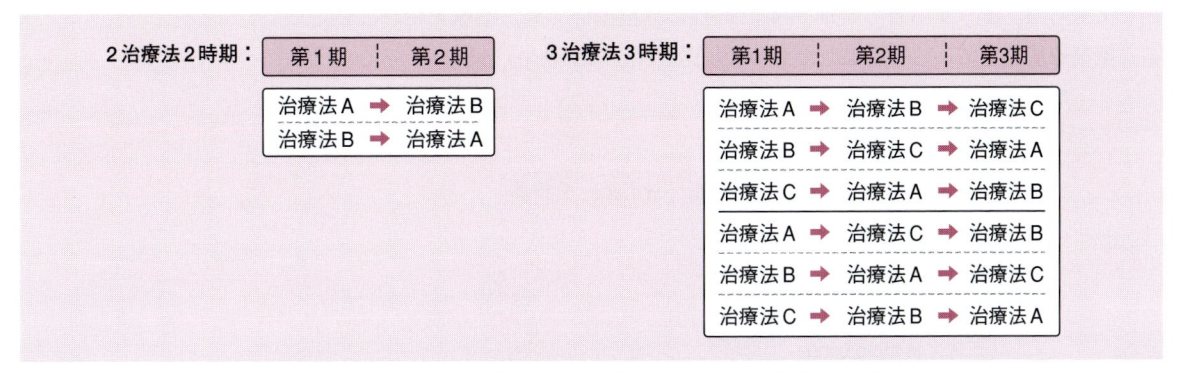

図2-9 クロス・オーバー比較研究における要因順序の割り付けの例（ラテン方格の利用）

左右上下で比較するパッチテストなど，個人内比較の形式をとる研究が数多くある．

盲検をかける

　医学研究において，研究対象者も，観察評価者も，またデータの分析者も，人である以上はなんらかの心理的バイアスを受ける．このようなバイアスは，「プラセボ効果」，「ホーソン効果」，「ラベリング効果」などとよばれる．治療している・治療されている，観察している・観察されている，と意識するだけで反応が変わることはよく経験する．特に，今，**検討している治療法に思い入れがあればあるほど，また評価する項目が主観的であればあるほど，この心理的なバイアスは大きくなる**のかもしれない．適切な治療を受けていると感じると症状がより改善する患者に接した経験を，多くの読者はもっていると思う．評価者においても，症状改善など同じ事象を観察していても，効果があると信じている治療法では過大に，そうでない治療法では過小に評価するかもしれない．また，データ解析など分析者においても，2つの治療法には差があるはずといった信念があると，無意識のうちに統計学的有意差が出やすい統計解析手法の採用やデータ処理を行うかもしれない．

　自分が研究の対象になっている，自分が評価観察をしている，自分が研究のデータ解析をしていると意識することによる反応は避けることはできないことかもしれない．問題は，治療法を比較する研究において，いずれかの治療法に偏ってその影響が出てしまうことである．このような心理的なバイアスによる反応の偏りは，**研究対象者，観察評価者，データ分析者が，個々の対象者がどちらの治療法を受けているのかを研究終了まで知らなければ防ぐことができる**．これを「盲検（blind, mask）」という．対象者だけに盲検をかければ「単盲検」，評価者にもかければ「二重盲検」，分析者にもかければ「三重盲検」という（表2-6）．

　医薬品評価の臨床試験においては，この盲検はプラセボ（placebo）を用いて行われる．たとえば，錠剤である薬剤Aの効果を無治療と比較して検討するとしよう．薬剤A群にはその錠剤を服用してもらい，無治療群には，概観，におい，味，重さ，色，つやなどがそっくりだが成分が入っていないプラセボ錠剤を服用してもらう．そうすると，薬剤A群と同様に無治療群でも，治療を受けている，薬剤を服用していると意識したための反応（プラセボ効果）が出る．そこで

表2-6　盲検の種類

	対象者	評価者	分析者
非盲検 non-blind			
単盲検 single blind	○		
二重盲検 double blind	○	○	
三重盲検 triple blind	○	○	○

○：盲検をかける箇所

両群の効果の差をみれば、薬剤成分の効果の本当の大きさとなるだろう．では、薬剤Aと薬剤Bの比較ではどのように盲検をかけるのか．薬剤A群では「薬剤A」と「薬剤Bのプラセボ」、薬剤B群では「薬剤Aのプラセボ」と「薬剤B」を服用してもらえば、見た目ではいずれの群も薬剤Aと薬剤Bの両方を服用しているようになり、実際にどちらの薬剤成分が含まれているかはわからない．この方法はプラセボを二重に使うことから「ダブル・ダミー法」とよばれる．

手術などの治療法の臨床試験においては、医薬品のようにプラセボを用いるわけにはいかない．しかし、このような場合でも術者と評価者を別にして、治療法の評価者には研究終了時までどちらの術式を受けた対象者かを知らせないといった形で、盲検をかけることができる．意識的であれ無意識であれ比較に混入しそうな心理的バイアスを防ぐには、どのような比較研究においても盲検が最も有効な手段といえる．治療法を知っていると、「あれ？ この治療法ならこの検査値はもっと高くなると思うけど、もう一度検査してみましょう」と、評価者が予想する値になるように検査が何度か行われることもありうる．たとえ、観察測定する項目（「エンドポイント（endpoint）」とよぶ）が、客観的な数値として機械的に測定されるものであっても、このようにバイアスの影響を受ける可能性がある．そのため、盲検をかけることができる場合には、極力そうすべきである．

● 文献

1) ヒポクラテス著，小川政恭訳：古い医術について他八篇．岩波書店；1963．
2) 小出大介，大江和彦：コンピュータでエビデンスをさがすには：コンピュータもしくはインターネットでのエビデンスさがしの総論．EBMジャーナル2000；1(2)：8-13．
3) 赤居正美，丸井英二：整形外科にとってのEvidence-Based Medicine. 6. EBMの実践—論文執筆にどう生かし臨床に役立てるか．整形外科1999；50(12)：1513-1519．
4) Neu M, Browne JV, Vojir C : The impact of two transfer techniques used during skin-to-skin care on the physiologic and behavioral responses of preterm infants. Nurs Res 2000 ; 49(4) : 215-223.
5) 文部科学省，厚生労働省：疫学研究に関する倫理指針．平成14年6月17日制定（平成16年12月28日全部改正，平成17年6月29日一部改正）．http://www.mext.go.jp/a_menu/shinkou/seimei/epidemiological/04122801.htm
6) 厚生労働省：臨床研究に関する倫理指針．平成15年7月30日制定（平成16年12月28日全部改正）．http://www.imcj.go.jp/rinri/main/02.htm
7) 厚生労働省：医薬品の臨床試験の実施の基準に関する省令（GCP, Good Clinical Practice）．平成9年3月27日．http://www.mhlw.go.jp/shingi/2002/09/s0904-3d.html
8) Curtis AB, Ridzon R, Vogel R, et al. : Extensive transmission of Mycobacterium tuberculosis from a child. N Engl J Med 1999 ; 341 : 1491-1495.
9) Walker AM : Observation and Inference—An Introduction to the Methods of Epidemiology. Epidemiology Resources ; 1991. 丸井英二，中井里史，林 邦彦訳：疫学研究の考え方・進め方—観察から推測へ．新興医学出版；1996．
10) Lahmann NA, Halfens RJG, Dassen T : Prevalence of pressure ulcers in Germany. J Clin Nurs 2005 ; 14(2) : 165-172.
11) Rutter TL : Women and children first. Harvard Public Health Review 75th Anniversary Issue 1997 ; 1 : 35-40.
12) Colditz GA, Manson JE, Hankinson SE : The Nurses' Health Study : 20-year contribution to the understanding of health among women. J Womens Health 1997 ; 6 : 49-62.
13) Stampfer MJ, Hu FB, Manson JE, et al. : Primary prevention of coronary heart disease in women through diet and lifestyle. N Engl J Med 2000 ; 343 : 16-22.
14) Stampfer MJ, Hu FE, Manson JE, et al. : 3 combination of modifiable lifestyle behaviours reduced the risk of coronary artery disease. Evid Based Nurs 2001 ; 4 : 25.
15) Mantel N, Haenszel W : Statistical aspects of the analysis of data from retrospective studies of disease. J Natl Cancer Inst 1959 ; 22 : 719-748.
16) Seed JA, Dahabra S, Heffernan T, et al. : Everyday memory and related processes in patients with eating disorders. Clin Effect Nurs 2004 ; 8(3-4) : 176-188.
17) Schulze MB, Hoffmann K, Manson JE, et al. : Dietary pattern, inflammation, and incidence of type 2 diabetes in women. Am J Clin Nutr 2005 ; 82(3) : 675-684.
18) Hill AB : Medical ethics and controlled trials. Br Med J

1963 ; 20 : 1043-1049.
19) Piantadosi S : Clinical Trials—A Methodologic Perspective. John Wiley & Sons ; 1997. p.11.
20) Last JM, editor : A Dictionary of Epidemiology. Oxford University Press ; 1995. p.90.
21) Johnson NL, Kotz S : Leading Personalities in Statistical Sciences—From the Seventeenth Century to the Present. John Wiley & Sons ; 1997. p.334-335.
22) Colletta V, Dioguardi D, Di Lonardo A, et al. : A trial to assess the efficacy and tolerability of Hyalofill-F in non-healing venous leg ulcers. J Wound Care 2003 ; 12 : 357-360.
23) アーサー・ヘイリー著，永井 淳訳：ストロング・メディシン（上）．新潮社；1998．
24) 椿 広計，藤田利治，佐藤俊哉編：これからの臨床試験―医薬品の科学的評価―原理と方法．朝倉書店；1999．
25) コールダーR著，佐久間昭訳：物語 人間の医学史．平凡社；1996．
26) Wong FKY, Mok MP, Chan T, Tsang MW : Nurse follow-up of patients with diabetes : randomized controlled trial. J Adv Nurs 2005 ; 50 : 391-402.

ギリシャ文字と英語

　統計学では多くの場合，標本についての統計量は英語で，母集団での統計量はギリシャ文字で表記する．

　標本での標準偏差 SD は，"S_x" と書かれることが多い．そして，標本の分散は，"S_x^2" と書かれ，母分散は "σ^2" となる．

　それでは，標本数 N に対応するものは何かというと，それは "ν"（ニュー）である．ν は，普通はカイ2乗分布などの自由度を示すために用いられている．自由度とは，英語で "Degree of Freedom" であるが，標本数から求められるのが普通なので，ν が用いられるようになったのだろう．

　平均値は，英語で "Mean" であるが，標本平均を m と書くことは少ないようで，普通は "$\bar{x}$" と表記する．ただし，母平均は英語 m に対応するギリシャ文字 "μ"（ミュー）を用いるのが普通となっている．

3章 結果に影響する因子をどうするか

本章では，疫学的因果推論に影響を及ぼす要因である交絡とバイアスについて，まず説明する．バイアスと妥当性，信頼性の関係，また各種のバイアスについての説明をする．そして，正しい因果推論を導くためのカウンター・ファクチュアル・モデルについて解説する．コントロールの意味とランダム化比較試験がなぜエビデンス水準が高い位置にあるのか，そして統計学の役割もあわせて解説する．

交絡とは何か

ある要因と疾患の発生などの関係を調べる場合，研究下にないほかの要因により，研究中の因果関係が影響を受けることがある．研究結果に影響を及ぼすような状況には，「交絡（confounding）」と「効果の修飾（effect modification）」の2つがある．

ある要因の結果への影響を示す効果の指標（リスク差，リスク比，オッズ比など[*1]）の数値を変化させるような第3の要因がある場合，「効果の修飾がある」という．そのような第3の要因は「効果の修飾因子」とよばれ，詳細な影響評価研究のためには探索すべき因子である．たとえば，喫煙と肺がんによる死亡の関係において，緑黄色野菜の多量摂取が喫煙者の死亡を減少させるような場合，緑黄色野菜の摂取は，喫煙と肺がんによる死亡の関係についての効果の修飾因子と考えられる．しかし，交絡は，研究している因果関係を正しく評価できないような状況をもたらすものなので，疫学研究においては除去すべきものである．

[*1] 第4章で詳説．

交絡の定義

特定の要因のある結果への影響を調べる場合，第3の要因がその特定の要因と結果の両者に影響を及ぼし，期待される要因の推定値が得られない場合，その第3の要因は「交絡因子（confounding factor）」とよばれる．

ある要因が研究上で交絡因子となるのは，以下の3条件をすべて満たす場合である[1]．

① 問題となっている結果（疾患の発生，死亡など）のリスク因子である．
② 問題となっている要因と関係がある．
③ 問題となっている要因と結果の因果連鎖の中間変数ではない．

これらの条件がどのような意味をもつのかを説明するために，変数間の因果関係を図示してみよう．

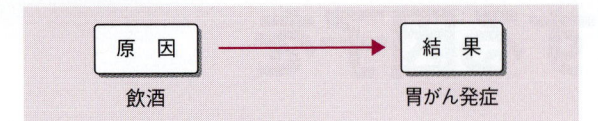

図3-1 因果関係のパスモデル

図3-2 交絡のある因果関係

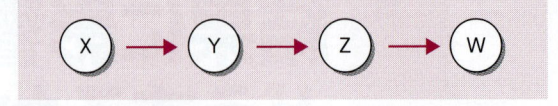

図3-3 因果連鎖モデル

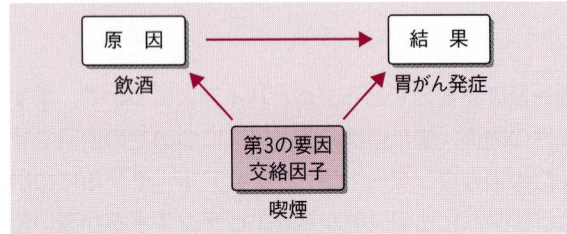

図3-4 中間変数を除いた場合

　図3-1は，因果関係のパスモデルとよばれるもので，「原因」である飲酒と「結果」である胃がんの発症の間をパスとよばれる矢印で結んだものである．このような図は，「パス図」，「パスダイアグラム」などともよばれている．原因と考えられる変数と結果を矢印で結び，仮説的な因果関係モデルを示すためによく用いられている．

　図3-2は，原因と結果に第3の要因（交絡因子）が影響を及ぼしている関係を示したものである．このように，交絡因子は原因と結果の両方に関係がなければならない．たとえば，飲酒の胃がん発症への影響を調べる場合，喫煙という因子は胃がん発症に影響するものと考えられる．さらに，飲酒が喫煙の影響を受けるのならば，たとえば喫煙者ほど飲酒傾向が強ければ，喫煙は交絡因子となる．このように，交絡因子は問題となっている結果に対してリスク因子の1つでなければならない．したがって，研究中の原因変数の結果への影響の大きさを正しく推定するためには，交絡因子の影響を除かなければならない．

　図3-3は，「因果連鎖モデル（causal chain model）」とよばれる因果関係のモデルを示したものである．すなわち，変数Xは変数Yに影響し，変数Yは変数Zに影響し，変数Zは変数Wに影響するという，連鎖的な変数間の因果関係を示すモデルである．ここで，YとZはXとWの中間変数であり交絡因子ではない．

　交絡因子の①と②の条件は理解できるが，③の条件はちょっとわかりにくいかもしれない．なぜ交絡因子は因果連鎖の中間変数ではないのだろうか．

　図3-4は，図3-3に示した4つの変数のうち，中間変数YとZを除いた場合を考えるために作成したものである．変数XとWの関係を考える場合，変数YとZの影響を除くと，図3-4からわかるように，変数Xの影響は変数Wまで到達できないことになる．すなわち，2変数YとZの影響を除くと，変数XとWは無関係となる．このように，因果連鎖の中間変数は，交絡因子とはならない．逆に，研究の目的のための因果関係の解明上の重要因子となる．

交絡因子の影響を除く方法

それでは，交絡因子の影響を除くには，どのような方法を用いればよいのだろうか．一つの方法として，ケース・コントロール研究では**影響を除きたい変数を，ケースとコントロールでマッチさせる**という方法がある[2]．マッチングを行ったデータを解析するには，12章で解説するマクネマー検定（McNemar's test）やマンテル-ヘンツェル検定（Mantel-Haenszel test）を用いるのが一般的である．または，多くの変数の影響を分析するために，多変量解析を用いることもある．特に，疾患の発症，死亡などのリスクに関しては，多重ロジスティックモデル，条件付き多重ロジスティックモデル，比例ハザードモデルなどが多用されている．具体的な方法については，成書[3,4]を参照して欲しい．

バイアス（系統誤差）と偶然誤差

結果に影響するものは，交絡因子以外にも存在する．真の値からの系統的なずれは「バイアス（bias，系統誤差）」とよばれている．ここで，観察的研究でのバイアスを中心に考えてみよう．

今，矢を的に射る場合を考えてみよう（図3-5）．丸い的の中心を狙って何本かの矢を射った．それらの矢の当たった跡が×で示されている．実際の観察的研究でも，的の中心が真値とすると，各試行での観察値，つまりデータは×で示したように，ピッタリ的に当たるよりも，若干ずれた位置に当たることが多い．この図では，高さについては的の中心から大きくはずれていないが，横方向の位置については大きくはずれているものが多い．

各データを横軸方向で見て，どの位置にどれだけの個数あったのか，その様子をグラフにして的の下に書いてみた．的の真ん中を狙ったのにもかかわらず，それぞれの×の位置はばらついている．このばらつきは「誤差（error）」とよばれており，大きく2種類に分けられる．すべての観察値がそろってどちらかの方向へ偏るような「系統的なずれの部分」と，ある箇所（この図では●のあたり）を中心に，右にずれたり左にずれたりと，矢を射るたびに「偶然にばらつく部分」がある．前者は「バイアス（系統誤差）」，後者は「偶然誤差」とよばれている．この例の場合，矢を射たときに左側から大変強い風が吹いていたためか，系統的に右側にずれている．また，偶然にばらつく部分は射る者の腕の熟練度によるだろう．

この例では，的が見えているので，系統的にどの程度ずれているかがわかる．しかし，実際の研究や調査では，何かを観察したり測定したりする場合，真値はわからない．たとえば，QOLの測定，不安の測定などのように心理的なデータでは，本当の的の位置がどこにあるかはわかっていない．そのような場合，観察測定後に，データから偶然誤差の大きさを推測することはできても，真値である的の位置がわからないので，データからバイアスの大きさを直接推測することはできない．その

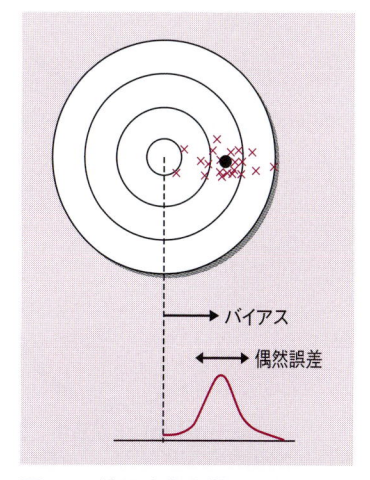

図3-5 的の中心を狙ったのに

ため，得られたデータや結果からではなく，**研究の計画デザインからどのようなバイアスが混入する可能性があるかを，あらかじめ考えておくことが重要である**．

妥当性と信頼性

このように誤差には2種類あるが，バイアスが小さな場合には「妥当性が高い」といわれる．一方，偶然誤差が小さな場合には「信頼性が高い」といわれる．

先ほどの的を使って，妥当性と信頼性の関係を示したのが図3-6である[5]．左上のように，真の値から系統的なずれが少なく，かつ偶然誤差も小さい場合は，「妥当性も高く，信頼性も高い」データである．右上のように，真ん中を中心にばらつくが，その偶然誤差が大きい場合は，「信頼性が低い」データである．逆に，左下のように，偶然誤差は小さいが，系統的なずれが大きい場合は，「信頼性はあるが，妥当性が低い」データである．最後に，右下のような場合は「妥当性も低く，信頼性も低い」データである．

このように，知ろうとしている実質や真値からずれていないことを，「妥当性（validity）」もしくは「適切性（relevancy）」があるという[6]．妥当性に対して，同じものを測定すると同じような値が得られるという「再現性（reproducibility）」が高い，「精度（precision）」が高いといった概念を示すものが「信頼性（reliability）」である．

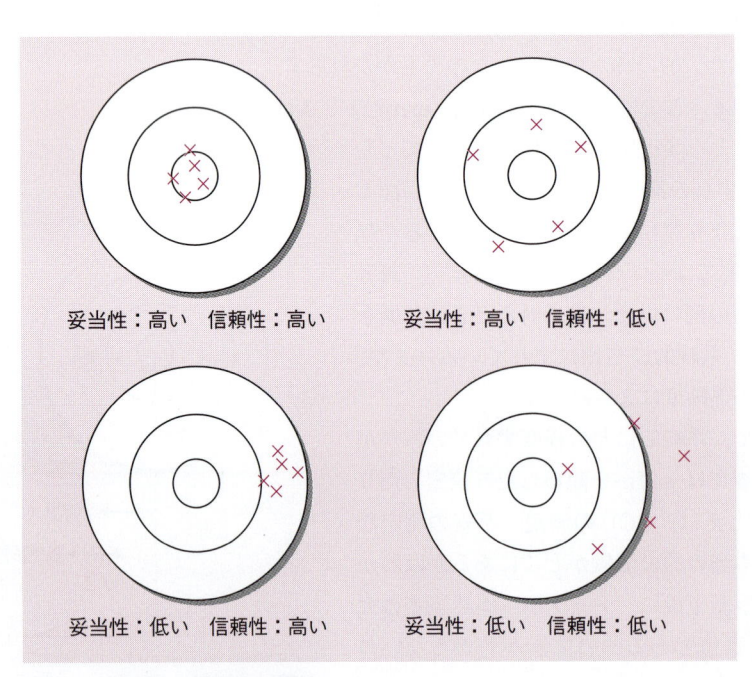

図3-6 妥当性と信頼性の関係

バイアス分類の例

　バイアスは，観察したデータからではなく，研究デザインから評価する必要がある．これまでに知られているバイアスの種類は実に多くある．「○○バイアス」とバイアスの呼称が付くものはもちろん，「ホーソン効果（Hawthorne effect）」，「プラセボ効果」などのように「○○効果」とよばれるものもある．このように，みようとしている真の姿からずれを生じさせるものであれば，それらはすべてバイアスであり，その呼称や種類はきわめて多数にのぼる．

　バイアスの分類法も何種類かあるが，ここでは前述した妥当性を「外的妥当性」と「内的妥当性」の2つに分けて考えるバイアスの分類法を紹介する[7]．

外的妥当性を脅かすバイアス

　得られた研究結果が，その研究対象以外の集団や他の状況においても真実である程度は，「外的妥当性（external validity）」とよばれる．または，「一般化可能性」，「普遍性」とよばれることもある．この**外的妥当性を脅かすバイアスは，結果を一般化して利用しようとする想定集団での真の姿と，実際に研究対象となった集団で得られた結果とのギャップを引き起こす**バイアスである．

　想定している集団を代表するように研究対象集団を抽出できなかったという意味から，「抽出バイアス（sampling bias）」とよばれることもある．たとえば，高血圧症の患者について，治療方法とその予後との関連を知りたいとしよう．この研究における対象者は，漠然と世界中の高血圧症の患者なのではなく，当然，あるかぎられた医療機関において，年齢，重症度，治療方針なども限定された患者であろう．また，観察の対象になることに同意するといった，治療に積極的という特徴をもった患者についての観察結果かもしれない．このような研究対象から得られた結果を一般化する場合，自分が結果を適用したいと考えている患者集団，たとえば自分が勤務する医療機関の外来患者と，この研究対象集団との特徴の差が問題となるだろう．2つの集団のもつさまざまな特性に差がある（抽出バイアス）のならば，その結果を一般化して適用することを躊躇するだろう．この場合，「研究結果の外的妥当性は低い」と判断したことになる．

　医学や看護学の調査研究では，結果を一般化しようとする想定母集団を正確には定義できないこともあり得る．また，仮に定義できたとしても，想定した母集団から全例，もしくは調査対象者を無作為に抽出して観察することが困難な場合も多い．そのため，外的妥当性を高めるためには，他の異なる集団でも同様の結果が得られているか，さらに複数の研究結果を比べて，その結果の一貫性を調べればよい．

内的妥当性を脅かすバイアス

　研究対象者として抽出された標本に問題はないが，比較のためのグループ化，調査集団中での測定方法の不統一，研究で注目している事柄以外の要因による

影響などによって，真の姿からずれたデータが観察されてしまうこともある．

得られた観察結果が，研究対象集団内でどれだけ真の姿に近いかという程度は「内的妥当性」とよばれる．内的妥当性を脅かすバイアスは，「選択バイアス」，「測定バイアス」，「交絡（撹乱バイアス）」の3つに大別されている[7]．このうち，交絡についてはすでに説明しているので，以下に選択バイアスと測定バイアスについて解説する．

選択バイアス（selection bias）

これは，データ収集時や比較のためのグループ化のときに，研究対象者と定義された集団の一部が抜け落ちてしまうことによって生ずるバイアスである．

たとえば，一般住民集団を対象に疾患の新規発生を追跡観察するコホート研究（第2章25頁参照）を実施しているとしよう．最初に設定したコホート全員ではなく，追跡可能な人だけを選んで観察した場合，その研究から得られる結果は真の姿と大きく異なる可能性が高くなるだろう．病気のため死亡したり，何かの病気で入院した人は追跡不能になり，健康で元気な人だけを選んで追跡したことになるかもしれない．

ケース・コントロール研究（第2章26頁参照）でも，このような選択バイアスが生ずる可能性がある．たとえば，コントロール選択時に，調査対象者に選びやすい人のみをコントロールにすれば，このバイアスが起こる可能性は高くなる．

測定バイアス（measurement bias，information bias）

これは，観察や測定が研究対象者の間で不統一な方法や手順で実施される場合に生ずるバイアスである．

肥満と心疾患発生の関係を調べるコホート研究を行っている場合，きっと関係があるだろうと考えて，肥満の人をより注意深く観察し，肥満者にばかり心電図などの心機能検査を繰り返したとしよう．この結果，調査対象者間で心疾患の発生の観察手順が統一されていないために，得られた結果はバイアスの影響を受けたものになってしまう．

ケース・コントロール研究では，「思い出しバイアス（recall bias）」がよく知られている．何かの病気になるなどの特定の健康事象が発生したケースグループと，問題となるような健康事象が発生しなかったコントロールグループに対して，ある要因へのこれまでの曝露を思い出し法によって調査したとしよう．特定の疾患が発生したケースグループと，発生しなかったコントロールグループとでは，一般に各人の曝露の思い出しの程度が異なるだろう．なぜならば，ケースグループのほうが，自分の疾患に関係する過去の出来事や要因を一生懸命に思い出そうとする傾向があるからである．さらに，調査研究する側でも，ケースグループに対してより詳しくインタビューするかもしれない．このため，ケースグループもコントロールグループも研究上の要因についての思い出しが均一になるよう，対象者全員に統一的な質問方式により調査を実施する必要がある．しかし，実際には完全に思い出しバイアスを排除することは難しい．

研究デザインと正しい因果推論

　喫煙が肺がんのリスク因子であることは，現在，広く知られている．しかし，喫煙していても肺がんになる人もいれば，そうでない人もいる．それでは，Aさんに対する喫煙の影響，特に肺がんの発症原因になるかどうかを正しく調べるためには，どのようにすればよいのだろうか．

　倫理上の問題を無視して，単純な発想として，Aさんにタバコを吸わせて，長期にわたって追跡調査することが考えられるだろう．Aさんが肺がんにならなければ，少なくともAさんにとって喫煙は肺がんの原因ではなかったことになる．それでは，実際にAさんが肺がんになった場合，喫煙が原因で肺がんになったといえるのだろうか．このような場合であっても，喫煙がAさんの肺がんの原因であるという仮説に対して，いくつかの反論が考えられる．たとえば，

　①Aさんはもともと遺伝的に肺がんになりやすかった．
　②肺がんの原因はAさんの喫煙習慣ではなく，自動車の排気ガスである．
など，そのほかにも適当な反論はいくつでも可能である．

　このような反論に対して，どのようにすればAさんに対する喫煙と肺がんの関係を正しく評価できるだろうか．

　最も単純で正しい結論が得られる方法は，喫煙しないAさんを長期間追跡し，肺がんを発症するかどうかを調べ，その結果を喫煙するAさんの結果と比べればよい（図3-7）．このような観察研究が可能ならば，Aさんが肺がんを発症するかしないかに関しては，以下の4通りの状況が考えられる．

　①喫煙するAさんは肺がんになり，喫煙しないAさんは肺がんにならない．
　②喫煙するAさんは肺がんにならず，喫煙しないAさんは肺がんになる．
　③喫煙するAさんも，喫煙しないAさんも肺がんにならない．
　④喫煙するAさんも，喫煙しないAさんも肺がんになる．

　研究対象であるAさんに関しては，2つの状況で喫煙以外はすべて完全に一致しているので，結果として起こったことは喫煙が原因であると断定できる（図3-8）．

　①の場合は，Aさんの肺がんは喫煙によるものである．
　②の場合は，喫煙はAさんの肺がんを予防することになる．
　③の場合は，喫煙はAさんの肺がんには関係がないことになる．
　④の場合は，どちらにしろAさんは肺がんになったので，③と同様に，喫煙は何の影響も与えていないことになる．

　このような研究を行うことができれば，Aさんに対する喫煙と肺がんの関係を正確に調べることが可能である．しかし，現実には「タバコを吸うAさん」と「タバコを吸わないAさん」を同時に観察することは不可能である．このため，このような因果推論モデルは「反事実的モデル」，「仮定法的モデル」，「カウンター・ファクチュアル・モデル（counterfactual model）」などとよばれている[3,8]．

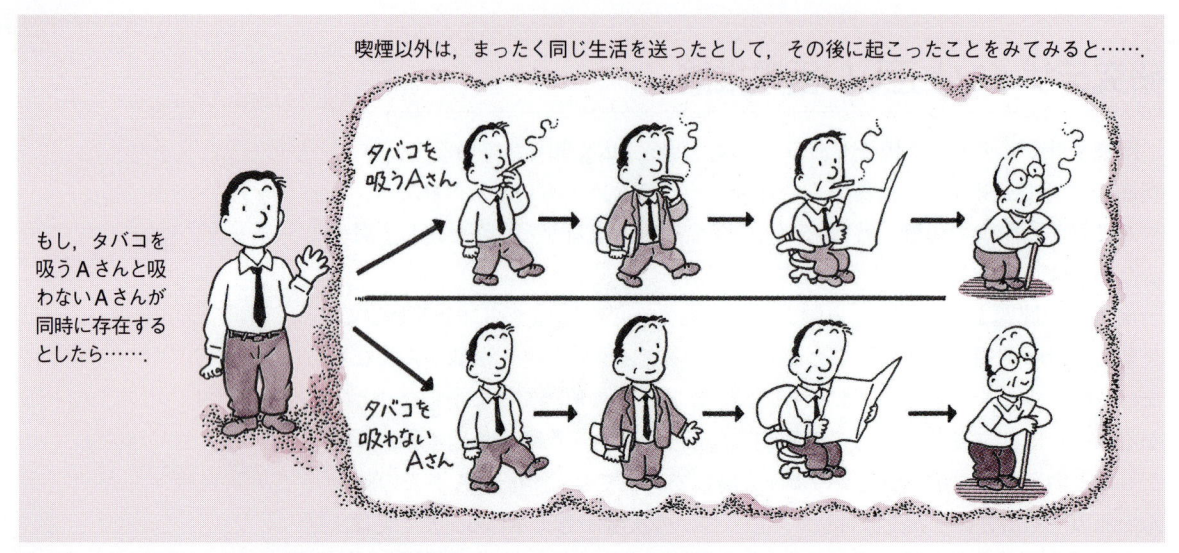

図3-7 カウンター・ファクチュアル・モデル

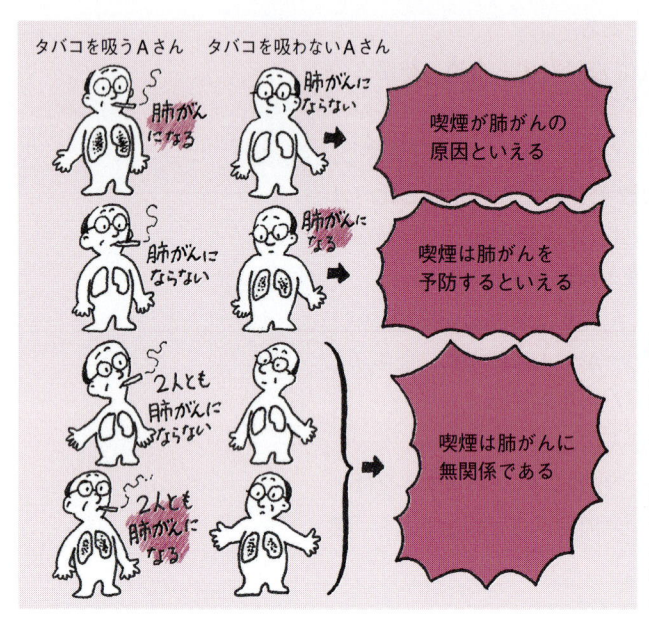

図3-8 カウンター・ファクチュアル・モデルによる因果推論

違いは喫煙の有無のみなので，Aさんに起こったことの原因として喫煙の影響だけを考えることができるはず．

コントロールの意味

　同一人物に関して，相反する処理状態を同時に観測できないのであるから，どのような処理であれ，その処理の正確な因果推論は理論的には不可能である．しかし，それでは新薬の開発，新しい治療法や術式などの評価ができず，現実問題として困ってしまう．それでは，カウンター・ファクチュアル・モデルによる完全に正確な方法ではないにしろ，ほぼ満足できるような妥当な次善の方法はないだろうか．Aさんの喫煙と肺がん発症の関係を調べるための次善の方法

として，実際にはどのようにすればよいのだろうか．

カウンター・ファクチュアル・モデルのように，完全に同一人が処理の曝露者であり，かつ非曝露者となることはあり得ない．したがって，現実問題としてわれわれに必要なのは，**妥当性のある比較すべき対照（コントロール）**ということになるだろう．

遺伝的な側面から考えてみると，Aさんに双生児の兄弟がいて，運よくタバコを吸わなければ，喫煙の影響を調べられるのではないだろうか．一卵性双生児ならば遺伝的にはまったく同一なので，肺がんになるかならないかは，ほかの環境要因や生活習慣の相違によるものといえるだろう（図3-9）．また，Aさんが二卵性双生児ならば，同様の研究によって，遺伝的に完全には一致しないが，遺伝的に兄弟の近さをもつ場合について，ほかの要因の影響がわかるだろう．

このように，「双生児研究」は遺伝的影響と環境要因の影響を検討するのに，きわめて有用である．この理由は，すでに明らかなように，処理を受けた者と受けない者の比較を行うことについて，その処理の効果に関する因果推論が高い妥当性をもつからである．

ここまでの議論で明らかなように，Aさんに対する喫煙の影響を調べるためには，理論的には，喫煙以外は完全に同一なAさんが必要であるが，現実世界には完全に条件を満たすようなコントロールは存在しない．そこで，われわれができることは，**年齢，性，職業などがよく似たコントロールを，比較すべき者として選ぶ**くらいのことである．

標本が多いほどよい訳は

Aさんの喫煙と肺がんの因果関係を調べるためには，正しくはカウンター・ファクチュアル・モデルによる必要があった．同様に，Bさんの喫煙と肺がんの関係を調べるにも，カウンター・ファクチュアル・モデルによる必要がある．

もしも，SFでお馴染みの多重世界があり，ある世界SのAさんは喫煙者で，他の世界NのAさんは非喫煙者というカウンター・ファクチュアル・モデルによる調査研究が行えたとしよう．その結果，喫煙者のAさんは肺がんになったが，非喫煙者のAさんは肺がんにならなかったので，Aさんの喫煙は肺がんの原因であることがわかった．ところが，Bさんについての観察結果では，世界Sの喫煙するBさんは心疾患で死亡し，世界Nの喫煙しないBさんは老衰で死亡したというものであった．すなわち，Bさんの場合，喫煙は心疾患の原因であり，肺がんの原因ではなかったことになる．

このように，個人は遺伝的にも環境的にも違いがあるため，ある要因と疾患の因果関係は個別的なものである．また，心疾患や交通事故で死亡してしまえば，当然，肺がんになることはない．当たり前のことであるが，人の生死に関しては競合的な疾患が多数存在している．したがって，Aさんという1例のみを調べても，それはAさん個人にしか当てはまらないことになる．すなわち，**このようなケーススタディは，その結果を多くの人たちに一般化できるような**

普遍性をもっていないことになる．それでは，どのようにすれば喫煙と肺がんの関係をより一般的に普遍化できる研究になるのだろうか．

　Ａさんは喫煙により肺がんになった，Ｂさんは心疾患になった，Ｃさんは特別な病気にならなかった，Ｄさんは肺がんになった……のように，多くの人について喫煙の影響を調べることが考えられる．個人については，喫煙の結果は１つしかあり得ない．それが２人の場合には対立する結果になるかもしれないし，同一の結果が得られるかもしれない．しかし３人，４人，……とその人数が増えるほど，個人の遺伝的な変動やほかの環境要因からの影響がならされていき，多くの人々から成る集団になったときには，その集団がもつ一般的な傾向，この場合ならば，喫煙による肺がん発症の頻度分布を明らかにすることができるだろう．この意味からすると，**対象は可能なかぎり多いほうがよい**ことになる．

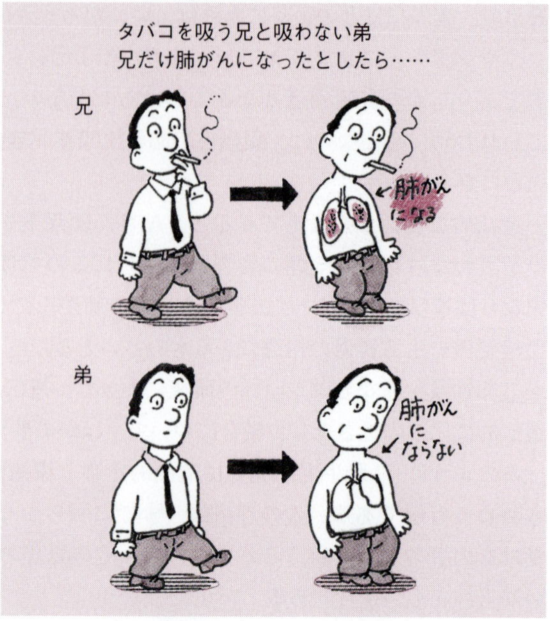

　さらに，喫煙の影響を正しく調べるためには，カウンター・ファクチュアル・モデルでは，それぞれの人が喫煙をしなかった場合についても，同様に観察する必要がある．現実には，同一対象が同時に処理を受けたり受けなかったりするという，二律背反の状況を観察することはできないので，適当なコントロールを設定することになる．

　コントロールは，Ａさんによく似たａさん，Ｂさんによく似たｂさん，……のように，とにかく喫煙以外はできるだけすべての特性が一致している必要がある．この操作は，ケース・コントロール研究でのマッチングに相当する．しかし，性，年齢を一致させることはできても，ほかの特性を個々人について一致させるのはほとんど不可能に近い．ケース・コントロール研究では，ケースである各患者に対して，どのようにコントロールを設定するかが大きな問題になる．それでは，介入研究では，どのようにすれば処理群と未処理群の各対象がよく似たものになるようにできるのだろうか．

無作為化の意味

　さて，実際に1,000人ずつの喫煙者と非喫煙者の集団を設定し，長期間の追跡研究（コホート研究）を行う場合を考えてみよう．このような場合，各対象について，ほぼ正しい因果推論を行うためには，よくマッチした各ケースとコントロールのペアが必要である．すなわち，喫煙者のＡさんに対して理想的には喫煙以外はその特性が完全に一致する非喫煙者ａさんがマッチされている必要がある．

図3-9　一卵性双生児の場合
一卵性双生児は遺伝的にはまったく同一なので，この場合，（２人が同じ生活をしていれば）喫煙が肺がんの原因の可能性が高いと考えられる．（しかし，現実的には兄弟２人がまったく同じ生活を送ることは不可能であり，喫煙の影響だけを調べることには限界がある．）

現実的な問題として，このようなマッチングは可能であろうか．数人ならばよく似た2人ずつのペアを探してきて，一方にある処理を行い，もう一方にはその処理を行わず，経過を観察することは可能かもしれない（ここでは，倫理的な問題に関しては考えていない）．ここで問題となるのは，「よく似た」とはどのような状況を示しているのか，ということである．いろいろな解釈が可能だろうが，疾病の因果推論に焦点を当てて考えてみると，これは「疾病の発生」に差をもたらさないように，リスク因子に関して同一条件を有している個体同士と考えればよいだろう．

一般的にリスク因子を考える場合，性，年齢はまず第一に考慮すべき要因である．そのほかの因子については，たとえば，飲酒状況，食物の好き嫌いや摂取状況，肥満度など，どの程度まで一致させるべきかが，現実問題として重要になってくる．一致させるべき特性が増えれば増えるほど，そのようなペアを探すのは困難になり，研究対象者数は十分に得られないであろう．それでは，どのようにすれば喫煙者と非喫煙者のようなペアを多数得ることができるだろうか．残念ながら，ペア単位，言い換えれば個々人の対象にマッチするようなペア作りでは，すでに述べたようにペア数を増やすのに限界がある．

カウンター・ファクチュアル・モデルによる正確な因果推論をあきらめて，次善の策であるよく似た個人のペアの集団を観察するのもかなり困難であることがわかった．それでは，**さらに次善の策として，よく似た集団同士を比較研究すればよい**だろう．しかし，先ほどの議論と同様に，よく似た集団を作るというのも，その集団の構成員を一人ひとり選定していたのでは，どのくらいの時間が必要かわからない．

そこで，まず，よく似た人たちのグループを作ることを考える．たとえば，健康な男性で50歳代の2,000人を集める，などである．当然，職業や飲酒状況などは個々人で相違があるだろう．そのように個々人は異なっていても，その1つの集団を，よく似た2つの集団に分けることは可能である．また，研究者自身が，個々人の年齢や飲酒状況，生活習慣などで分類することも可能である．しかし，そのようにすると，ほかの要因，たとえば遺伝的な要因や食習慣などに偏りが生じるかもしれない．

このような場合，無作為化の方法を用いて，集団の構成員を2つに分けるのが無難な方法である．すなわち，コインを投げて，Aさんはコインの表なので第1グループ，Bさんは裏なので第2グループ，Cさんは……のように人為を排除した方法により，各個人の割り当てグループを決めていくのである．実際には，コインやくじ引きではなく，コンピュータで乱数を発生させ，その値に従って割り当てを決めていく（図3-10）．

統計学の教科書では，これでめでたく比較すべき同じ特性をもった2グループが設定できることになっている．それでは，無作為化すると，分割した2グループの特性が本当に一致するのであろうか．残念ながら，実際には，年齢について考えてみても，無作為割り付けによる2つのグループの平均年齢が完全に一致する訳ではない．特にグループの人数が50人とか100人とか，それほど

Part 1　エビデンスの読み方

大きくない場合には，**無作為化を行ったからといって，グループ間の特性の差がまったくないという訳ではない**．

それでは，何のために無作為割り付けを行うのかという疑問が生じるかもしれない．実際，無作為割り付けの意味は，それを無限回繰り返した場合，各施行ごとの年齢の平均値などの全平均値（期待値）が2つのグループで一致するということを保証するためのものである．すなわち，個々の無作為化による施行に偏りがないことを保証するのではなく，同様の**施行全体で平均として偏りがないことを保証する**ものである．したがって，無作為割り付けで2グループに分けたのだから，年齢に差はないはずであるとか，ある特性の差を検討するのに年齢調整などは必要ないという議論は，場合によっては間違いということになる．

実際には，標本数が大きくなるほど，2グループでの何かの特性の差が偶然に大きくなる確率は小さくなることがわかっている．また，現実問題として，この無作為化の方法以外のよい方法を，われわれは今のところもちあわせていないのも事実である．

統計学の役割は

結局，われわれが因果推論を行うための研究デザインを考えた場合，到達した結論は無作為割り付けによる比較研究ということになる．しかし，そのような無作為化の方法を用いても，研究している処理以外の特性に関して，比較すべき2グループ間でその差をなくすことはできないのである．しかし，**無作為化のよい点は，偶然により生じうる特性差に関して，その値がどの程度になるかを統計学的に評価することができる点**である．さらに，多変量解析を用いれば，研究目的でない変数の影響を除いた推定を行うことも可能である．

研究対象の選定の段階で人為的に生じた差は，その影響の程度がどのくらいかがわからないため，われわれの主観によってその評価を下すしかない．しか

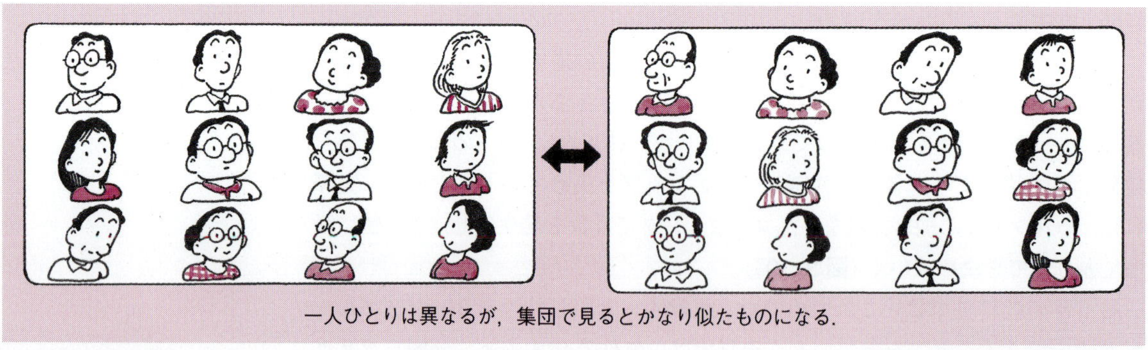

一人ひとりは異なるが，集団で見るとかなり似たものになる．

図3-10　無作為化
人は一人ひとりが異なる特性をもっているため，特性が一致した人同士のペアを作るのは難しい．しかし，ある程度の人数を集めたグループを無作為に2つの集団に分けることにより，特性がかなり一致した集団同士のペアを作ることができる．これを無作為割り付けという．これにより，既知の特性についてだけでなく，未知の特性についても一致させられ，無作為割り付けした集団を介入する群（介入群）としない群（コントロール群）に分けて試験を行ったときの結果は介入の影響によるものとみなすことができる．

し，偶然によって生じる差は，統計学という EBN の道具によって，客観的に評価することが可能なのである．

●文献
1) 高木廣文：疫学の考え方と研究デザイン．第4回 JEA 疫学セミナー抄録集．日本疫学会；1997. p.6-13.
2) 高木廣文, 林 邦彦：ケース・コントロール研究．EB NURSING 2001；1(4)：474-479.
3) Rothman KJ, Greenland S：Modern Epidemiology. 2nd ed. Lippincott-Raven Pub.；1998. p.49-50.
4) 柳井晴夫, 高木廣文編著：多変量解析ハンドブック．現代数学社；1986.
5) Glaser AN：High Yield Biostatistics. Lippincott Williams & Wilkins；2001.
6) 佐久間昭：医学統計Q&A．金原出版；1987.
7) Fletcher RH, Fletcher SW, Wagner EH：Clinical Epidemiology — The Essentials. Williams & Wilkins；1982. 久道 茂, 清水弘之, 深尾 彰訳：臨床のための疫学．医学書院；1986.
8) 椿 広計, 藤田利治, 佐藤俊哉編：これからの臨床試験—医薬品の科学的評価—原理と方法．朝倉書店；1999. p.21-33.

Part 1　エビデンスの読み方

4章　統計学的推論

本章では，統計学の基礎となる推定と検定の考え方について，まず説明を行う．その後，よく使われる推定の方法と t 検定，F 検定，カイ 2 乗（χ^2）検定の各種の方法に関して解説する．このため，数式に不慣れな読者はかなり難解な説明に感じるかもしれない．そのような場合には，本章をスキップして第 5 章に読み進んでも構わない．ただし，分析結果の正しい解釈のためには，使用する統計学の方法もある程度理解していることが望ましい．したがって，読者はそれぞれの必要に応じて，本章を参照すればよいだろう．

推定と検定

少数の標本データから得られた結果をより大きな母集団へと一般化する統計学的方法には，「推定（estimation）」と「検定（test）」がある．また，**母集団でのある特性の真値を示すものは，「母数（parameter）」とよばれる**．日常会話で，「ヨーグルトが 6 割の人で効くって言っていたけれど，母数が 5 人の調査じゃ信用できないよね」などというように，ケース数や分数の分母（denominator）のことを「母数」という場合もあるが，統計学の用語としては誤用である．

母数の値は，残念ながら直接に測定したり観察したりすることがほとんどできない．そこで，**母数の値を手もとの標本データから何とか推し測ろうとするのが「推定」**であるといえる．一方，**相反する 2 つの仮説を用意して，標本データから確率的に正しそうな仮説を選択するという，二者択一的な方式で意志決定を行うのが「検定」**である．なお，実際の推定や検定では，コンピュータを用いて計算を行うので，読者はあまり計算に気をとられる必要はない．

母集団と標本

ここでまず，「母集団（population）」と「標本（サンプル，sample）」について考えてみよう．

総勢 520 人の看護師が勤務している病院看護部で，看護師が使う手洗い用洗浄液として製品 A と製品 B のどちらを使うか，意見を聞いて決めようと思う．全員に聞くのは困難なので，全体の 1/20 の 26 人に意見を聞くことにした．この場合，「母集団」は 520 人の看護師全員と明示的に表すことができる．意見を聞くのに選ばれた 26 人が「標本」である．この標本のデータから統計学的推論を用いて，全員の意見を推測し，一般化する．そのためには，標本 26 人は看護部全員を代表するように選ぶ必要がある．そこで，全員から無作為に抽出した

り，病棟ごとの看護師数に応じて代表者を選ぶなどの工夫をする．世論調査や一般住民対象の有病調査の場合，選挙人名簿や住民台帳から母集団を明確に定義して，「層化多段階無作為抽出法★1」などで標本を選び出す．

しかし，医学分野の多くの研究では，母集団から抽出し，母集団の特徴を代表する「標本」に基づくデータを単純に得るのは簡単ではない．たとえば，米国のH大学病院に入院した26人の肺がん患者を対象に，治療法Aと治療法Bのどちらが効果で優れているかを調べ，統計学的推論を用いた研究があるとしよう．標本数は前例と同じ26人だが，この研究の母集団は一体，何だろう．対象になった入院患者のほかに，H大学病院に外来通院中の肺がん患者や，昨日新たに肺がんと診断された患者は母集団に含まれるのか．また，米国内の他病院や日本の病院に入院している肺がん患者などはどうであろうか．前述の520人の母集団の例とは違い，大変にあいまいである．母集団が明示できないので，標本を無作為に抽出することもできない．**統計学的推論さえ使えば，すぐさま何にでも推論結果を一般化できるわけではない**ことに注意してほしい．

★1 **層化多段階無作為抽出法**
無作為抽出法の一つで，性，年齢階級などの属性により，あらかじめ母集団をいくつかの層に分けて標本抽出を行う．これを巾郡レベル，町村レベルなどに分けて標本抽出を行う方法．

さまざまな集団の定義

医学研究では，推論の一般化について次のように段階的に集団を分類して考えることが多い[1]．「白人の肺がん患者」といった研究結果を適用できると考えられるいくつかの集団群を「想定母集団群（target populations：標的集団）」という．想定母集団群の中で，「2006年にH大学病院に入院した肺がん患者」のような実際のデータ源となる集団を「データ源集団（source population）」という．データ源集団の中の「ステージが2で，80歳以下の転移がない肺がん患者」といった研究対象の基準を満たす集団を「対象適格集団（eligible population）」，そして対象適格集団の中でも「研究参加に同意し実際にデータを提供する患者」が「研究参加者集団（participant population）」となる．

このように，population（集団）だらけである．結果を一般化しようとする想定母集団群と，実際にデータが収集される研究参加者集団との間の各段階で，特徴の保持をゆがめる可能性があることがわかるだろう．実際の研究では，前述の統計学での母集団と標本のような単純な関係ではない．しかし，統計学的推論では，統計学的な無作為性を前提としている．

推定の考え方の例

実際に手もとにあるデータを使って「母数」を推定してみよう．糖尿病や過度の肥満の人を除いた健康な30歳代女性100人の空腹時血糖値のデータを利用して，30歳代の一般健康女性集団（母集団）では空腹時血糖値はどんな値となるかを推測する．図4-1に，標本100人の空腹時血糖値の度数分布を示した．

データは，1番目の人の測定値をx_1，2番目の人の測定値をx_2，以下順にi番目の人の測定値をx_i，そして最後n番目の人の測定値をx_nとしよう．また，iが1からnまでのすべての測定値x_iの和を$\sum_{i=1}^{n} x_i$という記号で表すものとしよう．平均値$\bar{x}$（より正確には算術平均）は，

$$\bar{x} = \frac{x_1 + x_2 + \cdots + x_i + \cdots + x_n}{n} = \frac{1}{n}\sum_{i=1}^{n} x_i$$

と定義される．

標本データの平均値 $\bar{x}$ は88.97（標本平均），不偏分散 $\hat{\sigma}^2$ は 6.73^2 である．これらを使って母集団での変数値の分布の様子を推測するためには，母集団での平均である「母平均 μ」を「標本平均 $\bar{x}$」で，母集団での「母分散 σ^2」を「不偏分散 $\hat{\sigma}^2$」で推定する．σ は母集団での標準偏差である．このように，標本から得られた統計量である標本平均 $\bar{x}$ で母平均 μ を推定する方法は「点推定」とよばれる．もし，母集団での各人の空腹時血糖値が図4-1の曲線のように左右対称釣鐘型の「正規分布（normal distribution）」のようになるならば，その形状を表す数式 $f(x)$ は，

$$f(x) = \frac{1}{\sqrt{2\pi}\sigma}\exp\left[-\frac{(x-\mu)^2}{2\sigma^2}\right]$$

となる．ただし，π は円周率である．$f(x)$ は正式には「確率密度関数」とよばれている．これは，天文学での星の観測の誤差を説明するために，ガウス

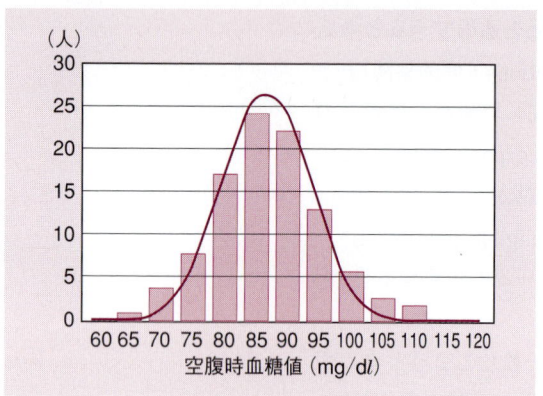

図4-1 空腹時血糖値の度数分布と正規分布近似

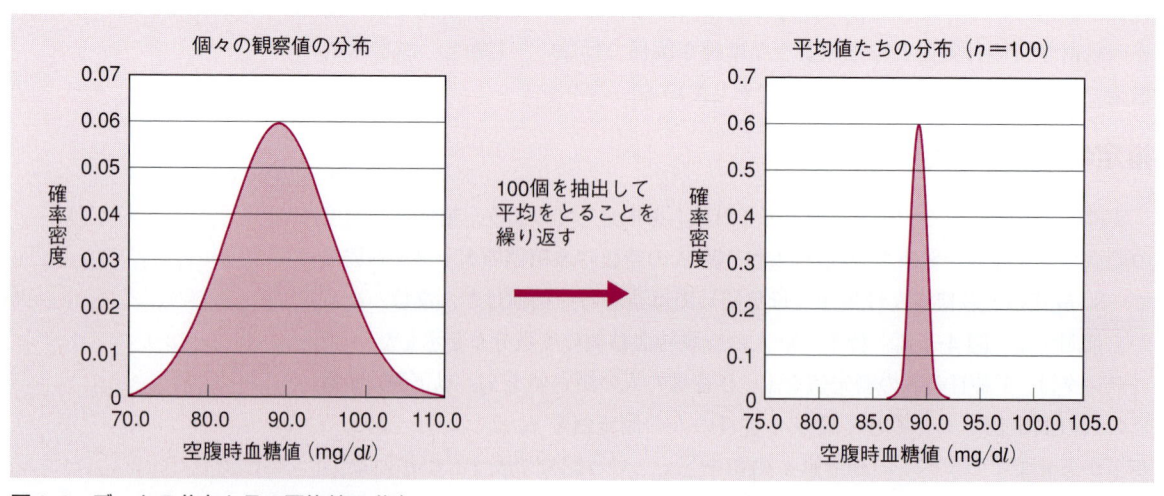

図4-2 データの分布とその平均値の分布

（Gauss）が提案したので，ガウス分布ともよばれる[2]．

中心の位置を決める「母平均μ」と，ばらつき度合いを決める「母分散σ^2」（もしくは標準偏差σ）の2つの未知母数を推定できれば，この分布の形状を決めることができる．

　実際のデータから推定した分布が**図4-2**の左図である．横軸がx，縦軸が$f(x)$である．曲線下の全面積はすべての確率の和であり，ちょうど1となる．この曲線が正規分布であるとすれば，$\mu \pm \sigma$（$= 88.97 \pm 6.73 : 82.24 \sim 95.70$）の間の曲線下面積は$0.682$（$68.2\%$），$\mu \pm 1.96\sigma$（$= 88.97 \pm 13.19 : 75.78 \sim 102.16$）の間の曲線下面積は$0.950$（$95\%$）となる．つまり，平均値から標準偏差の大きさを上下にとった区間に全体の68.2%が，標準偏差の1.96倍の大きさを上下にとれば，全体の95%がその中に含まれることになる．

標準誤差と信頼区間

　正規分布に従うような母集団の分布から，今回の標本数である100個のデータを選んでは平均値を計算することを繰り返し行った場合を考えてみよう．毎回算出する平均値は，100個のデータの選び方次第で少しずつ異なるだろう．このようなデータの抽出を無数に繰り返したとして，それぞれの抽出での平均値たちはどのように分布するのかを，正規分布を用いて推測したものが**図4-2**の右図である．その分布の中心の位置は，母平均の推定値となる．1回の標本抽出における推定では，この推定値は標本平均88.97であった（点推定値）．1回の推定では，母平均値に一致するとはかぎらず，ある程度の誤差を伴っている．

　多くの標本平均値の分散は，母分散σ^2を標本数nで割ったものである．その平方根をとった統計量は平均値の「標準誤差（standard error；SE$(\bar{x})$）」とよばれている．すなわち，

$$\mathrm{SE}(\bar{x}) = \frac{\sigma}{\sqrt{n}}$$

である．なお，データのばらつきを示す標準偏差と統計量の100人の空腹時血糖値のデータからは，平均値の標準誤差は$6.73/10 = 0.673$と計算できる．

　標準誤差の式からわかるように，同じ母集団から抽出した標本による平均値でも，その標準誤差の値は標本数によって異なる．標本数が4倍になると，標準誤差は半分になると期待できる．このように，標本数が大きなデータ・セットから推定したほうが標本平均値の分布のばらつきは小さくなり，**図4-2**の右図での分布の山はより尖ったものになる．すなわち，**標本数が大きいほど，算出した平均値と母平均値との差は少ない**と考えてよいだろう．

　この標本平均値と母平均値の差の程度，別の表現をとれば，算出した平均値の確信の程度を示す方法に，「信頼区間（confidence interval；CI）」がある．

　母平均値の$100(1-2\alpha)\%$信頼区間は，

$$\bar{x} - z_\alpha \times \frac{\sigma}{\sqrt{n}} < \mu < \bar{x} + z_\alpha \times \frac{\sigma}{\sqrt{n}}$$

によって求められる．z_αは標準正規分布の片側の裾野の面積が$100(1-2\alpha)$%となる点の値を表し，$z_{0.05}=1.645$，$z_{0.025}=1.960$，$z_{0.005}=2.576$である．上記の100人の空腹時血糖値から推定した母平均の95%信頼区間は，

$$88.97 - 1.960 \times 0.673 < \mu < 88.97 + 1.960 \times 0.673$$

となり，87.65から90.29の間に95%の確率で母平均があると推定される（図4-3）．確信の程度が低くてよければ90%信頼区間を，高くしたければ99%信頼区間を計算すればよい．

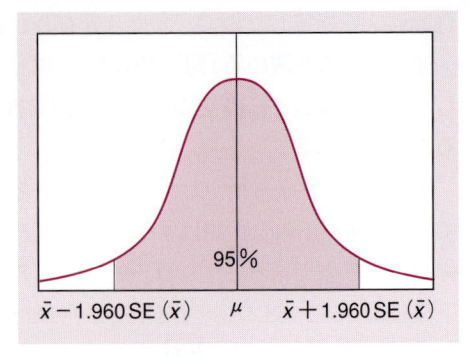

図4-3　95%信頼区間

95%信頼区間のように母数の推定値を特定の幅で推定する方法は，「区間推定」とよばれる．

この信頼区間の考え方は，「母割合（母比率）」の推定にも利用できる[3]．前述の30歳代女性100人のうち，現在喫煙をしている人は12人であった．したがって，この標本での喫煙割合pは$12/100 = 0.12$（12%）であるが，この値は母集団での喫煙の「母割合π」の点推定値となる．この「標本割合p」の分散は$p(1-p)$，標準誤差$SE(p)$は，

$$SE(p) = \sqrt{\frac{p(1-p)}{n}}$$

となる．そこで，母平均のときと同じように，母割合πの95%信頼区間は，

$$p - 1.96 \times \sqrt{\frac{p(1-p)}{n}} < \pi < p + 1.96 \times \sqrt{\frac{p(1-p)}{n}}$$

によって求められる．実際に数値を入れて計算すると，

$$0.12 - 1.960 \times 0.0325 < \pi < 0.12 + 1.960 \times 0.0325$$

となり，母集団の30歳代女性での喫煙母割合は0.056～0.184（5.6～18.4%の間）にあると，95%の確率で推定できる．

母平均値の区間推定

前項では，母分散がわかっている場合について，標本から得られた平均値から，母集団での母平均値の信頼区間を求める方法を説明した．

しかし，現実には母分散σ^2が知られていることはほとんどない．このため，**まず母分散の推定を行う必要**がある．統計量の期待値が母集団での値に一致する場合，その統計量を「不偏統計量」とよぶ．母分散の不偏推定値は不偏分散$\hat{\sigma}^2$であり，

$$\hat{\sigma}^2 = \frac{1}{N-1} \sum_{i=1}^{N}(x_i - \bar{x})^2 = \frac{N}{N-1} \times s^2$$

によって求められる．ここで，s^2は標本分散である．すなわち，通常の標本分散が分母を標本数Nで割り算するのを，$(N-1)$で割るという違いがあるだけである．したがって，標本数が大きくなると，標本分散と不偏分散の実際上の

差はほとんどなくなってしまう．母分散σ^2の代わりに，不偏分散$\hat{\sigma}^2$を使用して平均が0，分散が1になるように標準化を行うと，

$$t_0 = \frac{\bar{x} - \mu}{(\hat{\sigma}/\sqrt{N})}$$

となる．この統計量t_0は標準正規分布には従わず，「スチューデント（Student）[★2]のt分布」とよばれる分布に従う．t分布は，図4-4に示したように，自由度によって分布の形状が異なり，上記の統計量t_0は自由度$N-1$のt分布に従う．t分布は，自由度が小さい場合にはピークは低めであるが，分布の両端の裾野が比較的長く厚くなっている．特に自由度1のt分布は「コーシー（Cauchy）分布」と呼ばれ，平均は0であるが裾野が長いため分散が計算できないという特殊な分布である．自由度が大きくなると，t分布は徐々に標準正規分布に近づいていく．実際には，自由度が30程度でも，かなり標準正規分布に近くなる．

母平均値の信頼区間の推定には，自由度νのt分布の上側α点の値$t_\alpha(\nu)$が必要になる．母平均値の$100(1-2\alpha)$%信頼区間は，

$$\bar{x} - t_\alpha(\nu) \times \frac{\hat{\sigma}}{\sqrt{N}} < \mu < \bar{x} + t_\alpha(\nu) \times \frac{\hat{\sigma}}{\sqrt{N}}$$

によって求められる（図4-5）．計算には$t_\alpha(\nu)$の値が必要であるが，現在はコンピュータで計算するのが一般的である．

●母平均値の信頼区間についての例題

小学生123人のHDL-コレステロール値を調べたところ，平均値は58.9 mg/dl，不偏分散は220.8（mg/dl)^{2}であった．このときの母平均値の95％信頼区間を求めよう．なお，自由度122のt分布の上側2.5％点は1.980である．なお，これらの数値は実際にはコンピュータで計算されるが，ここでは計算の過程を説明するために記載している（統計学の一般的な成書にも記載されているが，現在では不必要）．

まず，計算に共通する部分を求めておく．

$$t_\alpha(\nu) \times \frac{\hat{\sigma}}{\sqrt{N}} = 1.980 \times \frac{\sqrt{220.8}}{\sqrt{123}} = 2.65$$

母平均値の95％信頼区間の下限μ_-は，

$$\mu_- = 58.9 - 2.65 = 56.25$$

となり，母平均値の95％信頼区間の上限μ_+は，

$$\mu_+ = 58.9 + 2.65 = 61.55$$

となる．したがって，母平均値の95％信頼区間は，

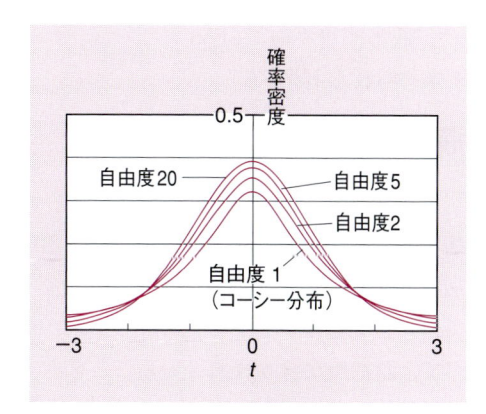

図4-4　t分布の形状と自由度

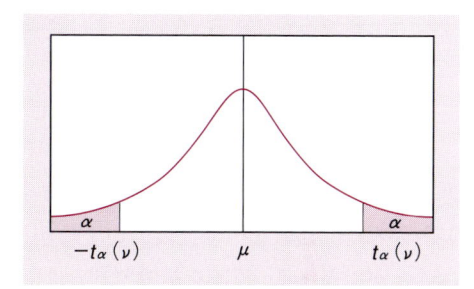

図4-5　t分布における$100(1-2\alpha)$%信頼区間

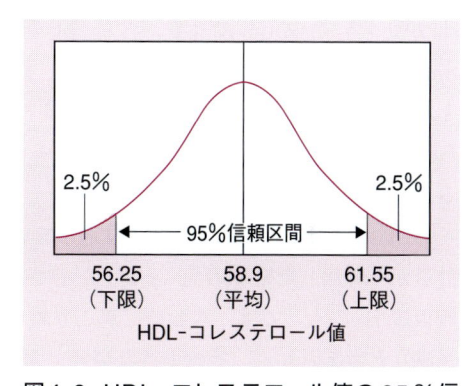

図4-6　HDL-コレステロール値の95％信頼区間

[★2] この統計量について研究したW.G.Gossetのペンネーム．

56.25 ＜母平均＜ 61.55

と求められる（図4-6）．

帰無仮説と対立仮説

　もう一つの統計学的推論の方式である「検定」に話を移そう．前述のH大学病院での肺がん治療法の研究の例で，治療法A，Bの違いが改善・悪化という病状の変化に関係があるかどうかを統計学的に推論することを考えてみよう．このような研究での作業仮説は，今まで標準的に用いられてきた治療法Aに比べて，新治療法Bが優れていることを示すことなのかもしれない．しかし，「統計学的検定」では**相反する2つの仮説，「帰無仮説 H_0（null hypothesis）」と「対立仮説 H_1（alternative hypothesis）」を用意する**．2つの仮説をあわせると，すべての状況が記述されているように設定する．

　肺がん治療法を例とした場合，

　①帰無仮説 H_0：治療法と病状は独立している（治療法間で病状は同じ）．
　②対立仮説 H_1：治療法と病状は従属している（治療法間で病状が異なる）．

とすれば，この2つの仮説以外には治療法と病状の関係を示す状況はなくなる．したがって，この2つの仮説のいずれか正しいほうを一定のルールのもとで選ぶことができれば，真実を推論できるはずである．

　仮説選択のルールは，あたかも二重否定のようにまわりくどい．まず，自分の主張したい仮説の逆である「帰無仮説」の立場をとる．すなわち，帰無仮説 H_0 が正しいと仮定したとき，今回得られたデータはどの程度起こりやすいのか，確率を使って表現する．実際には，直接的に観察した事象が生起する確率を求めるのは難しいので，「検定統計量」とよばれる数量を計算して，そこから確率を計算する．たとえば，後述する t 検定でいえば t 値が検定統計量である．

　算出した検定統計量が事前に設定していた限界値を超える，もしくは検定統計量から算出した確率の値（p 値）が小さい場合，今回のデータが示す状況は帰無仮説 H_0 のもとでは，きわめて起こり難いこと（たとえば，起こる確率が5％未満）と考えられる．そのような場合，大変まれなことが起こったと考えるよりは，前提としていた帰無仮説 H_0 が誤っていたとして捨て去る（棄却：reject）ほうが合理的である．帰無仮説 H_0 を捨てると，生き残った仮説は今や対立仮説 H_1 のみとなって，自分の言いたかった「治療法間で病状が異なる」という対立仮説 H_1 が正しいことが検証される，という筋書きである．

　このように，統計学的仮説検定法はややこしい筋書きだが，まず自分の意見と反対の立場に立って考えてみることが，統計学的検定だけでなく社会一般でも重要なようである．

　しかし，この論法の弱点は，帰無仮説が棄却できないときに現れる．二重否定的な論法になっているので，否定できなかった（帰無仮説 H_0 を棄却できなかった）場合には論理が途中で止まり，態度保留となってしまう．仮説検定でよくある誤りに，帰無仮説 H_0 が棄却できないので帰無仮説が証明されたとするもの

がある．しかし，このように**帰無仮説を棄却できない場合，積極的に帰無仮説 H_0 が正しいとはいえない**点に注意が必要である．

検定で起こりうる2種類の誤り

　実際の検定では，帰無仮説 H_0 が棄却できない状況には，本当に H_0 が正しい場合と，実際には対立仮説 H_1 が正しい場合があり得る．これは帰無仮説 H_0 が棄却された場合でも同様である．このため，検定には2種類の推論の誤りが起こりうる．

　「帰無仮説 H_0 が本当は正しいにもかかわらず，棄却してしまう誤り」は，「第1種の過ち（type-I error）」とよばれ，その確率は α で表すことが多い．この確率の大きさは，検定の仮説選択の基準となる「有意水準（significant level, p 値）」ともよばれ，5％や1％とするのが普通である．

　検定でのもう1つの推論の誤りが，「第2種の過ち（type-II error）」である．第2種の過ちの確率 β は，「対立仮説 H_1 が本当は正しいにもかかわらず，帰無仮説を棄却できない確率」である．標本数が極端に小さな研究や測定や観察が不正確な研究では，この見逃しの確率 β が大きくなってしまう．本当は対立仮説 H_1 が正しい場合に，検定で帰無仮説 H_0 を正しく棄却し対立仮説 H_1 を採択できる確率 $1-\beta$ は，「統計学的検出力（statistical power of a test）」とよばれている．研究計画では，一般にこの検出力が80〜90％程度になるように設計される．

両側検定と片側検定

　前述した肺がん治療法の例では，研究の作業仮説は治療法 A に比べて新治療法 B が優れていることであった．しかし，設定した対立仮説 H_1 は「治療法間で病状が異なる」であった．この仮説には，

　仮説 H_A：治療法 B のほうが治療法 A より病状がよい

　仮説 H_B：治療法 B のほうが治療法 A より病状が悪い

の2つの場合が含まれている．

　これらの両方の仮説を含めて，対立仮説 H_1 を「治療法間で病状が異なる」とした場合，検定には2つの場合が含まれるため，「両側検定（both sided test）」とよばれる．実際の研究では，新治療 B のほうがよいだろうと思って実施した研究でも，逆に今までの治療法 A のほうがよいということも起こりうる．このような場合，片側検定である仮説 H_B「治療法 B のほうが治療法 A より病状が悪い」を検定する意味はまったくない．現実の検定では両側検定が使われているが，理論的に片方のケースしか想定できない場合には，対立仮説を「治療法 B のほうが治療法 A より病状がよい」，もしくは「治療法 B のほうが治療法 A より病状が悪い」のいずれかにして「片側検定（one sided test）」を行うこともある．このように片側検定を用いる場合，絶対にその仮説が正しいという確証がなければならない．

検定結果の表示方法

投稿する論文や，学会発表の図表で検定結果を示す場合，有意水準5％で有意であった箇所に＊，1％で有意を＊＊，0.1％で有意を＊＊＊と表示し，「差は小さくても，統計学的に有意」とか，「星3つです．きわめて有意です」など，まるで食通のレストラン情報のように使われることがある．このような情報よりも，**確率そのものをp値として示すほうが情報としては明確**である．また，人間を対象とする看護研究では，統計学的に有意か否かという二者択一方式の推論よりも，実際の差はどの程度あるかといった大きさに関する母数の推定値のほうが重要な情報となることも多い．

特に検定では，帰無仮説が棄却できてはじめて有効な仮説選択ができ，帰無仮説が棄却できないときは態度保留とならざるを得ない．2つのグループのある状況が同一であることを積極的に検定で示すには，「同等性の検定」や「非劣性の検定」とよばれる特殊な仮説構造が必要となる．実際の研究では，「推定」と「検定」という2つの異なる統計学的推論の長短所を理解して，上手に使い分ける必要がある．

2つのグループの平均値と分散を比較する方法

急性膀胱炎患者100人を無作為に2群に分け，各50人に対して一方に新薬Aを投与し，他方に旧薬Bを投与した．2つのグループの症状消失に関して，A群は平均3.1日，標準偏差1.2日，B群は平均5.3日，標準偏差0.8日であったとしよう．この成績から，A薬はB薬より優れているといえるだろうか．

このような，ある変数についての2グループの母平均値の差の検定はきわめてよく用いられている方法である．実際の検定では，2グループの母分散が，①等しい場合と，②等しくない場合で用いる計算方法が異なっている．

母分散が等しいと仮定できる場合（t検定）

なんらかの理由で2グループの母分散が等しいと仮定できる場合か，後述する「等分散の検定」で有意差が認められない場合に平均値を比較する方法である．

ある変数が正規分布に従っている場合を考える．2グループA，Bの標本数をm，n，平均値を$\bar{x}$，$\bar{y}$，不偏分散を$\hat{\sigma}_x^2$，$\hat{\sigma}_y^2$とする．母分散が等しい場合，帰無仮説「2グループの母平均値は等しい；$\mu_x = \mu_y$」の検定統計量t_0は，

$$t_0 = \frac{|\bar{x} - \bar{y}|}{\sqrt{\frac{(m-1)\hat{\sigma}_x^2 + (n-1)\hat{\sigma}_y^2}{m+n-2} \times \left(\frac{1}{m} + \frac{1}{n}\right)}}$$

によって求められる．この統計量t_0は，自由度$\nu = m+n-2$のt分布に従う．したがって，統計量t_0のt分布での両側確率pをコンピュータで求めて，その値が

0.05（5％）以下ならば帰無仮説を棄却し，2グループの母平均値に有意差があるとすればよい．p値が求められない場合には，対応する自由度の両側2α点の値$t_\alpha(\nu)$を統計数値表などで調べて，その値と比較する．図4-7に示したように，

$$t_0 \geq t_\alpha(\nu)\ ならば水準2\alpha で有意差あり$$

とすればよい．

一方，p値が0.05より大きかったり$t_0 < t_\alpha(\nu)$の場合には，有意差は認められないので帰無仮説は棄却できず，態度は保留となる．

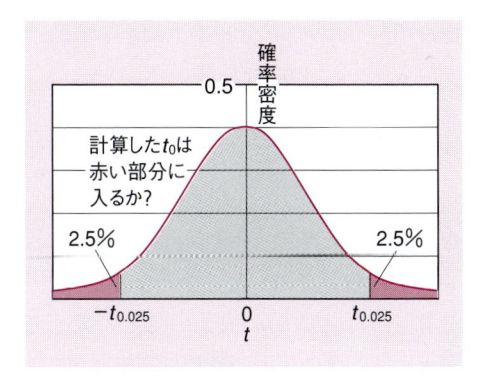

図4-7 t検定の考え方

前述の例では，検定のための統計量は，

$$t_0 = \frac{|3.1-5.3|}{\sqrt{\frac{(50-1)\times 1.2^2 + (50-1)\times 0.8^2}{50+50-2} \times \left(\frac{1}{50}+\frac{1}{50}\right)}} = 10.786$$

と求められる．この検定統計量t_0の自由度は$\nu = 50+50-2 = 98$となる．自由度98のt分布で，$t_0 = 10.786$の両側確率は$p < 0.0001$となり，きわめて小さな確率である．したがって，帰無仮説は棄却され，2つの薬剤AとBには効果に有意差があると考えてよいことになる．

コンピュータなどでp値の計算ができない場合には，自由度98のt分布の両側5％点，1％点，0.1％点などを数値表などで検索する．これらの数値はそれぞれ1.986，2.629，3.397であり，$t_0 = 10.786$のほうがすべて大きいので，有意水準0.1％で母平均値に有意差が認められるとすればよい．

上記の検定結果から，結論として，「A薬は旧薬Bに比べ，症状消失に関して優れた効果をもつ」と考えられる．

等分散の検定（F検定）

前述のt検定の方法は，2グループの母分散が等しいと仮定して行っていた．実際には母分散が等しいかどうかはわからないことが普通である．このため，まず「等分散の検定」とよばれる検定方法を用いて，2グループの母分散が等しいと仮定してもよいかを検討するのが一般的である．

検定すべき帰無仮説は，「2つのグループの母分散は等しい；$\sigma_x^2 = \sigma_y^2$」である．この等分散の検定の計算はきわめて簡単で，2つのグループの不偏分散の比を計算すればよい．すなわち，

$$F_0 = \frac{\hat{\sigma}_x^2}{\hat{\sigma}_y^2}$$

を求めればよい．この統計量F_0は自由度$(m-1, n-1)$のF分布に従う．また分子，分母は入れ替えできるので，$1/F_0$は自由度$(n-1, m-1)$のF分布に従う．

F分布は，図4-8に示したように2つの自由度(ν_1, ν_2)をもち，その大きさによって分布の形状が異なっている．両側2αの有意水準で検定を行う場合，自

由度 (ν_1, ν_2) の F 分布の上側 α 点を $F_\alpha(\nu_1, \nu_2)$ とすると，

$\hat{\sigma}_x^2 > \hat{\sigma}_y^2$ の場合　　$F_0 > F_\alpha(m-1, n-1)$

または，

$\hat{\sigma}_x^2 < \hat{\sigma}_y^2$ の場合　　$\dfrac{1}{F_0} > F_\alpha(n-1, m-1)$

ならば仮説を棄却，とすればよい．

　実際の検定では，$F_0 > 1$ となるように分子，分母を決めて計算し，自由度 $(m-1, n-1)$ の F 分布での F_0 の上側確率を求める．その確率の数値（p 値）が 0.025 以下ならば，5％水準で帰無仮説を棄却すればよい．

　帰無仮説が棄却された場合，2グループの母分散は等しくない，すなわち「不等分散」と考えることができる．一方，**帰無仮説が棄却されない場合，通常の検定とは異なり，帰無仮説を積極的に採択し，「等分散」を仮定**する．すなわち，通常の検定では仮説が棄却できない場合，態度保留とするのだが，等分散の検定では，意志決定として積極的に仮説を受け入れる．これは，帰無仮説を棄却できない場合には，しいて不等分散と仮定するための根拠もないからであり，きわめて便宜的な方法である．

　先の例題について「等分散の検定」を行うと，

$$F_0 = \dfrac{1.2^2}{0.8^2} = 2.25$$

となる．この統計量 F_0 は自由度 $(49, 49)$ の F 分布に従う．自由度 $(49, 49)$ の F 分布の上側 2.5％点は約 1.76 なので，両側 5％水準で等分散の仮説は棄却される（実際の p 値は $p = 0.0027$）．したがって，2グループの母分散には有意差があることになる．

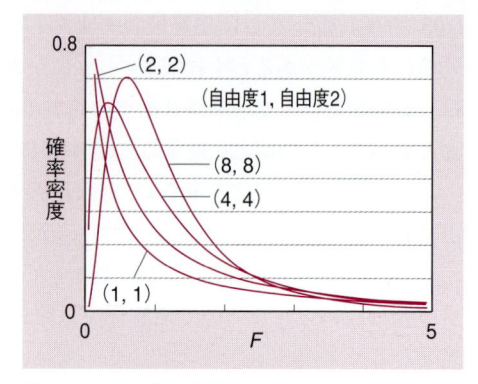

図 4-8　F 分布の形状と自由度

2つの母分散の等分散性を仮定しない検定（ウェルチの方法）

　2グループの母分散が等しくない場合に2つの母平均値の差を検定する方法は，「ウェルチ（Welch）の方法」と呼ばれている．求めるべき検定統計量 t_0 は，

$$t_0 = \dfrac{|\bar{x} - \bar{y}|}{\sqrt{\dfrac{\hat{\sigma}_x^2}{m} + \dfrac{\hat{\sigma}_y^2}{n}}}$$

である．この t_0 もやはり t 分布に従うが，自由度 ν は，

$$\nu = \dfrac{\left(\dfrac{\hat{\sigma}_x^2}{m} + \dfrac{\hat{\sigma}_y^2}{n}\right)^2}{\dfrac{\hat{\sigma}_x^4}{m^2(m-1)} + \dfrac{\hat{\sigma}_y^4}{n^2(n-1)}}$$

となる．この自由度 ν は必ずしも整数になるとはかぎらないが，自由度が10以上の場合には，小数部分を切り捨てて整数部分のみを用いればよいだろう．自

由度が 10 未満の場合には，「小数自由度の t 分布表」という特別な数値表が検定に必要になる．ただし，実際にはそのような小標本で検定を行うことはまれである．検定方法は，等分散を仮定した場合とまったく同様に行えばよい．

前述の例題をウェルチの検定で行ってみよう．まず，検定のための統計量は，

$$t_0 = \frac{|3.1 - 5.3|}{\sqrt{\dfrac{1.2^2}{50} + \dfrac{0.8^2}{50}}} = 10.786$$

となる．この数値は等分散を仮定した場合の計算式による t 値と等しい．これは，「2 グループの標本数が等しい場合，すなわち $m = n$ の場合，両式が完全に一致する」ことで，計算上は確認できる．

自由度 ν は，

$$\nu = \frac{\left(\dfrac{1.2^2}{50} + \dfrac{0.8^2}{50}\right)^2}{\dfrac{1.2^4}{50^2 \times (50-1)} + \dfrac{0.8^4}{50^2 \times (50-1)}} = 85.4$$

となり，等分散を仮定した場合よりもいくぶんか自由度が小さくなっている．自由度 85 の t 分布表の両側 0.1 ％点は 3.411，$t_0 = 10.786 > 3.411$ なので有意差が認められる．実際に有意確率（p 値）を求めると，$p < 0.0001$ となり 0.01 ％水準でも有意差が認められることになる．

ここまでの検定結果から，A 薬は B 薬に比べ平均としての効果は優れているが，効果の現れ方について A 薬でより個体差が大きいものと考えられる．

母相関係数に関する検定と推定

相関と回帰

身長が高ければ，体重は一般に重いし，手足も長くなるのが普通だろう．また，高齢者ほどさまざまな病気にかかる人の数も増えてくる．世の中の物事の間にはなんらかの関係が存在することのほうが一般に多い．

フランシス・ゴルトン（Francis Galton）はチャールズ・ダーウィン（Charles Darwin）の従弟であり，ダーウィンの『種の起源』（1859 年）の出版に触発され，進化と遺伝の問題，それを科学的に扱う生物統計学を研究するようになった．1865 年には『遺伝的才能と性格（Hereditary Talent and Character）』で，天才が遺伝することと結婚により人類を向上させる可能性を論じた．1869 年には『遺伝的天才』を発表し，天才が遺伝することを証明しようとした．また彼は，知性の分布もガウス分布（正規分布）に従うものと仮定した．

ゴルトンは，スイートピーの親種と子種の観察を行い，大きな親種同士からの子種の平均値は親種より小さくなり，小さな親種同士からの子種の平均値は親種

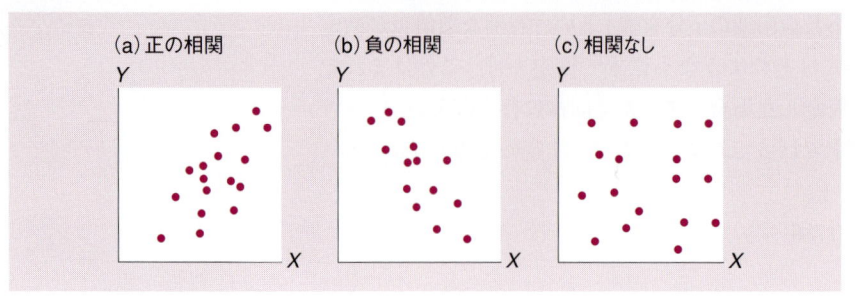

図4-9　3種類の相関関係

の平均値より大きくなるような傾向があることを見出した．はじめは，この傾向は「reversion（先祖がえり）」とよばれていたが，その後，このような現象は「回帰（regression）」とよばれるようになった．ゴルトンは，また両親と子供の身長に類似性があることをはじめて見出した．さらに，大きな身長の両親のグループの子供の身長の平均値は大きいけれども，そのグループの両親の平均値より小さく，また小さな身長の両親のグループの子供の平均値はその両親の平均値よりも大きく，いずれのグループの子供の身長の平均値は，両親の身長平均から全体の平均値の方向に向かうという「回帰傾向」があることを見出している．

　両親の身長と子供の身長の類似性のように，2変数間の量的な関係は「相関（correlation）」とよばれるようになった．そして相関の程度を数量的に表す「相関係数」もゴルトンによりはじめて定義された．しかし，現在使用されている相関係数は，ゴルトンの弟子のカール・ピアソン（Karl Pearson）によって与えられたものである．

　「相関図（correlation diagram, scatter plot）」は変数間の関係を視覚的に把握するためのものであり，縦軸と横軸に各変数をとり，各ケースのデータに対応する座標上に●や×をプロットしたものである．**図4-9**に示したように，相関図からその関係のパターンは大きく分けると3通りある．すなわち，(a) 親の身長と子供の身長のように，一方の値が大きい場合，もう一方の値も大きく，逆に一方が小さい場合，もう一方も小さいという関係は，「正の相関（順相関）（positive correlation）」があるという．逆に，(b) 一方の変数が大きい場合，他方の変数は小さいという関係は，「負の相関（逆相関）（negative correlation）」があるという．(c) 2変数間の大小関係に一定の傾向が認められない場合，「相関がない（無相関）（null correlation）」という．

回帰直線と相関係数

　ある2変数間に大きな正の相関または負の相関がある場合，一方の変数の増加・減少が他方の変数の増加・減少と関係があることになる．そのような場合，一方の変数の値を知ることで，他方の変数の値を予測することが，ある程度できるはずである．

　今，2変数を X と Y として，X の値から Y の値を予測するための式を考えよう．最も簡単な式は，X の値に適当な数値をかけ，これに一定の数を加えると

いう方法である．すなわち，

Y の予測値 $\hat{y} = $ [係数 b] × [X の値 x] + [定数 a]

であり，記号のみで書けば，

$\hat{y} = bx + a$

である．求めるべきものは，係数 b と定数 a の値である．この式は「回帰式（regression equation）」，係数 b は「回帰係数（regression coefficient）」，この数式が表している一次直線は「回帰直線（regression line）」とよばれている．それでは，回帰係数 b と定数 a を求めるにはどのようにすればよいのであろうか．相関図の上に直線を引く方法は無数にあり，どれか最適な1本に決める必要がある．

回帰式で予測された Y の予測値 $\hat{y}$ と実際値（観察値）y とに差がなければ，回帰式による予測はうまくいっているものと考えてよい．実際の計算では，予測値 $\hat{y}$ と観察値 y の差の2乗について，全ケースの合計が最小になるように回帰係数 b と定数 a を定めている．すなわち，

$$L = \sum_{i=1}^{n}(y_i - \hat{y}_i)^2 = \sum_{i=1}^{n}(y_i - bx_i - a)^2$$

を最小にするように，回帰係数 b と定数 a を求めればよい．L は「残差平方和」とよばれることがある．この方法は「最小2乗法（least squares method）」とよばれており，その解は，

$$\text{回帰係数 } b = \frac{X と Y の共分散}{X の分散} = \frac{\sum_{i=1}^{n}(x_i - \bar{x})(y_i - \bar{y})}{\sum_{i=1}^{n}(x_i - \bar{x})^2}$$

および

定数 $a = \bar{y} - b \times \bar{x}$

により求められる．ここで，$\bar{x}$, $\bar{y}$ はそれぞれ変数 X と Y の平均値である．

なお，上式の共分散（covariance）は，

$$\text{共分散 } S_{xy} = \frac{1}{n}\sum_{i=1}^{n}(x_i - \bar{x})(y_i - \bar{y})$$

によって定義される統計量である．共分散は，2つの変数のそれぞれの偏差の積和から求められる．2つの変数の偏差が両方とも正の場合，その積は正になるし，両方とも負の場合も，やはりその積は正になる．逆に，一方の変数の偏差が正で他方が負の場合には，その積は負になる．したがって，2つの変数の偏差の正負の傾向が一致していればその積は正になるし，逆の傾向があれば負になる．したがって，すべてのケースについて，2つの変数の偏差の積和が正ならば2変数の大小について同一の傾向があることを示しているし，積和が負ならば逆の傾向があることを示すことになる．この共分散の性質を用いれば，2変数間の関係を示すことができるだろう．

しかし，身長と体重の共分散の単位は，cm・kg になってしまうように，変数の測定単位とその大きさの影響を受けてしまう．計算に用いる変数の単位の相違をなくすためには，各変数の標準偏差で共分散を割り算することで単位をな

くし，大きさを標準化することができる．

2つの変数 X, Y の標準偏差を S_x, S_y とすると，相関係数 r_{xy} は，

$$r_{xy} = \frac{S_{xy}}{S_x \times S_y} = \frac{\sum_{i=1}^{n}(x_i - \bar{x})(y_i - \bar{y})}{\sqrt{\sum_{i=1}^{n}(x - \bar{x})^2 \sum_{i=1}^{n}(y_i - \bar{y})^2}}$$

によって定義される．この相関係数は，「ピアソンの積率相関係数（Pearson's product moment correlation coefficient）」とよばれている．しかし，この呼称はきわめて長いので「単相関係数（simple correlation coefficient）」ともよばれており，より簡単に「相関係数」といえば，このピアソンの積率相関係数を示すのが普通である．

相関係数 r_{xy} は，−1 から 1 までの範囲の値をとり，その絶対値が 1 に近いほど相関関係が強く，数値が 0 に近いほど相関が弱いことを示している．また，相関係数の符号により，正の場合には正の相関を，負の場合には負の相関を示している．相関係数の絶対値が大きいほど直線的な関係が大きいことになり，先に示した回帰直線により，一方の変数の値からもう一方の変数の値を予測できることになる．一方の変数から他方の変数をどの程度説明できるかは相関係数の 2 乗によって表され，「決定係数（coefficient of determination）」とよばれている．たとえば，相関係数が 0.5 の場合，決定係数は $0.5^2 = 0.25$ となり，一方から他方への説明力は 25 ％ということになる．これはかなり強い相関関係の存在を示すことになる．

● 単相関係数についての例題

5人の身長と体重のデータが**表 4-1**のような場合，単相関係数はいくつになるだろうか．

表4-1　5人の身長と体重のデータ

身長 (cm)	170	165	180	168	162
体重 (kg)	65	57	72	55	50

まず，身長と体重の平均値はそれぞれ 169 cm と 59.8 kg となる．次に，分散は 37.6 cm^2，60.6 kg^2 となる．共分散 S_{xy} は，

$S_{xy} = [(170-169)\times(65-59.8) + (165-169)\times(57-59.8) + (180-169)\times(72-59.8) + (168-169)\times(55-59.8) + (162-169)\times(50-59.8)]/5$

$= [1\times 5.2 + (-4)\times(-2.8) + 11\times 12.2 + (-1)\times(-4.8) + (-7)\times(-9.8)]/5$

$= 224/5 = 44.8 \,(\text{cm}\cdot\text{kg})$

と求められる．したがって，単相関係数 r_{xy} は，

$$r_{xy} = \frac{44.8}{\sqrt{37.6 \times 60.6}} = 0.939$$

と求められる．

無相関の検定（t 検定）

標本から得られた2変数の相関係数が大きいからといって，必ずしも母集団でも相関が大きいとはかぎらない．標本抽出に伴う偶然の変動が常に存在するからである．そのため，母相関係数に関する検定や推定が必要になってくる．ここではまず，「無相関の検定」について説明する．

2つの変数 X, Y について，無作為に N 人の標本からデータを収集したところ，標本相関係数 r_{xy} が得られたとしよう．帰無仮説は，「母相関係数 $\rho=0$；母集団での相関はない」である．この帰無仮説が正しいと仮定した場合に，偶然に標本相関係数が r_{xy} となる確率を評価すればよい．

検定のための統計量 t_0 は，

$$t_0 = |r_{xy}| \times \sqrt{\frac{N-2}{1-r_{xy}^2}}$$

によって求められる．この統計量 t_0 は，自由度 $\nu=N-2$ の t 分布に従うことから検定が行える．

無相関の検定は，対応する自由度の両側 2α 点の値 $t_\alpha(\nu)$ を統計数値表などで調べてその値と比較し，

$t_0 \geq t_\alpha(\nu)$ ならば水準 2α で有意差あり

とすればよい．現在ではコンピュータで有意確率（p 値）が求められるので，p 値が $p \leq 0.05$（有意確率が5％以下）ならば，5％水準で有意な相関があるとすればよい．

p 値が5％より大きい場合，帰無仮説を棄却できない．そのような場合，「母相関係数が0でないとはいえない」という結論になる．すでに述べているように，帰無仮説「母相関係数が0である」ことを証明したことにはならない点に注意が必要である．

●無相関の検定についての例題

健常人50人の空腹時血糖値と肥満度の単相関係数が0.483の場合，母集団での血糖値と肥満度について相関があると考えてよいだろうか．

検定統計量は，

$$t_0 = |0.483| \times \sqrt{\frac{50-2}{1-0.483^2}} = 0.483 \times \sqrt{62.605} = 3.822$$

となる．また，自由度は $\nu=50-2=48$ である．

自由度48の t 分布の両側5％点は2.011，1％点は2.682なので，

$t_0 = 3.822 > 2.682$

となり，1％水準で有意な相関が認められた．この結果は，血糖値と肥満度の母相関係数は0ではないと考えてよいことを示している．なお，p 値を計算すると $p=0.0004$ となり，0.1％以下で有意な相関があると考えてよいことになる．

母相関係数の信頼区間

　無相関の検定で母相関係数が0でない場合，すなわち統計学的に有意な相関が認められた場合，それでは，0でなければどのくらいの値といえるのだろうか．このような問に対しては，母平均値の場合と同様に母相関係数の信頼区間の推定を行えばよい．

　母割合や母平均値の区間推定の場合と同様に，2つの変数 X，Y の単相関係数 r_{xy} の分布を正規分布や t 分布などで近似できると計算が簡単になる．このために，「フィッシャー（Fisher）の z 変換」とよばれる変換を行う．単相関係数 r_{xy} を変換して，

$$z_r = \frac{1}{2} \times \ln\left(\frac{1 + r_{xy}}{1 - r_{xy}}\right)$$

を求める．ここで，は $\ln(\ )$ は（ ）内の自然対数を計算することを示している．この z_r は，帰無仮説のもとでは平均0，分散 V が，

$$V = \frac{1}{N - 3}$$

の正規分布に従う．したがって，上記の統計量 z_r の95％信頼区間の上限 z_U と下限 z_L は，

$$z_U = z_r + \frac{1.96}{\sqrt{N - 3}} \quad \text{および} \quad z_L = z_r - \frac{1.96}{\sqrt{N - 3}}$$

によって求められる．なお，99％信頼区間を求めたければ，上記の2式で1.96を2.58に変えればよい．

　統計量 z_r の95％信頼区間の上限 z_U と下限 z_L は求められたが，このままでは母相関係数の信頼区間ではない．次の操作として，上限 z_U と下限 z_L の逆変換を行い，相関係数の形に戻す必要がある．すなわち，

$$r_U = \frac{\exp(2z_U) - 1}{\exp(2z_U) + 1} \quad \text{および} \quad r_L = \frac{\exp(2z_L) - 1}{\exp(2z_L) + 1}$$

を求めればよい．ここで，$\exp(x)$ は自然対数の底 e の x 乗，すなわち e^x を示している．この計算によって，母相関係数の95％信頼区間の上限 r_U と下限 r_L を求めることができる．

●母相関係数の信頼区間についての例題

　前の例題で示されたように，50人の血糖値と肥満度の単相関係数が0.483の場合，検定結果は有意であった．それでは，母相関係数の95％信頼区間を求めてみよう．まず，単相関係数をフィッシャーの z 変換すると，

$$z_r = \frac{1}{2} \times \ln\left(\frac{1 + 0.483}{1 - 0.483}\right) = 0.52689$$

となる．次に，z 値の95％信頼区間の上限，下限の計算を行うと，

$$z_U = 0.52689 + \frac{1.96}{\sqrt{50-3}} = 0.52689 + 0.28590 = 0.81279$$

および

$$z_L = 0.52689 - \frac{1.96}{\sqrt{50-3}} = 0.52689 - 0.28590 = 0.24099$$

と求められる．このままでは相関係数ではないので，上記の2つのz値を逆変換すると，

$$r_U = \frac{\exp(2 \times 0.81279) - 1}{\exp(2 \times 0.81279) + 1} = 0.671$$

および

$$r_L = \frac{\exp(2 \times 0.24099) - 1}{\exp(2 \times 0.24099) + 1} = 0.236$$

となる．したがって，母相関係数ρの95％信頼区間は，

$$0.236 < \rho < 0.671$$

と求められる．

クロス表の検定（カイ2乗検定）

一般のクロス表とカイ2乗検定

　喫煙の健康への影響を調べる場合，単純に喫煙者数や喫煙割合を求めるだけではなく，性差や飲酒との関係なども知りたいと考えるだろう．また，特定の疾患の有無との関係を調べたいとも考えるだろう．このように，**関係を調べたい変数が，2つとも質的なデータの場合，まず「クロス集計（cross tabulation）」を行い，その後，関係の有無について統計学的に検定するという手順を踏む**のが普通である．

　表4-2は，縦側（表側）に薬剤の種類（2カテゴリ：A薬とB薬），横側（表頭）に症状改善の程度（4カテゴリ：著効，有効，不変，悪化）をとり，その組み合わせごとに人数を数え，クロス表にまとめたものである．2つの変数のカテゴリごとの各組み合わせは「セル（cell）」とよばれている．このクロス表には2×4＝8個のセルがある．

　クロス表を見ると，A薬のほうがB薬に比べて，症状改善の程度がよい傾向があるように思える．それでは，どのようにすれば2つの薬剤の有効性に違いがあることがいえるのだろうか．クロス表の縦にカテゴリ数がk個の変数Aを，

表4-2　A薬とB薬の症状改善について

	著効	有効	不変	悪化	計
A薬	8	10	6	1	25
B薬	3	9	10	4	26
計	11	19	16	5	51

横にカテゴリ数がl個の変数Bをとる場合，クロス表の大きさは$k×l$となるので，「$k×l$のクロス表」とよばれる．そのようなクロス表で2つの変数AとBについて，変数Aの1番目のカテゴリA_1，かつ変数Bの1番目のカテゴリB_1という特性の両方を有する人数（度数）をn_{11}のように表すことにする．すなわち，一般に変数AのカテゴリA_i，変数BのカテゴリB_jの両方の特性を有する人数をn_{ij}（$i=1, 2, …, k; j=1, 2, …, l$）と表すことにしよう．変数Aのカテゴリ$A_i$の度数の（横側の）合計を$n_i.$，変数Bのカテゴリ$B_j$の度数の（縦側の）合計を$n._j$によって表すことにする．すなわち，

$n_i. = n_{11}+n_{12}+…+n_{1l}$ および $n._j = n_{1j}+n_{2j}+…+n_{kj}$

である．全体の標本数をNとすると，

$$N = \sum_{i=1}^{k}\sum_{j=1}^{l} n_{ij} = \sum_{i=1}^{k} n_i. = \sum_{j=1}^{l} n._j$$

である（**表4-3**）．

表4-3 $k×l$のクロス表

2つの変数間の関係の有無を調べるには，帰無仮説「2変数は関係がない（独立である）」として，この仮説を棄却することで，変数間に関係が存在することを示すという手順をとる．2つの変数A，Bについて帰無仮説が正しいと仮定される場合，すなわち独立であると仮定される場合，変数AのカテゴリA_i，変数BのカテゴリB_jのセルの度数の期待値をまず考える．変数AのカテゴリA_iの割合は$n_i./N$，変数BのカテゴリB_jの割合は$n._j/N$である．したがって，2変数A，Bが独立ならば，このセルの度数の期待値e_{ij}は，

$$e_{ij} = \frac{n_i.}{N} \times \frac{n._j}{N} \times N = \frac{n_i. \times n._j}{N}$$

となる．

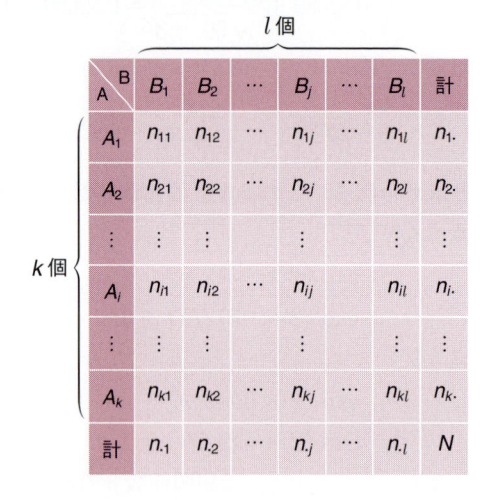

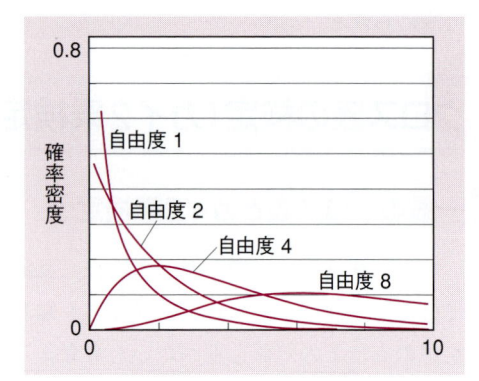

図4-10 自由度によるカイ2乗分布の形状

この期待値と実際に観察されたクロス表での対応するセルの度数との差が，仮説とのずれの程度を示すものと考えてよいだろう．標本数の大きさによる影響を除くための標準化を行い，以下のような統計量を求めればよい．すなわち，

$$カイ2乗統計量 \chi_0^2 = \frac{(期待値-観察値)^2}{期待値} の全セルの合計$$

を求めればよい．これを数式で表して整理すると，

$$\chi_0^2 = N \times \left(\sum_{i=1}^{k}\sum_{j=1}^{l} \frac{n_{ij}^2}{n_i. \times n._j} - 1 \right)$$

となる．

このカイ2乗統計量は，標準正規分布から抽出されたデータの2乗和の分布として定義される分布である．**図4-10**に示したように，分布の形状はいくつのデータの2乗和の分布なのかによって異なってくる．データの個数は，カイ2乗分布の「自由度」とよばれている．大きさが$k×l$のクロス表の自由度νは，

$v=(k-1)\times(l-1)$ によって求められる.

統計学的検定の方法は，求めた χ_0^2 の値が自由度 v のカイ 2 乗分布の上側 5 %（もしくは 1 %）点の値 $\chi_{0.05}^2(v)$ より大きければ，変数間に有意な関連があるものとするのが一般的である．また，逆に χ_0^2 の値のほうが小さければ，関連が認められないものとする．すなわち，

① $\chi_0^2 \geqq \chi_{0.05}^2(v)$ ならば「5 %水準で有意な関連が認められる」
② $\chi_0^2 < \chi_{0.05}^2(v)$ ならば「有意な関連があるとはいえない」

とする．

帰無仮説を棄却して有意な関連が認められる場合はよいのだが，帰無仮説を棄却できない場合，帰無仮説を証明したことにはならない点に注意が必要である．また，現在ではコンピュータを用いて計算を行うので，上記のように対応する自由度の 5 %点の値と計算で求めた χ_0^2 の値を比較せずに，その有意確率（p 値）を求めて，その確率が 0.05（5 %）以下ならば帰無仮説を棄却し，有意な関連があるとするのが普通になってきている．

●カイ 2 乗検定についての例題

表 4-2 に示したような A 薬と B 薬の効果の比較を考えよう．見た目は A 薬のほうが効果がありそうだが，これを統計学的に検討することにしよう．まず，検定のためのカイ 2 乗統計量 χ_0^2 を計算すると，

$$\chi_0^2 = 51 \times \left(\frac{8^2}{11\times 25} + \frac{10^2}{19\times 25} + \frac{6^2}{16\times 25} + \frac{1^2}{5\times 25} + \frac{3^2}{11\times 26} + \frac{9^2}{19\times 26} + \frac{10^2}{16\times 26} + \frac{4^2}{5\times 26} - 1 \right) = 5.108$$

と求められる．この自由度は $v=(2-1)\times(4-1)=3$ となる．

自由度 3 のカイ 2 乗分布の上側 5 %点の値は 7.815 であり，$\chi_0^2=5.108 < 7.815$ なので関連があるとはいえず，結論は保留ということになる．したがって，A 薬と B 薬の効果に差があるとはいえない．（自由度 3 で χ_0^2 値が 5.108 の場合，p 値は 0.164，すなわち 16.4 %と計算される．この p 値は 5 %より大きいので，帰無仮説「2 変数は独立である（無関係）」を棄却できないので，態度保留ということになる．）

四分表の検定

クロス表の中で 2 つの変数のカテゴリ数がともに 2 の場合，一般的なクロス表の検定とはやや異なる検定方法が用いられている．ここでは，その方法について説明する．

表 4-4 はある疾患に関して 2 つの薬剤 A と B の効果を比べた結果である．このクロス表は最小の 4 つのセルから成り，「2×2 のクロス表（two by two table）」とか「四分表（four-fold table）」とかよばれることがある．四分表は疫学研究では頻繁に登場する基本的な表であり，ある要因のリスク比やオッズ比などの推定や検定でしばしば用いられている．

表 4-5 に，四分表の検定のために使用する記号を示した．2 変数 A，B ともに 2 つのカテゴリから成るので，○と×で表している．4 つのセルの度数は a, b, c, d で表し，全体の人数は N である．横の合計は x, y で，縦側の合計は m, n でそれぞれ表している．

2 変数の独立性の検定を行うための統計量 χ_Y^2 は，

$$\chi_Y^2 = \frac{N \times (|a \times d - b \times c| - N/2)^2}{m \times n \times x \times y}$$

である．この統計量 χ_Y^2 は自由度 1 のカイ 2 乗分布に従うので，上側 5％点の値 3.84，もしくは 1％点の値 6.63 と比べて大きければ，有意な関連があるものとすればよい．もしくは，一般のクロス表と同様に p 値を求め，その値が 0.05 以下ならば，有意な関連があるとすればよい．

検定統計量 χ_Y^2 の式中の分子の $-N/2$ は，「連続性の修正（continuity correction：イエーツの補正（Yate's correction））」とよばれるものであり，カイ 2 乗分布への当てはまりがよくなるようにする修正項である．これは，カイ 2 乗分布は連続分布なので，人数のように整数値しかとらない「離散的データ」から得た統計量を当てはめると，分布の適合がやや悪くなる．このため，統計量の分布として連続的なカイ 2 乗分布を仮定した場合に，より当てはまりがよくなるようにするためのものである．なお，連続性の修正は常に統計量 χ_Y^2 を小さくなるように行う．したがって，修正は $|ad - bc| > N/4$ の場合に行い，その他の場合には $\chi_Y^2 = 0$ とすればよい．

表 4-4　A 薬と B 薬の効果

	有効	無効	計
A 薬	11	4	15
B 薬	6	9	15
計	17	13	30

表 4-5　検定のための記号

		B		計
		○	×	
A	○	a	b	x
	×	c	d	y
計		m	n	N

●四分表の検定についての例題

表 4-4 に示したデータから，A 薬と B 薬の効果に差があるかどうかをカイ 2 乗検定してみよう．検定のための統計量 χ_Y^2 は，

$$\chi_Y^2 = \frac{30 \times (|11 \times 9 - 4 \times 6| - 30/2)^2}{15 \times 15 \times 17 \times 13} = 2.172$$

と求められる．自由度 1 のカイ 2 乗分布の上側 5％点の値 3.84 と比較すると，χ_Y^2 の値のほうが小さいので有意とはいえない（p 値を求めると，$p = 0.141$（14.1％）になる）．この結果からは，A 薬による効果と B 薬による効果に，統計学的に有意差があるとはいえないことになる．

フィッシャーの直接確率（正確な確率）

ここまで説明したように，検定のためには帰無仮説のもとでの観察事象の偶然による生起確率を求める必要がある．そのためにある統計量を計算し，その統計量の分布に正規分布，t 分布，カイ 2 乗分布などを仮定して，求めた検定統計量以上になる有意確率（p 値）を求めるのが一般的である．しかし，特別な場合には，帰無仮説のもとで観察事象の生起確率を直接求めることができる．ここでは，四分表の検定のための有意確率を直接求めるための方法を説明する．

全標本数を N, 変数 A のカテゴリ○と×の度数を, **表4-5** に示したようにそれぞれ x, y とし, 同様に, 変数 B のカテゴリ○と×の度数を m, n としよう. 検定のための帰無仮説は「変数 A と B は独立である」というものであり, これは2変数が無関係であるという仮説である.

フィッシャーの直接確率法は, 帰無仮説が正しいと仮定した場合に, 偶然に4つのセルの度数が a, b, c, d となる確率, およびそれ以上に特定方向に偏った状態の確率を求める方法である. 検定のための有意確率 p 値を求めよう. まず, 標本数 N のうち, 変数 A についてカテゴリ○が x となる場合の数は,

$$_N C_x = \frac{N!}{x! \times (N-x)!} = \frac{N!}{x! \times y!}$$

表4-6 偏らせた状態の四分表

		B		計
		○	×	
A	○	$a+i$	$b-i$	x
	×	$c-i$	$d+i$	y
計		m	n	N

である. ここで, $N!$ は N の階乗を計算することを示しており, $N! = N \times (N-1) \times (N-2) \times \cdots \times 2 \times 1$ である. たとえば, $5! = 5 \times 4 \times 3 \times 2 \times 1 = 120$ である. ただし, $0! = 1$ とする.

次に, m 人のうち変数 B のカテゴリ○が a 人となる組み合わせの場合の数は,

$$_m C_a = \frac{m!}{a! \times (m-a)!} = \frac{m!}{a! \times c!}$$

である. 同様に, n 人のうち変数 B のカテゴリ×が b 人となる組み合わせの場合の数は,

$$_n C_b = \frac{n!}{b! \times (n-b)!} = \frac{n!}{b! \times d!}$$

である. したがって, 四分表の4つのセルの度数が帰無仮説のもとで偶然観察される確率 p_0 は,

$$p_0 = \frac{_m C_a \times _n C_b}{_N C_x} = \frac{x! \times y! \times m! \times n!}{N! \times a! \times b! \times c! \times d!}$$

により求められる.

統計学的検定では, より偏った状態の四分表についても観察される確率を考慮する必要がある. より偏った状態の四分表とは, たとえば, $ad > bc$ の場合に, **表4-6** のように大きな度数のセルの積をさらに大きくするように, セルの度数に数値を加えた状態のことをいう. なお, この場合, 「計」の欄の数値は変わらないことに注意して欲しい.

上の表で, $i=0$ の場合は観察されたオリジナルの四分表と等しく, $i=1$ ならば, 1だけ各セルの度数をずらした四分表となる. b と c のうち小さいほうの値を k とすると, 各セルの度数は0以上なので, i のとり得る値は, 0, 1, …, k となる. フィッシャーの直接確率を求めるには, それらのすべての四分表の確率を計算する必要がある. 実際の計算では, すでに計算した p 値を利用できるので, それほど難しいものではない. 上の表で $i=1$ とした場合の確率 p_1 は,

$$p_1 = \frac{b \times c}{(a+1) \times (d+1)} \times p_0$$

によって求められる．同様に，$i=2$ の場合には p_1 を用いて

$$p_2 = \frac{(b-1) \times (c-1)}{(a+2) \times (d+2)} \times p_1$$

によって求められる．一般に，$(i+1)$ 番目の四分表の確率 p_{i+1} は，

$$p_{i+1} = \frac{(b-i) \times (c-i)}{(a+i+1) \times (d+i+1)} \times p_i$$

によって求められる．

フィッシャーの直接確率 p_F は，これらの確率の合計として定義される．すなわち，

$$p_F = p_0 + p_1 + \cdots + p_k,\ (ただし，k は b と c のどちらか小さいほう)$$

により求められる．この手順により求められた確率 p_F は，一方向のみの偏りを問題としている．したがって，この確率は片側確率ということになる．検定方式が片側検定でよいという確固とした理由がある場合以外は，そのままの確率 p_F を用いるのではなく，数値を2倍した値を検定のための p 値（$p = 2 \times p_F$）として用いればよいだろう．もしくは，上記と同様の方法で，もう一方の方向にも偏らせた場合の確率を求めて，両者の確率の合計を p 値として検定に用いればよい．

表4-7　最も偏りのある場合

	有効	無効	計
A薬	15	0	15
B薬	2	13	15
計	17	13	30

●フィッシャーの直接確率についての例題

それでは，表4-4 の四分表からフィッシャーの直接確率を求めてみよう．

① まず，「計」の欄の数値が一定の場合に，表のような四分表が偶然できる確率 p_0 を求める．

$$p_0 = \frac{15! \times 15! \times 17! \times 13!}{30! \times 11! \times 4! \times 6! \times 9!} = 0.057046$$

となる．なお，ここでは後の計算で用いるために，数値の桁数を多くとっている．この確率を用いて以後の計算を行うのであるが，最も偏りの大きな場合の四分表を表4-7 に示した．

検定のためには，すでに述べたように四分表の「計」の欄の数値を一定のまま，対角成分の積の大きいセルの数値を1つずつ多くし，逆に積の小さいセルの数値は1つずつ減らしていき，各クロス表の確率をすべて求めなければならない．表には示していないがA薬で「無効」のセルが3，2，1となる3つの四分表がある．したがって，それらの残り4つのクロス表の確率をすべて計算する必要がある．以下に，そのすべての確率を求めてみる．

② A薬で無効のセルの度数が3の場合：

$$p_1 = \frac{4 \times 6}{12 \times 10} \times p_0 = 0.011409$$

③ 同様に，度数が2の場合：

$$p_2 = \frac{3 \times 5}{13 \times 11} \times p_1 = 0.001197$$

④ 度数が 1 の場合と 0 の場合：

$$p_3 = \frac{2 \times 4}{14 \times 12} \times p_2 = 0.00005699$$

および

$$p_4 = \frac{1 \times 3}{15 \times 13} \times p_3 = 0.000000088$$

とそれぞれ求められる．

　フィッシャーの直接確率 p_F は，これらの確率の合計なので，

$$p_F = p_0 + p_1 + p_2 + p_3 + p_4 = 0.0697$$

となる．この確率 p_F は片側検定のためのものなので，ここではこの確率を 2 倍して有意確率として用いる．すなわち，$p = 2 \times p_F = 2 \times 0.0697 = 0.139$ と求められる．この確率は 0.05（5％）より大きいので，帰無仮説を棄却できない．したがって，A 薬と B 薬に効果の差があるとはいえないことになる．

　なお，カイ 2 乗統計量を用いた検定では p 値は 14.1％であり，フィッシャーの直接確率 13.9％と大差がないことがわかる．

● 文献
1) 林 邦彦：コホート研究の読み方・チェックリスト．EBM ジャーナル 2001；2(5)：60-63．
2) Walker AM：Observation and Inference—An Introduction to the Methods of Epidemiology. Epidemiology Resources Inc.；1991．丸井英二，中井里史，林 邦彦訳：疫学研究の考え方・進め方―観察から推測へ．新興医学出版；1996．
3) 柳井晴夫，高木廣文編：新版看護学全書基礎分野 統計学．メヂカルフレンド社；1995．

Part 2

エビデンスとなる看護研究の進め方

Part 2　エビデンスとなる看護研究の進め方

5章　研究計画書の書き方

ここでは，一般的な論文の作成方法について解説する．特に，研究を開始するために必要な研究計画書[1)]や，実際の研究で問題となる倫理上の問題などについて簡単に解説しよう．

研究の動機と目的

何を知りたいのか

　研究を行う場合，研究者にはその研究を行いたいと考えるに至った動機があるはずである．その研究により何かを知りたいと思ったはずであり，その知りたいと思ったことが，これから行う研究によって明らかになるのかどうかを検討する必要がある．そのためには，**まず何を知りたいかを明確にすることが重要**である．

　第1章で説明したように，自分が知りたいこと，すなわちリサーチ・クエスチョンがどのようなものかをはっきりさせ，それがわかるような研究方法を考えねばならない．それに応じて，その研究方法は量的がよいか質的がよいか，実験か調査かなど，研究の目的にふさわしい方法が決まってくる．研究の目的が明確でなければ，研究を企画することはできない．さらに，「知りたいこと」の先には，「知ったらどうなるのか」という問いがある．どうしてある事実を把握したいのか，それが何の役に立つのかが問題となる．そのような明確な目的がなければ，看護学や医療分野で研究を行う意味はないといえよう．

　研究のはじめの段階で十分な検討を加えてから研究を実施しないと，有用な結果は得られない．自分のもつ動機から研究目標を導き，どのような研究方法が適切なのかを検討し，研究計画書にまとめるのは大変に思えても，結局は最も実りある結果を得るための近道でもある．

動機を文字に

　調査研究の目的を明確にするには，まずその動機を文字にすること（文章化，文書化）を勧めたい．多くの人は「自分の知りたいことはよくわかっている」と思っているが，それではそれを他の人に説明してみるとよい．うまく自分の考えを言葉で伝えられるだろうか．常に同じ説明ができるだろうか．相手に正しく理解されているだろうか．考えていることを字にして書いてみるのが一番の方法

である．そうすることで，曖昧な点や自分の考えていることを明確にし，間違いなく他者に伝えることができるようになる．

たとえば，次のような例を考えてみよう．

> **動機**◎タイ王国のスタディ・ツアーに参加したときに，タイ王国のHIV/AIDSとともに生きる人々（People living with HIV/AIDS；PHAとよばれる）がグループでさまざまな活動を行っているのをみた．一般の人々からの偏見や差別はないのだろうか．その中でPHAグループの人々は，どのような想いを抱いて日常生活を送っているのだろうか．また，治療はどうしているのだろうか．看護師はどのようにPHAグループにかかわっているのだろうか．

このように記述された動機から，研究者がタイ王国でのPHAグループ活動に興味をもち，それらの人々の日常生活や周囲の人たちの偏見・差別の問題，看護師の果たす役割が，どのようになっているのかを知りたいと考えていることがわかるだろう．これは研究を始める動機にはなるのだが，このままではまだ何をどう研究したいのかは，はっきりしていない．しかし，このように**書いてみることによって，まずは頭の中のイメージを言葉として固定することができる．そして，このように文書化することで，他の人たちも動機を読めるので，いろいろな意見を言うことができる**ようになる．そして，この動機から研究の次のステップへ踏み出すことができるようになる．

動機から目標へ

一般に研究の動機となるような疑問のすべてを看護研究の目標にすると，内容が広がりすぎるだろう．動機の内容を絞ったり，自分が疑問に思った点についてどのような研究がなされているかについて，調べることも必要である．まずは，この動機から想定できる研究の目標として，以下のように書いてみる．とにかく文字にすることが，考えをまとめるためには重要である．

> **研究目標**◎タイ王国のHIV/AIDSとともに生きる人々（PHA）は，どのように社会の偏見や差別を考えながらグループ活動を行い，それに対して看護師がどのようにかかわっているかを明らかにし，今後の日本で看護師のPHAの人々へのかかわりを検討するうえでの資料とする．

このように研究目標を書いてみると，これに関連する具体的な疑問がたくさん思い浮かんでくるだろう．以下に，それらの一部を列挙してみる．

> **研究目標に関係するクエスチョン**◎
> ① タイ王国ではPHAの人々に対する社会的偏見や差別はあるのか．
> ② 社会的偏見や差別があるとすればどの程度なのか．
> ③ なぜPHAの人々はグループ活動をしているのか．
> ④ PHAグループの活動の内容はどのようなものなのか．
> ⑤ PHAグループの人々は，普段はどのような生活をしているのか．

⑥ PHA グループの人々は，HIV に感染したことについてどのように思っているのか．
⑦ PHA グループに対する看護師の役割は何なのか．
⑧ PHA グループに対して看護師はどのように思っているのか．

　このように，ある動機から研究テーマになりそうな課題を数多く思いつくことができるはずである．それぞれの疑問に対して，どのような研究方法を用いたらよいかがみえてくる．質問紙を用いた調査なのか，面接を中心とした研究にするのかなど，具体的に考え始めることができるだろう．

　自分が研究した結果を用いて語りたいストーリーの粗筋を考えるのは，研究を始めるに際して，その全体像を考えるためにきわめて良い結果をもたらすものである．**これから行う研究によって何を知ることができ，そのためにはどのように調べるのか，どんな結果が得られると予想できるかを，あらかじめ考えておくべきである**．そして，どのように調べれば，科学的に認められる結果を得ることができるかを工夫しなければならない．「そんな調べ方をしたら，その結果が出てくるのは当たり前でしょう」と言われないようにしなくてはならない．

　たとえば，主治医が自分の担当する患者に「この病院に満足していますか」と直接聞いた場合，患者が「満足しています」と答えたからといって，その回答にどの程度の信頼を置けるかは大いに疑問である．その患者に若干の不満があったとしても，直接「不満です」とは答えにくいものである．したがって，そのような方法で調査した結果から，たとえ満足度がかなり高く出ても，患者が実際に満足しているかどうかはかなり疑問が多いと考えられるだろう．また，看護師が患者に質問するとき，どんな結果が得られれば自分の目的にあうデータになるかを知っていると，無意識のうちに患者の答えを都合のよい方向に誘導してしまう傾向がある．

　このような問題は，すでに述べたように「バイアス」[★1]として重要である．すべてのバイアスを避けることは，人間を対象とする調査では不可能な場合も多いのだが，できるだけ避ける努力は常に必要である．あらかじめ研究計画を立て，どのように研究を進めていけばバイアスを避けられるかを考えるのは，研究から得られた結果の信頼性を高めることに通じるので，おろそかにすべきではない．

[★1] 第3章41頁を参照．

文献検索と既存資料の検討

　前頁の研究目標は大きすぎるので，実際に実施可能な個別の目標を立てることが次の仕事になる．具体的な目標を考える前に，文献の検索とその検討が必要である．今までにその分野でどのような研究がなされているのか，どのようなことが一般に言われているのか，研究方法としてどのような方法が使われているか，また自分と同じような疑問から調査を行った人はいないのかなど，文献を調べることで有用な情報を得ることができる．

　さまざまな学会が出版している学術雑誌の**文献を探して読むことは，研究計**

画を練るための必須事項である．比較できる研究やアイデアを借りられる研究があるかもしれない．そして，自分がやりたい研究の独創性を確認することができる．

　文献を読むには，ある程度は日頃からの慣れが必要である．一般書ではなく学術書や学会誌のように専門性の高い文献は，使っている用語が難しい場合も多く，特に批判的に読むための訓練が必要とされる．文献としては，看護学に関するものばかりに偏らずに，広く医学一般や心理学，社会学，経済学，生態学などにまで視野を広げる必要があることもある．また，日本語の文献だけでなく，英語など外国語の文献にも目を配る必要がある．英語の文献を読むのは面倒くさいとか，よくわからないとか思いがちだが，必ずしも全文を完璧に読みこなす必要はない．抄録や結論の部分だけをまず読み，役に立ちそうなら細かく読めばよい．

　自分の読みたい文献がどのようにしたら入手できるのかも重要な点である．所属している病院や大学に図書館があれば，そこで文献を調べるのは容易なことである．手に入らない文献がある場合，その図書館を通じて他の図書館に依頼できることもある．この点については，図書館の担当者に相談すればよい．手元にある教科書や単行本にも，参考になりそうな文献が載っていることがある．しかし，健康に関する雑誌や単行本の中には，科学的根拠がない記事が少なくないので注意が必要である．

　実際に文献検索を行う場合，最新の文献から始めるのが効率的である．新しい文献には，過去の重要な文献が引用してあり，それを参考にして興味あるものを選んで読んでみるのもよい．読んだ文献には，また別の文献が引用されているので，有用な文献を探すのが容易になる．現在では，インターネットで図書館にアクセスしたり，直接文献検索ができるシステムもあるので，それを利用するのも効率的な方法である．また，自分の研究に関連した新しい展望論文（レビュー）がある場合，その研究に関係する全体像を把握するのにきわめて有用となるので，必ず読むことをお勧めしたい．

　論文に引用する可能性の高い文献は，原則として自分で目を通すべきである．孫引き（他の人の文献に載っている引用を引用すること）は，やむを得ない場合を除いて避ける．また，文献を読むときには，その文献がどのように役立つか考えてみるとよい．漠然と読んでいるのと，自分の研究とどのように関係するかを考えながら読むのとでは，文献の理解や解釈に大きな差が出てくるものである．

　読んだ文献は，その書誌事項（専門雑誌ならば，著者，題名，掲載誌，巻，号，ページ，出版年など，単行本ならば，著者・編者，論文の題名，本の題名，出版社（所在地），出版年など）と，内容の概略をメモにとっておくとよい．後で論文や報告書を書くときに，こういった情報が必要になるからである．これらの情報については，コンピュータを使って自分なりの文献データベースを作っておくのが効率的である．

専門家への相談

　研究目標や目的が具体的になってきたら，その分野の専門家に相談してみるのもよい．修士論文や博士論文のための研究ならば，当然，指導教員に相談する必要がある．ただし，**専門家や指導教員に会いに行く前に，自分で調べられるところは調べ，疑問点や質問すべき点を明確にしておくべき**である．この場合も，自分の疑問点を文章に書いてみるとよい．書くという作業を通して，漠然とした疑問が，かなり明確になるはずである．たとえば，「HIV/AIDS の人たちの研究は，どうしたらよいのでしょうか」と聞かれても，専門家でもどう答えたらよいか困るだろう．質問者の知識の程度や考えがわからないので，どう説明すればよいか判断できないからである．可能なかぎり自分の考えを明確に述べるようにし，「調査は半構造化面接[★2]でしたいのですが，この研究目的には合いますか」のように聞けば，適切な回答を得やすくなる．

　統計学のように，自分が不得意な分野や特別に専門知識が必要だと思われる点については，相談できる人を探すべきである．指導教員や知り合いの先生に専門家がいればよいのだが，いない場合には自分の所属外の専門家を探すほうがよい場合もある．そのような場合，まず自分の相談したい事項や得たい知識に関して，明確に伝えられるようにしておかねばならない．そして，電子メール，電話，手紙などでアポイントメントをとってから訪ねるべきである．指導教員などに事前に紹介してもらうとよい[★3]．

　ところで，直接師弟関係にない先生に相談にいった場合には，お礼を忘れないようにしたい．たとえ指導教員であっても，**専門的な知識は学者の財産であるので，その専門知識を尊重する気持ちは忘れたくない**．しかし，お礼といっても金銭的，物質的なものばかりではない．完成した論文に謝辞を入れることなども，礼儀をつくす方法の一つである．ただし，謝辞に名前を出されると，その論文に対してある程度の責任を負うことにもなる．そのため，謝辞を論文に載せてもらいたくないという人もいるので，必ず事前に連絡して確認する必要がある．

現実検討と個別目標（目的）

　ここまでくれば，具体的な研究計画を立てられるようになる．個別目標は1つの研究で達成できる目標であり，普通は「研究目的」とよばれている．最終的な目標がかなり大きい場合，それぞれの研究の個別目標を積み重ねて，最終的に大きな目標を達成できるように考えるべきである．このときに，現実検討が重要になる．**現実検討とは，研究で知りたいことと知り得ることの間にギャップがないかどうかを検討すること**である．研究で知りたいことについて，どんな人を対象にして，どのような情報を集めるかを検討しなければならない．すなわち，研究の戦略と資源を考慮しながら，実際の作戦を考え，達成目標を見定める作業である．

　研究目的は，具体的でなくては意味がない．そのために現実検討が必要なの

[★2] 第6章90頁を参照．

[★3] 自分の行っている研究の疑問点などについて，面識のない専門家に，自分勝手な訳のわからない質問の手紙などをいきなり送りつけてくる人がたまにいる．これは，大変失礼な行為であり，常識のある人のやるべきことではない．その専門家にすれば，忙しいのに何の得にもならないような質問に返事を書かねばならない理由はない．大抵はその専門家の著書などを読んだうえでの質問なのだろうが，それなりの手順で接触をはかる必要がある．特に，調査研究に関するような専門性の高い問題については，あまり気軽に考えるべきではない．

である．研究を実施することに意味のある，かつ現実的に可能な個別目標をみつけるまで，何回も検討し直さなければならないこともある．

研究に使う言葉の定義が必要なら，この段階で書きとめておくとよい．看護学や医学の専門用語として確定した用語ならば，そのまま使うことができる．しかし，自分の研究の中で特別の意味をもつ言葉として一般的な用語を使いたい場合には，それを明確に定義しておくことが必要となる．たとえば「寝たきり高齢者」という言葉を使うとしよう．「寝たきり高齢者」という言葉からのイメージは，人によって異なる可能性が高いだろう．「まったく床から起きあがれず，食事，排泄などの基本的な日常動作を床の中で過ごす高齢者」と定義してもよいし，「1日のうち16時間以上床についている高齢者」という定義もできる．自分が研究で使用する言葉について，専門の学会などが提唱している定義があれば，それを採用してもよい．

研究計画を読んで，相談にのったり協力してくれる人の間で言葉の解釈に食い違いがあると，研究がうまくいかないこともある．また，誤解されて適切な助言が得られなかったり，反対されたり，集めた資料が無駄になったり，足りなかったりというトラブルの原因にもなりかねない．

研究の戦略と資源

研究の戦略と資源とは，その研究をするための手段として使うことのできるものである．この段階で考えなくてはならないのは，以下のようなことである．
① 研究方法をどのようなものにするか．
② 調査対象はどのような人にするか．
③ 分析方法はどうするのか．
④ 測定方法とそれに必要な道具はあるか．
⑤ 研究経費はどのくらいで，それは調達できるのか．
⑥ どんな人が研究に協力，助言をしてくれるか．
⑦ 調査の場は必要か，使用可能か．
⑧ 研究期間はどのくらいか，期限はあるか．
⑨ 既存資料にはどんなものがあるか．

ここでは，タイ王国のHIV/AIDSとともに生きる人々（PHA）が周囲の人たちをどのように思っているかを調べることに，研究の狙いを定めたとしよう．上記の9項目について，以下に順に考えていく．

研究方法をどのようなものにするか

研究目的によって，量的研究が適しているか，質的研究が適しているかを決めねばならない．PHAについて一般的な傾向を知るために質問紙を用いた調査にするのか，面接によって個々の人たちの想いを聞くのかで，その研究方法も決まってくるはずである．さらに，PHAだけの調査なのか，一般住民も調べるのか，PHAグループを時間を追って追跡するような方法がいいかなども考慮する必要があるかもしれない．このような点については，研究目的に応じて，個

別に考えることになる．

調査対象はどのような人にするか

　研究で知りたいことについて，どんな調査対象が適切なのか，それにはアクセスが可能なのか，どのようにすればアクセスできるかなどを検討する．PHAの研究では，タイで調査を実施するので，タイでの調査を設定してくれる協力者がいなければ，まったく不可能である．質問紙で調査をするにしろ，面接で調査をするにしろ，タイ語がわかるか，適切な通訳を雇う必要もある．

　実のところ，調査対象の選択と調査方法の間には関連がある．PHA グループのみの調査を行うのか，それとも一般の住民にも同様な調査をして，その結果を比較するのかによって，調査内容や調査方法は変わってくる．2つの調査結果を比較するのであれば，調査内容を同一にするのは当然であるが，2つのグループで性や年齢の分布に極端な違いがあってはならないだろう．ケース・コントロール研究のような形態なのか，ケースのみの研究なのか，コホート研究なのか，研究方法は研究目的に応じて適切に決まってくるし，決めねばならない．

　最終的には，調査対象者には調査の趣旨を説明し，協力の同意をもらうことが原則である．これは「インフォームド・コンセント」とよばれており，この点については後述する（86頁参照）．

分析方法はどうするのか

　調査で収集したデータをどのような方法で分析するかを，あらかじめ考えておくべきである．質問紙調査を行う場合などは，調査項目と回答の選択肢の作り方により，使用できる統計学の方法は限られてくる．たとえば，複数回答の選択肢にすると，統計学的方法の適用に問題が生じたり，枝問が多すぎたりすることで，当初の想像以上に集計や解析がしにくくなるものである．また，面接調査で得られるような言語情報でデータが収集される場合にも，どのようなアプローチでデータを解釈するかを決めておくべきである．KJ法で行うのか，グラウンデッド・セオリー・アプローチなのかなど，研究目的に応じて決めておかねばならない．

測定方法とそれに必要な道具はあるか

　よく行われる質問紙調査で必要な測定の道具は，調査票そのものと筆記用具である．実験ならばそれに必要な各種の器具や薬品が必要である．質問紙調査を行う場合，研究で知りたいことが質問紙調査でわかるかどうかをまず検討しなければならない．質問紙調査が適当であると考えられれば，次に，知りたいことをどのような質問方法で尋ねれば，有用な結果が得られるかを考えねばならない．実際の質問紙調査では調査票の作成に関してさらに綿密な戦略を考える必要があるが，これに関しては成書に譲る[1]．

　質問紙調査以外では，検査の器具，測定器，試薬，記録用紙，計算機，ファイルボックスなど，測定の実施とデータ整理に必要な道具をすべて書き出して

研究経費はどのくらいで，それは調達できるのか

　研究はただではできない．研究にかかるさまざまな費用のことを考慮しなければならない．質問紙調査ならば，調査票の印刷費のみでよいこともある．しかし，既成の質問紙を使う場合の購入費，調査員の雇用費，対象者への謝礼，郵送費など，調査の方法によってある程度の金額が必要になるのが普通である．

　費用が必要な場合，その費用をどう集めるかを考えなくてはならない．研究費を私費で賄うのは勧められない．調査や研究は，研究者の個人的な興味によるという，私的な側面とともに，**研究結果は万人のために継承される**という，公的な側面ももっている．**調査対象者が協力するのは，その研究の結果が将来広く一般の役に立つという見込みがあるからである**．

　研究結果を私物化せず，公表に責任をもつためにも，研究費がかかるならば，それを遂行できる研究費を得る方法を考える必要がある．逆に，入手できる研究費の多寡によって調査の規模も変化してくるので，研究費の獲得は重要である．

どんな人が研究に協力，助言をしてくれるか

　哲学，数学，物理学などの理論研究を除けば，研究を最初から最後まで1人でやることはかなり困難である．特に人を対象とする調査研究では，研究計画の立案，調査現場，データ解析などで，多くの人の協力を得たほうが研究遂行がうまくいく．修士論文や博士論文を作成しなければならないような若い研究者であれば，消極的な意味で，研究の邪魔をする人，反対する人をなくすことは重要である．

　あらかじめどんな人が調査にかかわってくれるか，どの程度戦力になってくれるかを検討しておく．すなわち，

　（a）調査に協力して研究する仲間は具体的に誰か．
　（b）研究仲間のもっている資格や特殊技能は役立つか．
　（c）専門的技能をもった人を雇う必要がある場合，協力できる人はいるか．
　（d）調査票の作成で，共同作業をしたり意見をもらえる人はいるか．
　（e）専門的な知識について助言をくれる人はいるか．

など，書き出してみるとよい．

　研究協力を求める人には，計画段階から参加してもらうのか，計画がある程度できてから協力してもらうのか，研究を始める前に了解をとっておくようにしたほうがよい．

調査の場は必要か，使用可能か

　調査に使うことのできる空間，場所などについて考えておかねばならない．質問紙調査の実施場所が外来の待合室だとしても，調査票に記入してもらう場所や調査票の受け渡しの場が必要である．面接により調査を行う場合，面接のための場所が必要である．郵送調査の場合は，宛名書きや発送作業のスペース

研究期間はどのくらいか，期限はあるか

　研究に使える時間的な見通しを立てておくべきである．疫学研究でのコホート調査のように，5年，10年の期間を必要とする場合もあれば，修士論文のように1年程度しか時間をかけられない場合もある．

　研究に必要な例数を集められる期間がどのくらい必要かを考えてみることは，期限があるような研究ではきわめて重要である．1年で数例しか該当者がいないような場合には，数量的な研究は不適切ということになる．

　研究計画から論文を書き発表する段階まで，研究全体にかかる期間を考えるとよいだろう．科学研究費などの研究費をもらった場合，報告書の提出期限は重要なポイントになる．また，研究結果を学会で発表する場合，その期日や申し込みにも期限がある．研究にかかわるこれらの期間を考慮して，研究計画にタイムスケジュールを組み込んでおくとよいだろう．

既存資料にはどんなものがあるか

　新しく実施しようとする研究に参考になるような資料を集めておく．特に，正規の学会の学術雑誌に掲載されている文献（査読を受けた原著論文）が最も重要で，信頼性の高い資料である．しかし，その他にも各種の助成金による報告書，過去に同じ場所で行われた調査資料や調査票など，役立つものがどのくらいあるのかも調べておくとよいだろう．

インフォームド・コンセントと研究倫理

　「インフォームド・コンセント（informed consent）」は，わが国では「説明と同意」と訳されている．この言葉は1957年に米国で作られた法律用語だが，1960年代になって西欧では医師の説明義務のことを指すようになり，現在では生命・医療倫理の考え方からも重要視されるようになった．すなわち，医療は権威者（医師）が一方的に施すものではなく，患者個人の自己決定権が尊重されるべき領域であるという認識である．ある病気の治療を行う場合，患者がその治療を受ける前に，その治療について十分説明を受け，その得失を理解したうえで，その治療を受けることに同意するという手続きが必要である，ということを意味している．このような手続きにのっとった同意を，インフォームド・コンセントとよぶ．

　インフォームド・コンセントは，もともとは医療の現場で患者と臨床家の間にかわされる倫理上あるいは治療契約上の問題であり，研究とは関係がないように思えるかもしれない．しかし，医療の場で調査研究をしようとすれば，患者の個人情報を研究のために用いることは避けられない．治療のために必要な情報は，医師や看護師などの専門職の守秘義務によって守られているはずである．研究や調査においても，治療に準ずるインフォームド・コンセントの必要性が

言われるようになってきた．たとえば，新薬の臨床試験は治療中に行われる研究のため，きちんとしたインフォームド・コンセントが必要であるし，医学関係の学術雑誌は，研究対象者に対するインフォームド・コンセントを得ていることを，論文掲載の条件にしているものがほとんどである．

医師の倫理規定としては，ヘルシンキ宣言[2]が有名であるが，日本でも文部科学省と厚生労働省による『疫学研究に関する倫理指針』[3]や日本看護協会による『看護研究における倫理指針』[4]が公表されているので，適宜参考にすべきである．**原則として，研究のために新たに質問や検査をしたい場合，それに対する説明と同意が必要になる**．さらに，身体的・精神的に対象者にかなりの負担が生じると予想される場合には，そのことを説明して同意を得ることは不可欠である．

研究の調査に対するインフォームド・コンセントには，口頭によるものから文書によるものまでいくつかの段階がある．最も簡単なものは，口頭で説明し，口頭で同意を得るものであるが，これは同意を得たという証拠が残らないので，後で問題が起こったときには，水掛け論になってしまう．自記式の調査票を対象者に渡して提出を求める場合，説明が口頭であれ，文書によるものであれ，回答を書き込んだうえで自発的に調査票を提出してもらえれば，同意は得られたものと解釈できる．ただし，同意を得るときに，調査は強制ではないこと，協力を断っても不利益はないことを伝える必要がある．

一般に個人名が特定でき，心身に対する侵襲の大きいものほど，厳密なインフォームド・コンセントが必要とされる．最も厳密な手続きは，第三者の立ち会いのもとで説明が行われ，その説明が文書で渡され，同意書に本人と立ち会い人が署名をするというものである．この場合，立ち会い人は中立の立場で，公平な偏りのない説明がされ，対象者がその説明を十分理解したうえで自発的に同意したことを保証する役目をもっている．侵襲が大きいなどで問題が重大である場合，このような手続きが時間をおいて繰り返されることさえある．しかし，通常の研究では，これほど厳密な手続きは必要とされない．

実際のインフォームド・コンセントを得るために用いる説明書や同意書，また研究計画書などに関しても，日本看護協会による『看護研究における倫理指針』[4]に詳しいので参照して欲しい．

データ管理と守秘義務

病歴にすでに記載されている検査値や年齢などを，匿名で書き写して利用したい場合には，それほど厳密な水準のインフォームド・コンセントは必要ないかもしれない．しかし，病歴に記載されているデータは，もともと研究のために集められたデータではない．病気の治療のために必要な個人情報として，医療従事者の守秘義務によって守られているはずのデータである[★4]．医師や看護師が患者の病気についてもっているデータは，その業務上知り得たものであり，そのデータを使って論文を書いたり，学会発表をするのは，患者の秘密をほかに伝えることになる．自分がかかわっている患者のデータだからといって，**データ**

[★4] 医師や看護師がその業務上知り得た患者の秘密をほかにもらした場合，刑法に基づいて罰せられることがある．

を治療以外に使用するのは，個人情報の目的外利用だということを覚えておくべきである．

　研究上で調査対象から入手したデータは，研究に同意してくれた人から得たものなので，研究目的に使うことには問題はまったくない．しかし，これを他の目的に流用したり，研究関係者以外にもらしたりすることは，倫理上許されない．

　平成17年4月1日から個人情報保護法（個人情報の保護に関する法律）が施行された．これにより，国および地方公共団体の個人情報取扱いに関する責務と，個人情報取扱事業者の義務が定められた．個人情報の適正な取扱いが確保されるように必要な措置を講ずるように努めることが義務づけられている．ただし，「大学その他の学術研究を目的とする機関若しくは団体又はそれらに属する者　学術研究の用に供する目的」の場合には適用除外となっている（第五十条三項）．

　とはいえ，対象者の情報に関しては守秘義務があることは言うまでもない．

　個人情報を得る場合，そのデータが漏れた場合のダメージの大きさも考慮する必要がある．診断名を調査項目に入れたいときには，その診断が社会的偏見と結びつく可能性がある場合，特に慎重を期すべきである．診断名が個人の氏名や住所などと結びついた形で情報収集されるなら，あらかじめ同意をとったうえで，守秘に万全をつくす必要がある．

　調査票そのもの，それを一覧表のように整理して書き写した表，コンピュータに入力した場合にはそのファイル（CD，フラッシュメモリーなど）は，調査する人が責任をもって管理すべきである．直接誰のデータかわからないように，個人名や住所が記載されたファイルは別のファイルで保管すべきである．分析などに用いるデータには，適当な通し番号などを付けておき，個人が簡単に同定できないような工夫が必要である．データ入力や処理を学生やアルバイトに頼む場合も，守秘義務の説明をして，外部に情報を漏らすことのないようにすべきである．また，コンピュータ処理のためのファイルを呼び出すことのできる人を制限するような手段（パスワードを付けてそれを知っている人だけが呼び出せるなど）をとることが必要なこともある．

　データは，誰でも内容をみたりコピーできるような場所に放置したり，無制限にコピーを配ったり，その個人的内容について世間話の種にしたりするべきではない．したがって，研究が終わり，データをもう使用しなくなって廃棄するときにも，他人まかせにせず，自分で焼却処分するか，シュレッダーなどで再生不能にしてから廃棄すべきである．

●文献
1) 高木廣文, 三宅由子：JJNスペシャル No.48 看護研究にいかす質問紙調査. 医学書院；1995.
2) 世界医師会：ヘルシンキ宣言. 1964.
3) 文部科学省・厚生労働省：疫学研究に関する倫理指針. 平成14年6月17日, （平成16年12月28日全部改正），（平成17年6月29日一部改正）.
4) 日本看護協会：看護研究における倫理指針. （社）日本看護協会；2004. p.1-21.

6章 データを収集するための調査技法について

　これまで，いくつかの研究デザインについて解説してきたが，実際に調査研究を行う場合，どのように調査を行えばよいのか，またどのように必要なデータを収集すればよいのかという点は重要な問題である．

　EBMで新薬の治療効果を確認するような場合には，方法としては典型的なやり方，すなわちランダム化比較試験（randomized controlled trial；RCT）とよばれるほぼ一定の方法で行われる．したがって，調査研究のやり方が問題になることは少ない．しかし，看護研究のように人に対するさまざまなケアの有効性や，患者の心理的な問題を扱おうとした場合，データ収集の方法はそれほど単純ではない．

　ここでは，調査研究を実施する方法として，調査技法について解説したい．調査技法の概要については図6-1に示したので，適宜参考にして欲しい．

自記式か他記式か

　調査によってデータ収集を行う場合，調査研究に必要なデータを誰が調査票に記入するかによって，調査技法は「自記式調査」と「他記式調査」の2つに大きく分類することができる．

　自記式調査とは，「自計式調査」ともよばれる調査方法であり，調査項目に対して，調査対象者がみずから質問紙などに回答を記入する方式を示す用語である．一方，「他記式調査」は「他計式調査」ともよばれ，質問紙などに記載されている内容を調査員などが対象者に質問し，調査員がその回答を調査票に記入する方式を示す用語である．

　自記式調査はさらにその調査方法により，①留置（とめおき）調査，②郵送調査，③集合調査，④宿題調査，⑤託配調査，などに分けることができる[1,2]．一方，他記式調査は，①面接調査，②電話調査，などに大別できる[1,2]．

他記式調査法について

面接調査

　面接調査は，対象の設定により，①「個人面接」と②「集団面接」に分けることができる．また，面接を行う場合に，調査項目をあらかじめ設定しておくか否かにより，①「非指示的面接」と②「指示的面接」に分けることができる．

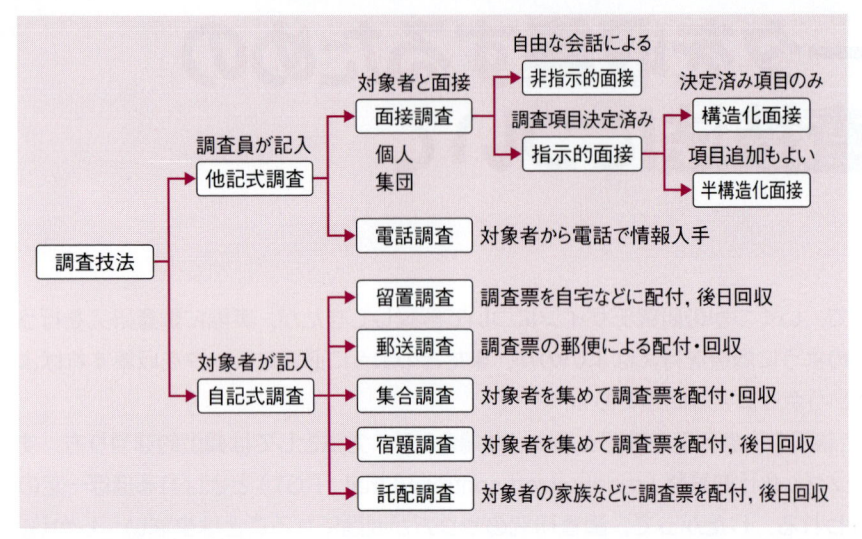

図6-1 調査技法の分類

個人面接と集団面接

「個人面接」とは，各対象者について1人ずつ面接を実施する方法である．一方，「集団面接」とは複数の対象者を一度に面接する調査方法である．集団面接では，調査対象者相互の会話をとおして，研究に必要な情報を収集する．このため，対象者のグループ内に過度な緊張や敵対的関係などがある場合，集団面接は成功しないだろう．通常，**集団面接は本調査のための予備的な情報を得るために行う**ものであり，他者の存在に影響されない個人面接を採用するほうが，時間と手間はかかるが，情報収集の方法としては無難である．

非指示的面接と指示的面接

「非指示的面接」とは，面接者と対象者の自然で自由な会話をとおして，研究上の問題に関する情報を得ようとする方法である．したがって，**面接者は面接技法に長じている必要がある**．そうでない場合には，必要な情報を適切に対象者から得られるとはかぎらない．

一方，「指示的面接」は，事前に調査研究での問題点を明確化し，必要とされる質問項目を決定し，あらかじめ調査票などを作成して面接に臨む方法である．指示的面接は，さらに①「構造化面接」と②「半構造化面接」に大別できる．「構造化面接」では，面接者はあらかじめ用意された質問項目に沿って対象者との会話を進め，ある程度定められた会話の中から必要な情報を収集するという方法である．「半構造化面接」では，質問項目はある程度決まっているが，対象者との会話の進展によって，面接者は質問を追加したり，変更したりしてもよいという方法である．

面接調査の長所と短所

面接調査は，対象者に直接会って質問することから，次のような長所がある．

① 調査対象者本人からの情報が得られる．
② 調査の回収率が高くなる．
③ 質問項目が自記式よりも多く設定できる．
④ 質問内容を対象者に繰り返し説明でき，誤解による虚偽の回答を避けられる．
⑤ 矛盾する回答があった場合，その場で確認できる．
などであるが，次のような短所もある．
① 調査対象者が多数の場合，調査員も多数必要になる．
② 調査員の質の差によって，回答に差が出てくる．
③ 調査員による不正行為がありうる．
④ 調査員が多くなるほど費用がかかる．
⑤ 面接のできない対象者もいる．
などである．
　面接調査の長所，短所をよく理解してから，研究計画に組み込むべきである．

面接中の記録のとり方

　非指示的面接では，一般にメモなどはとらずに会話に集中すべきである．一方，質問紙を用いる場合には，回答に印を付けるのに時間がかからなければ，正確を期してその場で印を付けるべきである．ただし，回答が調査票にない場合，簡潔に記載する必要がある．調査票などへの記載に時間がかかると対象者の注意がそがれてしまい，面接がうまくいかなくなるおそれが生じる．面接終了後，記憶にある間にすぐに，すべてを詳細に書き足しておくことが重要である．調査票などにある程度記載してある場合には，同時に記載のミスがないかどうかを確認する必要もある．

　必要な場合には，面接中の会話をICレコーダ，テープレコーダ，ビデオなどに記録する方法を併用することも考えられる．このような場合，面接を開始する前に記録をとる必要性を対象者に説明し，同意を得なければならない．対象者の許可を得ずに隠しどりを行うことは，調査方法としてあってはならない．

電話調査

　調査対象者に直接には会わずに，電話を用いて対象者から情報を得る方法である．電話を用いるため，次のような長所がある．
① 簡単に実施できる．
② 費用もそれほどかからない．
③ 電話帳から標本を無作為抽出できる．
④ 面接や集合調査に参加できない人にも調査できる．
などであるが，次のような短所もある．
① 電話がない人を調査できない．
② 複雑な質問に対する回答を得るのは難しい．
③ 質問項目数を多く設定できない．

などである．

　実際に電話調査を行う場合に特に注意すべき点は，面接調査にもまして誠意のある応対が必要とされることである．対象者が電話にでたらすぐに身元を明らかにし，調査の目的，依頼内容などを簡潔に短時間で説明する必要がある．対象者はなぜ電話で調査されるのか疑問に感じるのが普通であり，なぜ対象者に選択されたのかを説明する必要もある．電話調査は，面接調査にもまして話術を必要とし，調査対象者と電話でうまく会話ができなければならない．また，対象者が回答を拒否した場合には，しつこく頼むのは避けるべきである．

　基本的に電話調査で研究上重要な項目に関する調査を行うべきではなく，簡単な質問に賛否を問うような調査を行う場合に選択する方法と考えるべきであろう．

さまざまな自記式調査法

　自記式調査法は調査対象者自らが調査票に回答を記載する形式であるが，多くの調査方法がある．以下に，代表的な自記式調査法について説明しよう．

留置（とめおき）調査

　調査員が調査票を調査対象者の自宅などに配付し，記入後の調査票を調査員が再び回収するという調査方法であり，「配票調査」ともよばれる．調査票の配付に郵便を利用することもあり，そのような場合には「郵送留置調査」とよばれる．

　留置調査は，調査票を回収するために直接対象者に会う必要があるため，次のような長所がある．
① 調査票の回収率を高くできる．
② 費用が比較的少なくて済む．
③ 回収時に調査票をチェックし，対象者に質問を確認することができれば，未記入や無回答の割合を少なくすることができる．

などであるが，次のような短所もある．
① 調査対象者本人が回答したかどうかわからない．
② 調査対象者本人が回答したとしても，周囲の人たちの意見に影響された回答をしているかもしれない．
③ 質問の意図を誤解した回答をしているかもしれない．
④ 調査票の回収時に記入のチェックをしないと，無回答の項目が多くなる．

などである．

　留置調査では，調査票を対象者のもとに一定期間置いておくので，その**期間中に起こったことを調べるのに向いている**．たとえば，栄養調査に用いられる「秤量法」では，3日間に摂取した食事の品名と摂取量すべてを記載してもらう．ただし，実際の調査では，管理栄養士が毎日記載事項をチェックし，記載の信頼性を向上させるようにするのが普通である．

郵送調査

対象者への調査票の配付を郵送で行い，質問紙への回答記入後，対象者に郵送してもらい回収する方法である．郵送で調査を行うため，次のような短所がある．

① 調査票の回収率が一般に低い（20〜30％程度）．
② 調査対象者本人が質問紙に回答したかどうかわからない．
③ 調査票の発送から回収までの期間を比較的長く見込む必要がある．
④ 質問項目が多すぎると回収率が低下する．

などであるが，次のような長所もある．

① 調査費用が少なくて済む．
② 全国規模の調査が簡単に実施できる．
③ 回答を無記名で行える．
④ 面接のように調査員の能力による回答の偏りを避けることができる．

などである．実際に郵送調査を行う場合は，次のような点についても注意が必要である．

① 目的や調査者の身分・素性などを記した依頼文が必要．
② 調査によって得られた個人情報を，個人単位で使用しない．
③ 集団として統計的に処理する．
④ 回答は匿名・無記名でよい．
⑤ 学術的な使用のみにかぎる．
⑥ 第三者に情報を流さない．

などである．

通常，前述のように郵送調査での回収率は一般に低いので，回収率を高めるような工夫が必要である．具体的には，次のような点に注意する．

① 質問項目数をあまり多くしすぎない．質問項目が多くなると，対象者が回答を面倒がる．
② 自由記述の回答形式は可能なかぎり避ける．自由記述は何でも書けるのでよいと思うかもしれないが，書き慣れていない人には心理的な負担が大きい．
③ 調査の回収率を高めるためには，催促状を出すとよい．

などである．催促状を出す場合，無記名式の調査では誰がすでに返送してくれたかどうかがわからない．そのため，礼状と催促状を兼ねた文章を考える必要がある．例として，著者らが EBN 全国調査に使用した礼状兼催促状を示しておいたので，参考にしていただきたい（図 6-2）．

EBN に関する調査へのお礼

日本看護系大学協議会会員校
教員各位

謹啓
　先生には益々御健勝のこととお慶び申し上げます．先日は，ご多忙中にもかかわらず，EBN に関する調査にご協力いただき，誠にありがとうございました．お蔭様で調査票の回収も順調に進んでおり，感謝しております．今後，本調査結果を看護学の発展のために生かしていきたいと思っております．
　なお，調査票をまだお手元にお持ちの場合には，お手数とは思いますが，調査票に記入し，また回答しづらい項目に関しては，そのままでも結構ですので，ご返送していただければ幸いです．
　まずは，調査へのお礼にて失礼いたしますが，今後ともどうぞよろしくお願いいたします．

敬具

平成△△年○○月□□日

EBN に関する調査研究班
代表　高木　廣文
東邦大学医学部看護学科
国際保健看護学研究室　教授
〒143-0015　東京都大田区大森西 4-16-20
Tel：03-3762-9881（代表）
Fax：03-3766-3914（事務）
e-mail：halwin@med.toho-u.ac.jp

図 6-2　礼状兼催促状の例（はがき）
（注）実際に著者が EBN 全国調査に使用したものである．所属は現在のものに変更．

催促状を送る時期は，回答期限後1, 2週間程度たってから第1回目を出し，さらに1, 2週間後くらいに第2回目を出すとよいと言われている．

ところで催促状を出さないと回答しない対象者は，そうでない対象者とは違った心理特性をもつ可能性がある．そのため，研究内容によっては，催促状を出してから返送されてきた対象者の調査票とそうでない調査票を区別するために，データにその情報を組み込む必要があるかもしれない．

実際の郵送調査では，かなりの日数がたってから調査票が送り返されてくる場合もある．データの解析後，2か月たって1通戻ってきて，また計算をやり直すということの繰り返しになる場合もあるだろう．そうならないためには，回収期限に催促期間を加えた時期を回収打ち切り日と決めておく必要がある．その後に戻ってきた回答は一時保留にし，再解析の機会にそれが有用な場合はデータに加えるようにすればよい．

集合調査

調査対象者に特定の場所に集まってもらい，その場で調査の説明と協力の依頼を行い，調査票を配付し，回答を記入してもらうという，一度に多数の対象者を相手に調査する方法である．一度に多数の対象者を相手にできるため，次のような長所がある．

① 調査費用は比較的少なくて済む．
② 対象者に対して調査の説明・条件を一定にできる．
③ 十分な説明ができるので，比較的複雑な質問も行える．
④ 対象者本人の回答が確実に得られる．

などであるが，次のような短所もある．

① 一般集団での出席率は低い．
② 日当・交通費などを調査対象者に支給すると経費が高くつく．
③ 緊張したり他人の目を気にして，模範回答を記入することがある．
④ 回答速度には個人差があり，遅い者があわてて，不正確な回答を記入する可能性がある．
⑤ 対象者のうちの少数の影響で，回答に偏りが生じることがある．調査に批判的な発言などがあれば，偏りのない回答を得ることは不可能である．

などである．

通常，**集合調査は学校の児童・生徒を対象とする調査で頻繁に用いられる**方法である．教室などで授業時間の合い間を利用して，比較的簡単に調査を実施できる．しかし，生徒や学生などに対して教員が調査協力を強制するようになる可能性が高いので，大学などの教育の場での集合調査は避けるべきである．実施する場合にも，調査票の回収を郵送にしたり封筒に入れて行うなど匿名性を保ち，調査を拒否できるようにしなければならない．

宿題調査

調査票は，集合調査と同様に，調査説明会場で調査の説明などの後に対象者

に配付する．しかし，回答をその場で記入してもらわずに，後日また会場などに集まってもらい，回答を記入した調査票を回収するという方法である．宿題調査は，基本的には集合調査と同様な長所・短所をもつが，自宅に調査票を持ち帰るため次のような短所がある．

　① 対象者本人が記入したのかどうか不明である．
　また，児童，生徒，学生などの調査以外では，
　② 回収率は集合調査より低い．
　③ 日当・交通費などを調査対象者に支給すると，調査費用はより高くつく．
などであるが，次のような長所もある．
　① 回答に十分な時間がかけられる．
　② 周囲の目を気にする必要がない．
　③ 説明会場での他者の発言の影響が少なくて済む．

託配調査

　学校などでよく行われる調査方法であり，生徒，学生などに調査票を渡し，自宅で父兄に回答を記入させ，それを生徒が学校に持っていき，担任の教師などに提出するという方法である．病院などでは，患者に配偶者や家族に対する質問紙を渡して，次の診察のときに回答を持ってきてもらうという方法で調査を行うこともできる．

　託配調査は，基本的には留置調査などと同様の長所・短所をもつが，調査主体が子どもの学校関係者などの場合は，対象者が調査を拒否できない立場に置かれることが多いので，倫理的な問題を考慮しなくてはならない．一般に，
　① 回収率は高くなる．
のだが，記名式であったりすると，
　② 模範回答をする傾向がある．
　③ 調査票を託された人と回答者の関係によって影響される．
という傾向があるので，注意が必要である．

調査時，終了時の調査票の点検について

　調査票を回収した場合にチェックすべき点がいくつかある．
　① 調査すべき対象者の調査票が確保されているか．
　② すべての質問項目に回答がなされているか．記入もれはないか．
　③ 判読できない文字・数字はないか．
　④ 回答の記載方法が一貫していて，不統一ではないか．
　⑤ 回答の記載に誤りはないか．
などであるが，郵送調査では記名式以外では訂正は不可能である．しかし，面接調査の場合には，調査直後であれば修正は可能である．

　面接調査などで，対象者が「いいえ」と答えたにもかかわらず，「はい」のほうに○印を付けてしまうといううっかりミスもありうるし，自由記述の回答では，

質問の意味を取り違えた回答をすることなどもありうる．したがって，調査員は記憶が鮮明なうちに調査票を読み直して，誤りの検出に努めるべきである．回答の記入ミスがみつかった場合は回答を訂正し，あいまいな記載があれば再度，対象者に確認する必要がある．面接直後の見直しを怠った場合，以後の訂正はほとんど不可能である．

　研究者仲間での研究班ではほとんどあり得ないのだが，アルバイトや外部委託で複数の調査員が調査を実施するような場合，調査員の不正がまったくないとは言いきれない．そのような疑いがある場合は，調査員ごとの集計を行い，いくつかの項目についての回答パターンを比較し，他と大きく異なっていないかどうかを調べる．または，あらかじめ調査対象者についてわかっている特性，たとえば生年月日などが一致しているかどうかなどを検討する．不自然な点がある場合には，その調査員の調査データを使用しないか，もしくはその対象者への再調査が必要となることもあり得る．

　集めてきたデータは，現在ではコンピュータで保存・管理されることになる．**ひとたび電子媒体に保存されると，データの中に誤りがあろうとなかろうとわからなくなる．データには誤りがあるのが普通なので，われわれができることは極力その誤りを減らす努力をすることである**．研究者の中には，自分のデータの中にもそのような誤りがある可能性を認めない人も見受けられるが，そのような姿勢ではより良いデータを収集するという謙虚な気持ちも欠けているのではないかと考えられる．常に，誤りは存在する可能性があるので，チェックできるときには常にチェックが必要である．

●文献
1) 高木廣文，三宅由子：JJN スペシャル No.48 看護研究にいかす質問紙調査．医学書院；1995．
2) 高木廣文：看護研究とアンケート調査；質問項目の設定と集計・分析について．臨牀看護 2000；26（10）：1524-1529．

7章 実際の調査項目の設定方法

本章では，実際に研究に使用する調査票の作成方法と注意点について解説する．特に質問項目とその回答肢の設定に関して，実際に即して作成上の注意について具体的に説明しよう．

研究目的の明確化と調査項目の選定

まず考えるべきことは，どのような調査票を作成すれば，研究目的に合致するデータを収集できるかということである．このためには，第6章で指摘したように，自分の考えていることや具体的に調べたいことを書き出すのがよい．たとえば，タイ王国のHIV/AIDSの人々の日常生活の実態を調べたいとしよう．この場合，実際の調査研究では「HIV/AIDSの人々」，「日常生活実態」とは，どのようなことを示しているのかをもっと明確に定義する必要がある．たとえばより具体的に，調査対象者は「タイ王国北部のX県Y地区のHIV/AIDSの感染者・患者としてデイケアセンターに登録されている20歳以上の住民」といったように決める必要がある．さらに，対象者の年齢は調査日がいつになるかによって変わるので，「2006年10月1日現在，タイ王国北部のX県Y地区のHIV/AIDSの感染者・患者としてデイケアセンターに登録されている20歳以上の住民」といったようにすると，きわめて具体的になる．

対象が決まったら，次に調査内容をどのようにするかを考えなければならない．自分が調べたいと思っている「日常生活実態」とは何なのかを具体的に書き出してみる．たとえば，①職業は何か，②家族はいるのか，③HIV/AIDSの治療はどのようにしているのか，など思いつくことを書いてみる．また文献検索を行い，同様の研究があれば，それらを参考にするのもよい．特に既存の研究と調査結果を比較したい場合には，調査項目はそれらと同一のものにする必要がある．

調査対象の背景を知るための項目

調査対象者の基本的な背景に関する項目は，研究内容にそれほど関係なく調べられるものである．たとえば，①性別，②生年月日（年齢），③職業，などは代表的な項目であろう．必要に応じて，④学歴，⑤婚姻歴，⑥既往歴，⑦家族歴，などが調べられることもある．

対象者の基本的な属性である性別と生年月日については，以下のような質問形式が一般的である．

> [問] 以下の質問についてお答えください．該当する回答の番号に○をつけるか，（ ）内に適当な数値を記入してください．
> 　性　　別：1. 男　2. 女
> 　生年月日：1. 明治　2. 大正　3. 昭和　4. 平成
> 　　　　　　（　　）年（　　）月（　　）日

生年月日については西暦での回答でもよい．しかし，高齢者は元号で覚えていることが多いので，対象者によっては元号で質問するほうが無難である．

また，実際の調査では，生年月日ではなく現在年齢を記入する形式の調査票も多いが，① 対象者によっては，数え年で年齢を答えることがある．② 調査が長期にわたる場合，対象者の年齢を特定の日付けにあわせて計算する必要がある．③ 特定のイベントの発生時点の年齢を計算する必要がある場合もある，などの点を考慮する必要がある．たとえば，対象者が死亡した場合，死亡日から死亡年齢を計算するためには生年月日が必要となる．また，調査年月日もわかるようにしておくとあとあと便利である．

自由記述は避ける

職業の質問形式として，

> [問] あなたの職業は何ですか．（　　）内に記入してください．
> 　　（　　　　　　　　　　　　　　　　　　　　　）

のように自由に書いてもらう形式のものも多い．しかし，この方法は一見よさそうに思えるが，**調査票回収後，記入内容をすべて検討し，再分類する必要がある**．そのため，思いのほか時間と労力が必要となる．また，回答があいまいな記述も結構多くなる．たとえば，「会社員」という職業はどのように分類すればよいのだろうか．そこで，以下のようにあらかじめいくつか回答を用意しておけばよい．

> [問] あなたの職業は何ですか．以下の中から 1 つだけ最もふさわしい職業名の番号に○をつけてください．
> 　　1. 専門職　2. 管理職　3. 一般事務職　4. 技術職　5. 農業
> 　　6. 漁業　7. 林業　8. 鉱業　　9. 運輸・通信
> 　　10. 自営業　11. 無職　12. その他（　　　　　　　　　　　）

用意した回答に合致しない場合のことを考慮して，「その他」という回答肢を用意しておくことも忘れないようにすべきだろう．また，主婦，学生などの分類も，必要に応じて回答肢に加えてもよい．

あいまいな表現は避ける

食生活について質問する場合，たとえば，

[問] 甘いものをよく食べますか．

という質問は，あいまいな点がある．すなわち，「甘いもの」とは何か，また「よく」とはどのくらいの頻度を示すのかは，人それぞれによって受け取り方に大きな違いがある．したがって，質問の文章は具体的な内容にし，あいまいな表現は避けることが重要である．

[問] ケーキや和菓子などをよく食べますか．

内容は前のものよりも具体的になったが，ケーキは食べるが和菓子は食べないような人には答えにくい質問である．このように質問項目の原則として，2つ以上のことを同時に質問せず，**1つの質問では1つのことを問う**ようにすべきである．すなわち，

[問1] ケーキを食べますか．
　1. 毎日食べる　　2. 週に2, 3度は食べる　　3. 週に1度は食べる
　4. たまに食べる　5. ほとんど食べない　　　6. 食べない

[問2] 和菓子を食べますか．
　1. 毎日食べる　　2. 週に2, 3度は食べる　　3. 週に1度は食べる
　4. たまに食べる　5. ほとんど食べない　　　6. 食べない

のようにすればよいだろう．

質問の前提は正しいか

当たり前のような質問でも，その質問の前提となっている条件が回答者に当てはまらない場合もある．たとえば，

[問] コーヒーを飲むときに砂糖を入れますか．
　　1. 入れる　　2. 入れない

という質問に対して，コーヒーを飲まない人は，どう答えればよいのだろうか．このような場合には，回答肢に「3. コーヒーを飲まない」というカテゴリを用意しておけばよいだろう．

専門用語は対象を考えて使用する

自分たちが日常使用しているからといって，調査対象者にもよく理解されて

いるとはかぎらない．たとえば，

> [問] 10年以内に悪性新生物の画期的な治療法が開発されると思いますか．

という質問の場合，「悪性新生物」という用語は対象者に理解できるだろうか．医療関係者が対象ならばよいが，地域の高齢者などを対象とする場合には問題となるだろう．そのような場合には，悪性新生物ではなく「がん」とすればよいだろう．ただし，専門家が調査対象の場合には，定義が明確な専門用語を使用するほうが誤解を避けられることもある．

誘導的な質問文は避ける

調査対象の意見を調べるような場合，質問文が特定の回答を誘うような形式になっていることがある．

> [問] 高度情報社会では，看護師もパソコンぐらいは扱えなければならないという意見がありますが，看護師がパソコンを扱える必要はあるでしょうか．
>   1．必要である　　2．どちらともいえない　　3．必要ない

このような質問の文章では，大多数の対象は「1．必要である」と答えるのではないだろうか．少なくとも「3．必要ない」とは答えにくいだろう．そこで，上記のような誘導的な質問文は避け，

> [問] 看護師がパソコンを扱える必要はあるでしょうか．

のように，誘導的な文章を質問に含めないようにすればよい．ただし，特定の意見に対して賛否を問うような場合には，以下のようにすればよいであろう．

> [問] 高度情報社会では，看護師もパソコンぐらいは扱えなければならないという意見がありますが，あなたはどう思いますか．
>   1．そのとおりだと思う　　　2．どちらともいえない
>   3．必ずしもそうは思わない　4．その他（　　　　　　　　）

このような形式の質問文であれば，誘導的なものとはいえない．

質問で回答者を限定しない

よくみられる質問の中に，分岐型の質問設定がある．

> [問] 前の質問に「賛成」と答えた方のみ，以下の質問にお答えください．
>   ………

このような形式は，調査者には便利だが，好ましいものではない．特に，調査対象者の人数がそれほど多くない場合には，項目によっては，回答者数がきわめて少なくなる可能性がある．

よく知られているように，統計学的検定を行う場合，サンプルサイズが少なくなれば，それだけ検定結果は有意になりにくくなる．したがって，**分岐型の質問項目と他の項目とのクロス集計などを行った場合，有意な関係が認められない結果になりやすくなる**．本当に関係がないのであればよいが，第8章で示すように，サンプルサイズが少なすぎることで検定の検出力が低下するのは研究上問題である．また，回答者が間違えて，記入する必要がない質問に回答したり，逆に回答を忘れたりすることもある．

このように，できるだけ分岐型の質問は避け，調査対象の全員が答えられるように質問項目を工夫するほうがよい．

回答形式の設定

回答形式をいい加減に決めてしまうと，調査後の集計や統計解析で苦労することになる．したがって，質問に対する回答形式は，調査後の集計や分析を考えて設定する必要がある．

数値データの場合

身長や血液検査値などの**数値データの場合には，そのまま調査票に記載**できるようにすればよい．たとえば，

> [問] 身長と体重はいくつですか．（　）内に数値を記入してください．なお，小数点以下の数値は記入しないでください．
>
> 　　身長（　　　）cm　　体重（　　　）kg

のような形式で構わない．実際には，上記のような形式だと回答者が小数点以下の数値を書いてしまう場合も多い．分析の前にそのような場合について，小数点以下の数値は切り捨てるなどの取り扱いをあらかじめ決めておいたほうがよい．

数値データは数値のままで記載するのが基本的なデータ収集方法であるが，数値に基づく分類も同時に調べることもある．

> [問]（　）内に数値を記入してください．また，当てはまる番号に○をつけてください．
>
> 　　最高血圧（　　　）mmHg　　最低血圧（　　　）mmHg
> 　　血圧は，1．正常　2．境界型　3．高血圧

このような場合，質問項目を多くしないために，一方のみの項目にするにはどうすればよいだろうか．基本的には，可能なかぎり「数値データの収集を優先させる」べきである．なぜならば，数値データがあれば，それをもとにして分類はいつでも可能であるが，質的に分類されたデータからもとの数値を再現するのは絶対に不可能だからである．

名義尺度の場合

収集したいデータが血液型のように名義尺度からなる場合には，

> [問] あなたの血液型は何型ですか．あてはまる血液型の番号に○をつけてください．
> 　　1．A型　　2．B型　　3．O型　　4．AB型

のようにすればよい．4種類の血液型に順序などはないので，番号のつけ方は任意でよい．ただし，血液型がわからない対象者もいるかもしれないので，「0．わからない」を回答肢に加えたほうがよいだろう．

カテゴリには数字をふる

数値を好まない人もいるので，回答肢を区別するためにカタカナやアルファベットを使う場合もある．たとえば，

> [問] あなたの家族に高血圧症の方はいますか．
> 　　イ) いる　　ロ) いない　　ハ) わからない

のようにした場合，データ入力後に集計や解析を行うときにきわめて不便である．文字のままでも集計は可能である．しかし，データ入力やコンピュータによる統計解析ソフトでの各種の指定においては，明らかに数値データのほうが操作性がよい．したがって，できるだけ**回答肢には数字をふっておいたほうが，あとの処理のためにははるかに便利**である．

順序尺度の場合

質問に対する回答肢に順序性のある場合には，

> [問] あなたは現在の生活に満足していますか．
> 　　1．大変不満　　2．不満　　3．どちらでもない　　4．満足
> 　　5．大変満足

のように，数値が大きいほど生活の満足度も大きいように回答肢を並べる必要がある．上記のような順序尺度データは，量的データと同様な解析に用いることもあり，「評点尺度法」とよばれることもある．

回答肢が5つの場合にはあまりないが，回答肢が3つの場合，ときに，

> [問] あなたは現在の生活に満足していますか．
> 　　1．不満　　2．満足　　3．どちらでもない

のように回答肢を設定してしまうことがある．この場合，「3．どちらでもない」は「1．不満」と「2．満足」の中間のカテゴリと考えられるので，「1．不満」，「2．どちらでもない」，「3．満足」の順に回答肢を設定すべきである．

複数回答は避ける

1つの質問に対して一度に2つ以上の回答があっても構わないような形式は，質問を簡単に作成できるためよく用いられている．たとえば，

> [問] 以下の科目のうち，看護師として学ぶ必要があると考えられるものをいくつでもその番号に○をつけてください．
>   1．統計学　2．社会学　3．経済学　4．法学　5．心理学
>   6．教育学　7．物理学　8．英語

のような質問である．○の個数を3以下にしたり5以下にしたりすることもあり，○の個数については調査により若干の相違がある．

このような複数回答には問題点がいくつかある．まず百分率の計算で分母に何を用いるかという点がある．通常は，① 調査人数，もしくは ② 総回答数，のどちらかであろう．大抵は調査人数で計算するので，百分率の合計が100％を越えることになる．この点は，ただし書きをつけておけばよいだろう．**大きな問題点として，対象者全員が同じ個数の○をつけない点**があげられる．すなわち，すべての回答肢に○をつける人から，1つもつけない人までいる．その結果，○をたくさんつけたがる回答者の傾向が助長され，全体の結果に影響を与えることとなり，回答にバイアス（偏り）が生じる．

統計学的な問題としては，複数回答のデータに対して，そのままでは**通常のクロス表のカイ2乗（χ^2）検定を行ってはならないという点**である．形式的に χ^2 値は求められるが，それは統計学の誤用となってしまう．検定をしたければ，「各カテゴリごとにクロス表を作成する」必要がある．すなわち，各回答肢に対して○がついていれば「はい」とし，ついていなければ「いいえ」と回答したものとして，ほかの変数とクロス表を作成し，検定を行う必要がある．

結局，複数回答は避けることが最も賢い方法である．先の例では，

> [問] 以下の各科目について，看護師として学ぶ必要があると考えられますか．考えに合う番号に○をつけてください．
>   ① 統計学　　1．不必要　2．どちらともいえない　3．必要
>   　　　⋮　　　　　⋮　　　　　　⋮　　　　　　　　⋮
>   ⑧ 英　語　　1．不必要　2．どちらともいえない　3．必要

のように，対象者全員が必ず各科目について回答するようにすればよい．

複数回答では，記入もれなのか，不必要と考えているのかの区別をすることは不可能であるが，個々の科目について回答を求めれば，記入もれの場合は明らかである．

不明の処理方法

質問紙調査を郵送法などで実施した場合，回収した調査票のすべてが全調査

項目について完全に回答されているなどということはまずあり得ない．少なからず，どこかの項目に記載がなかったりする．このような無回答は「不明」として処理する必要がある．

不明の項目の箇所には，データとして何の数値も用いずに，該当する項目の入力箇所を空白にしておけばよい．空白のデータには，解析用のソフトがあらかじめ設定した不明のためのコードを自動的に入力するようにできているのが普通である．もしも，不明のコードを自分で入れたい場合には，−9や−99などのように，測定値や回答カテゴリとしては絶対にあり得ないものに統一して入力すればよい[★1]．各項目でコードが異なるような設定は誤りのもとになるので，絶対に行うべきではない．

[★1] 大型計算機を用いて集計や解析を行っていた頃は，身長や年齢などの量的データについては，回答が不明の場合には，身長ならば「999」，年齢ならば「99」の数値を用いていた．同様に，質的データに関しては，「9」などを不明のカテゴリとして用いていた．現在では，多くの統計プログラムでこのような設定は不要となっている．逆に9や99のような正の整数値を不明のカテゴリに用いるのは，集計や分析を面倒なものにする可能性すらあるので用いるべきではない．

調査票を見直す

調査票を完成させたあと，以下のような点について見直しを行うべきである．すなわち，
① 誤字，脱字のチェック
② 字の大きさなどが見やすいか
③ 質問に誤解を招く表現がないか
④ 回答しやすいか
⑤ 質問項目の順番は適切か
⑥ 調査班以外の人による調査票のチェック

である．以下にこれらの点について，もう少し説明しよう．

誤字，脱字のチェック

質問や回答に誤字や脱字があると，それだけで回答者は調査に対する不信感を抱くものである．一度の見直しでこのようなつまらない誤りはかなり解消できるので，必ず行うべきである．

字の大きさなどが見やすいか

多くの項目を1頁内に詰め込もうとして字を小さくしたり，文字と文字の間や行間を狭くしたりしがちである．回答する側からすると，読みにくい調査票では回答する意欲を失ってしまう．特に高齢者を調査対象とするような場合は，小さな字を使うと質問文がよく読めず，満足に回答できないということもあり得る．

質問に誤解を招く表現がないか

質問項目の文章は何度も繰り返し検討すべきである．既存の研究で使用されている項目と比較するために，同一の文章を用いる場合を除けば，完全によいという文章はあり得ないと考えたほうがよい．自分が調べたいことがうまく表現されているか，ほかの意味をもたないかなど，客観的に検討を繰り返すこと

が必要である．もしも，文章に違和感がある場合には，思いきってまったく別の文を考えてみるのもよい方法である．

回答しやすいか

質問に対する回答として，回答カテゴリが回答に十分に対応しているかどうかを検討する必要がある．すべての回答を盛り込めない場合には，主要なカテゴリのほかに，「その他（　　　）」という回答カテゴリを設けておけばよい．その場合，（　）の間の空白は十分に大きくし，書きやすくしておく必要がある．

質問項目の順番は適切か

自由記述の項目が調査票のはじめのほうにあると，その時点で回答がいやになり，以後，回答してくれなくなることがある．自由記述の項目は，調査票の終わり近くに置くほうが無難である．また，プライバシーに関するような項目も調査票の後ろのほうに置くのが無難である．

調査班以外の人による調査票のチェック

専門家同士では暗黙の了解事項でも，門外漢にはチンプンカンプンということはよくある．調査対象者に近い立場にある人に見てもらうほうが，調査票の検討には適している．友人，知人，家族などのうち，特に専門性の低い人に見てもらうのがよい．少しでも気になる点があれば，よりわかりやすく訂正する．少々やっかいでも，結局はよいデータ獲得の近道であり，後悔するよりはましだろう．

● 参考文献
- 髙木廣文，三宅由子：JJN スペシャル No.48 看護研究にいかす質問紙調査．医学書院；1995．
- 髙木廣文：看護研究とアンケート調査；質問項目の設定と集計・分析について．臨牀看護　2000；26（10）：1524-1529．

Part 2 エビデンスとなる看護研究の進め方

8章 サンプルサイズの定め方

　すでに説明したように，統計学的仮説検定の結果は有意水準と検出力の影響を大きく受けており，サンプルサイズの不足や偶然の変動により，期待した結果が得られないことがある．この点から，適切で必要最小限のサンプルサイズを確保するように研究計画を立てる必要がある．実際には必ずしも研究のすべてが，このような仮説検証的な研究ばかりではない．多くの研究は，実態調査的であったり，仮説探索的なものであることのほうが普通ではないだろうか．そのような研究でのサンプルサイズはどのように決めればよいのだろうか．
　本章では，検定とサンプルサイズの関係をまず簡単に解説し，さらに，研究に必要なサンプルサイズについて，いくつかの場合に分けて説明したい．

統計学的仮説検定とサンプルサイズの関係

　統計学に関する質問の中で頻繁に出てくるものの一つは，「この研究にはどのくらいのサンプルサイズが必要ですか」というものではないだろうか．このような質問の背景には，統計学的仮説検定は，サンプルサイズによって有意になったりならなかったりするという事実を，多くの研究者が知るようになったことがあるからだろう．ある研究で，新しい治療法と従来の治療法の効果に統計学的に有意差が認められなかったからといって，それが2つの治療法の効果にはまったく差がないことを示すものではないのである．後述するように，その研究のサンプルサイズの2倍のサンプルサイズで検定すれば有意になるかもしれないし，それでもだめなら，さらに2倍のサンプルサイズで研究すれば，統計学的に有意な結果を得られるかもしれないのである．
　まず，検定結果がサンプルサイズの影響をどの程度受けるものかを理解するために，簡単な例を示そう．
　表8-1は，ケース・コントロール研究で喫煙の胃がんに対する影響を調べたものである（架空例）．胃がん患者20人中の喫煙者は10人（50％），一方，コントロール群では20人中5人（25％）であった．簡単な計算から，オッズ比＝(10×15)/(10×5)＝3となり，喫煙による胃がんのリスクは3倍と推定できる．しかし，偶然の変動によってこのような結果が得られたのではないことを示すためには，統計学的仮説検定を行う必要がある．
　検定の帰無仮説は「母集団でのオッズ比（母オッズ比）＝1」であり，この意味は「母集団での胃がん発生に喫煙は無関係である」というものである．この検定

表8-1 喫煙と胃がんの関係

	喫煙		計
	あり	なし	
ケース群	10	10	20
コントロール群	5	15	20
計	15	25	40

表8-2 標本数が2倍の場合

	喫煙		計
	あり	なし	
ケース群	20	20	40
コントロール群	10	30	40
計	30	50	80

のための計算には，通常の四分表のカイ2乗（χ^2）検定を用いればよい．イエーツ（Yates）の修正χ^2値（χ_Y^2）を求めると，

$$\chi_Y^2 = \frac{40 \times (|10 \times 15 - 10 \times 5| - 40/2)^2}{20 \times 20 \times 15 \times 25} = 1.707$$

となる．このχ_Y^2は自由度1のχ^2分布に従うので，コンピュータで有意確率p（p値）を求めると，$p = 0.191$となる．p値は5％よりも大きいので，この結果は有意ではない．すなわち，帰無仮説を棄却することができないので，喫煙の胃がんに対する影響は統計学的にあるとは言えないことになる．

このような場合によくある解釈上の誤りに，帰無仮説を棄却できないことを帰無仮説が正しいものと考えて，「喫煙は胃がんに影響しないことが証明された」とするものである．しかし，これは完全に間違いなので注意が必要である．

表8-2は，表8-1のサンプルサイズをそのまま2倍にしたものである．この場合も，オッズ比は3のままである．しかし，イエーツの修正χ^2値（χ_Y^2）を求めると$\chi_Y^2 = 4.320$となり，$p = 0.038$となる．すなわち，p値は5％よりも小さく，帰無仮説は棄却される．したがって，帰無仮説を否定し，「喫煙は胃がんに影響がある」という結論を得ることになる．

このように，比較する母集団間での差や変数間の関係が完全にない場合（差が0，相関係数が0など）以外は，サンプルサイズさえ大きくすれば，統計学的検定で必ず有意な結果を得ることができるのである．一般に，まったく差がないとか，相関が完全に0であるような健康事象はまれなので，検定結果が有意でないというのは，単にサンプルサイズが小さいためであるという可能性が高いことになる．ただし，統計学的な有意性が必ずしも現実的に意味のあることを示す訳ではない．したがって，むやみにサンプルサイズを大きくしようと努力するのではなく，その研究に適切なサンプルサイズを収集するように研究計画を作成する必要がある．

研究目的とサンプルサイズ

研究に必要なサンプルサイズは，検証したい仮説に依存している．したがって，研究の目的が仮説検証的な場合には，その仮説に応じた適切なサンプルサイズを求めなければならない．一方，研究が仮説や理論探索的な場合，検定は二次的なものになるだろう．この点から，研究に必要なサンプルサイズは，研究目的が，①仮説検証か，②仮説探索か，によって分けて考えなければならない．

仮説検証的研究でのサンプルサイズの定め方

第4章で説明したように，仮説検定には2種類の誤りがある．すなわち，「第1種の誤りα」と「第2種の誤りβ」である．通常，第1種の誤りは「有意水準」とよばれており，第2種の誤りは，$1-\beta$を考えて，検定の「検出力」として知られている．

検出力は，帰無仮説が正しくない場合に帰無仮説を棄却する確率の大きさを示すものである．したがって**仮説検証的研究では，帰無仮説が誤っている場合に必ず棄却できるようにするためには，検出力を十分に大きくするようにサンプルサイズを決めねばならない**．しかし，一般の検定においては対立仮説を明確に定義できないため，第2種の誤りβの大きさを定めにくい．そのため，検出力も求めにくい場合が多い．コーエン（Cohen）によると，βはαの約4倍程度が望ましいものとされている[1]．それに従うと，有意水準が5％であれば，第2種の誤りは20％（検出力は80％），有意水準が1％であれば，第2種の誤りは4％（検出力96％）と設定することとなる．

実際のサンプルサイズを求める式はやや複雑であり，ここでは簡単な例のみに留めるが，

(a) 有意水準αの大きさ
(b) 検出力$1-\beta$の大きさ
(c) 対立仮説での効果の大きさ

などを事前に決める必要がある．このうち，有意水準や検出力は5％と80％などと，研究者によって任意に定めることができるが，問題は(c)である．

仮説検定では，帰無仮説は「母相関係数＝0」，「2群の母平均値は等しい」，「喫煙の胃がん発生のオッズ比は1」などのように，相関の大きさや差の大きさなどを定めないで，まったく存在しないものとして検定する．しかし，検出力の計算には，対立仮説として「母相関係数＝0.2」，「2群の母平均値の差＝10」，「喫煙の胃がん発生のオッズ比は3」などのように，実際に数値を推定しなければならない．さらに，使用する変数の母分散の情報が必要な場合もある．これらの数値がわからない場合には，研究に必要なサンプルサイズを求めることは不可能である．

比較研究に必要なサンプルサイズを求めるための近似的な計算式として，以下のような簡単だが優れた式が知られている[2,3]．2グループA，Bの母平均値の差の検定のためには，まず2つの母平均値の差をΔとする．2グループの母分散を等しいものと仮定し，それをσ^2とする．このとき，検定の有意水準を両側2α（片側α），検出力を$1-\beta$とすると，各グループのサンプルサイズnは，

$$n = 2(z_\alpha + z_\beta)^2 \times \frac{\sigma^2}{\Delta^2} + \frac{z_\alpha^2}{4} \tag{1}$$

によって近似的に求めることができる．ここで，z_αとz_βはそれぞれ標準正規分布の上側α点と上側β点の値である．なおこの(1)式は，2グループにおける特定事象の割合の差（母比率の差）の検定にもそのまま応用できる．すなわち，2

グループの割合の差 $\Delta\,(=p_1-p_2)$ を定めることができれば，母割合を p とすると，$\sigma^2=p(1-p)$，$p=(p_1-p_2)/2$ と置くことで，上記の(1)式を用いることができる．ここで，p_1 と p_2 は2つのグループでのある特性の割合である．

　計算に必要とされる「差の大きさと標準偏差の比」，$\lambda=\Delta/\sigma$ は検定すべき差が標準偏差の何倍であるかを示す値であり，「効果サイズ（effect size）」とよばれることがある．この値が大きいほどサンプルサイズは小さくてよく，逆に小さな場合には大きなサンプルサイズが必要になる．

　通常は，有意水準は片側2.5％（両側5％），β をその4倍とすると両側検定での検出力は80％となる．このとき，計算に必要な標準正規分布での各数値は，$z_{0.025}=1.96$，$z_{0.1}=1.282$ となる．$z_{0.025}$ はほぼ2なので，前述の(1)式はより簡単にすると，

$$n = 21.02 \times \frac{\sigma^2}{\Delta^2} + 1 \tag{2}$$

となる．したがって，さらに近似的なサンプルサイズとしては，

$$n = 21 \times \frac{\sigma^2}{\Delta^2} \tag{3}$$

で十分ということになるだろう．

　高血圧に対する食塩摂取の影響を調べるために，高血圧患者と健常者の食塩摂取量を調査するとしよう．これまでの文献から，高血圧群と健常者群の2つのグループでの食塩摂取量はそれぞれ平均値17 g/日，14 g/日であったとする．2グループ間の3 g/日の食塩摂取量の差を検出するためには，まず標準偏差の推定値が必要である．他の調査結果から食塩摂取量の標準偏差を5 g/日と推定すると，各グループで必要なサンプルサイズ n は(2)式を使うと，

$$n = 21.02 \times \frac{5^2}{3^2} + 1 = 59.4 \tag{4}$$

となり，各群60人のサンプルサイズが必要とされる（(3)式の場合には1人少なくなり58.3となる）．

　表8-1の胃がんと喫煙の例では，患者（ケース）群での喫煙割合は50％（$p_1=0.5$），健常（コントロール）群では25％（$p_2=0.25$）であった．両側検定で有意水準が5％，検出力80％の場合，必要とされる各群のサンプルサイズは，まず，母割合 $p=(0.5+0.25)/2=0.375$ として，効果サイズ λ は，

$$\lambda^2 = \frac{(p_1-p_2)^2}{p(1-p)} = \frac{(0.5-0.25)^2}{0.375 \times 0.625} = 0.2667$$

である．したがって，

$$n = 21.02 \times \frac{1}{\lambda^2} + 1 = \frac{21.02}{0.2667} + 1 = 79.8$$

となるので，各群80人のサンプルサイズが必要となる．

　表8-2では各40人で検定結果は有意となっているのだが，この計算式からは，調査を行う場合には2倍のサンプルサイズが必要という結果になった．この理由は，実際の調査では偶然の変動により，表8-2と同じ結果が得られると

は限らないからである．

　なお，通常の帰無仮説の検定では検出力は50％に設定されている．すなわち，$z_{0.5}=0$なので，この値を(1)式に代入して，必要なサンプルサイズを計算すると，

$$n = 2 \times (1.96 + 0)^2 \times \frac{1}{0.2667} + 1 = 29.8$$

となり，各群30人でよいことになる．ただし，実際に観察される人数に端数はないので，仮に健常者群の喫煙者が7人観察された場合には，修正なしのχ^2値は4.593となり，$p=0.0321$で5％で有意となる．しかし，1人増えて8人観察された場合にはχ^2値は3.455となり，$p=0.063$で有意とはならない．なお，イェーツの修正χ^2値では，どちらの場合も有意にはならない．

　現実の調査研究では偶然性の変動の影響があるので，検出力を高く設定しないと思ったような結果を得られないことがあり得る．したがって，検出力を50％としている単純な検定の式が必要とするサンプルサイズよりも，より大きなサンプルサイズが必要となる点に注意しなければならない．

探索的研究で必要とされるサンプルサイズ

　サンプルサイズの問題は，仮説検定の要求によって生じる問題であることは，これまでの説明で理解できたものと思う．したがって，検証すべき数量的な仮説がない研究では，一般にサンプルサイズを適切に設定する便利な公式は存在しない．それでは，まったくあてずっぽうにサンプルサイズを決めてよいかというとそうでもなく，ある程度は考慮すべき点がいくつかある．まず，

　① **サンプルサイズは大きいほどよい**

ということである．すなわち，30人の研究よりも300人の研究のほうがよいということである．大部分の統計学的推定では，推定値の信頼性はほぼサンプルサイズの平方根に比例している．したがって，母平均値や母割合の信頼区間を1/10の幅にするためには，10倍ではなく約100倍のサンプルサイズが必要になる．

　現実にはそれほど多くの標本調査は不可能なことも多いが，質問紙調査などでは，

　② **調査項目数の2倍程度のサンプルサイズ**

は欲しいところである．サンプルサイズは小さすぎると一般的な回答パターンが得られている保証がなくなってしまう．特に，分析に多変量解析を使用する場合には，理論的に解が得られなくなってしまうことがある．すなわち，

　③ **因子分析や主成分分析を用いる場合，少なくとも分析に用いる変数の個数以上のサンプルサイズを確保する必要がある**

　できれば，変数の個数の2倍以上のサンプルサイズが最低でも必要だろう．さらに，

　④ **逆行列の計算を含むような解析方法，たとえば重回帰分析などを用いる場合には，絶対に変数の個数以上のサンプルサイズが必要である**

　上記のように，探索的研究では仮説検定のための事前情報がないので，サンプルサイズに関しては確定的な方法はない．しかし，多くの看護研究では，唯

一の数量的な仮説検証を目的とするような場合はめったにないのではなかろうか．そのような場合には，**少なくとも調査項目数の2倍程度のサンプルサイズを集めるようにする**べきだろう．

　本章では，研究で必要とされるサンプルサイズについて簡単に説明した．紙面の都合や複雑な計算式を避けたために，多くの検定方法に関しての詳細な説明はしていない．より詳しい説明に興味がある読者は，成書や下記の参考文献などを参照していただきたい．

● 文献
1) Cohen J : Statistical Power Analysis for the Behavioral Sciences. Academic Press ; 1969.
2) 竹内 啓：確率分布と統計解析．日本規格協会；1975. p.107.
3) 上坂浩之：臨床試験における被験者数設計の視点と方法．計量生物学2003；24(1)：17-41.

● 参考文献
- Fleiss JL 著，佐久間昭訳：計数データの統計学．東京大学出版会；1975.
- 椿 広計，藤田利治，佐藤俊哉編：これからの臨床試験．朝倉書店；1999. p.171-172.
- 柳井晴夫，高木廣文：臨床試験における標本数の定め方．医学のあゆみ 1977；102(13)：881-886.
- 柳井晴夫，高木廣文編著：新版看護学全書 統計学．メヂカルフレンド社；1995. p.88-105.

パイ π は円周率？

　一般に π と書けば，円周率 3.14… を表すものと考えられているが，統計学では必ずしもそうではない．ギリシャ文字 π は英語の p に対応している．p は英語の"proportion"の頭文字で，標本割合を示すために使われる．したがって，π は母集団での割合（母割合，母比率）を表すのに使うのである．
　大抵は，英語の頭文字から記号が決まってくることが多いのだが，そうではない場合も当然ある．標本の相関係数を，英語で表すと"correlation coefficient"であり，"c"となるはずである．ところが，"c"は文字定数や共分散を表すために使われることがあるので，相関係数は"relation"（関係）の頭文字から"r"と書くことが多い．母集団の相関係数（母相関係数）は，r に対応して"ρ"（ロー）で示すのが普通である．

9章 データ処理とデータ解析

Part 2 エビデンスとなる看護研究の進め方

　本章では，調査などで実際にデータを収集した後に行う操作手順について解説する．すなわち，コンピュータへの入力前に行う処理，実際のデータ入力，入力後のデータのチェック，そして最終的な解析用のデータとしての保存，などの各ステップの詳細について説明する．最後に，簡単なデータのまとめ方についても読者の便宜のために触れる．

データ・マネジメント

　調査や実験などで収集されたデータは，数値，文字，記号，画像，音声といった多様な形態をとり得る．これらのデータの保存には，コンピュータなどの電子媒体を利用すると便利である．近年のコンピュータ技術の発展およびSAS®，SPSS®，HALWIN のような統計パッケージ[★1]の開発のおかげで，専門的なコンピュータ操作やプログラミングの技術をほとんど知らなくても，多くの人がデータ解析を簡単に行えるようになった．統計解析結果の再現性の点からも，データ量の多少にかかわらずコンピュータにデータ・セットを作成し，汎用的な統計パッケージを利用してデータ解析をする利点は大きい．

　優れた疫学研究を実施するために作成された，米国 GEP ガイドライン（Guideline for Good Epidemiology Practice）[1]の研究実施の章における「データ収集と照合」と「解析」の項の記述を図 9-1 に示した．ここでは，電子媒体での記録保存の重要性やその管理責任者の必要性とともに，データの品質向上のためには，解析データ作成のために実施される全プロセスの概要を文書化しておくべきであることが指摘されている．

　データ入力やデータ点検のプロセスにおいて，標準作業手順書（standard operation procedure；SOP）を準備することは研究の質を上げるために重要である．「研究結果」という最終製品の品質を上げるには，その作成プロセスを管理していくという品質管理（quality control；QC）の考え方が医学研究や看護研究にも生かされる．これら品質向上のためのプロセスは「データ・マネジメント（data management；DM）」，それらを行う人は「データ・マネジャー（data manager）」とよばれている．

★1 これらのデータ解析ソフトについては第 10 章を参照のこと．

解析用データ・セット作成の手順とデータ入力

　電子媒体に保存された情報が直接入手できる場合を除いて，なんらかの記録

> **Data collection and verification**(データ収集と照合)
> All data collected for the study should be recorded directly, accurately, promptly, and legibly. The individual(s) responsible for the integrity of the data, computerized and hard copy, shall be identified.
> All <u>procedure</u> used to verify and promote the <u>quality and integrity of the data</u> shall be outlined in writing. An historical file of these procedures shall be maintained, including all revisions and dates of such revisions. Any changes in <u>data entries</u> shall be documented.
>
> **Analysis**(解析)
> All <u>data management</u> and statistical analysis programs and packages used in the analysis should be documented. Reasonable effort should be made to validate interim steps in the analysis.

図9-1 米国GEPガイドラインでの「データ収集と照合」および「解析」の項
(Andrews EA, et al. : Pharmacoepidemiol Drug Saf 1996 ; 5 : 333-338.[1]より抜粋．下線は著者)

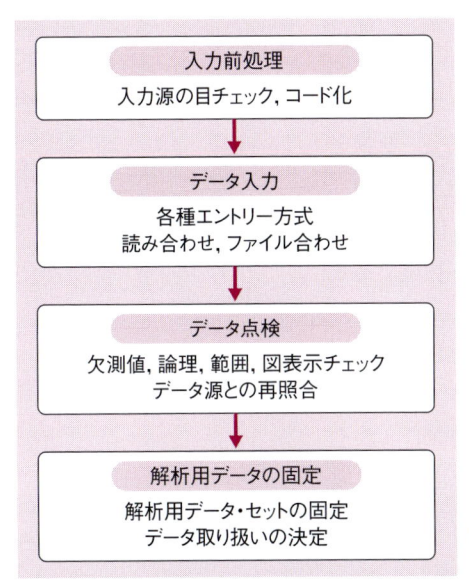

図9-2 解析用データ・セットの完成まで

（入力前処理：入力源の目チェック，コード化 → データ入力：各種エントリー方式，読み合わせ，ファイル合わせ → データ点検：欠測値，論理，範囲，図表示チェック，データ源との再照合 → 解析用データの固定：解析用データ・セットの固定，データ取り扱いの決定）

からデータをコンピュータに入力して解析用データ・セットを作成する作業が必要となる．一般に，解析用データ・セットの完成までには，① 入力前処理，② データ入力，③ データ点検，④ 解析用データ固定という手順を経ることになる（図9-2）．

入力前処理

まず，測定記録用紙，回収調査票，症例記録などの入力データ源について，どの情報をどのように入力するかを決定する．記録用紙をそのまま画像ファイルとして保存する場合や，記録の一部のみを統計解析する場合などには，必ずしも得られたすべての情報をコンピュータに入力する必要はないかもしれない．しかし，解析用データ・セットを作成した後に，「あっ，この項目も入力しておけばよかった」とならないように，**統計解析に少しでも利用する可能性のある情報は一緒に入力しておいたほうがよいだろう．**

表9-1 国際疾病分類（ICD-10）の例―脳血管疾患（I60〜I69）

コード	内　　容
I60	くも膜下出血
I61	脳内出血
I62	そのほかの非外傷性頭蓋内出血
I63	脳梗塞
I64	脳血管発作，脳出血または脳梗塞と明示されないもの
I65	脳実質外動脈の閉塞および狭窄，脳梗塞に至らなかったもの
I66	脳動脈の閉塞および狭窄，脳梗塞に至らなかったもの
I67	そのほかの脳血管疾患
I68	ほかに分類される疾患における脳血管障害
I69	脳血管疾患の続発・後遺症

（厚生省大臣官房統計情報部編：疾病，傷害および死因統計分類提要―ICD-10準拠．第1巻総論．厚生統計協会；1995.[2]より）

　情報が文字や画像のような場合には，解析しやすいように情報をコードに変えておく前処理を行う．入力前に，文字で記入された疾患名，症状名，薬剤名などにコード番号をふったり，自由記載で書かれた事柄を内容別に分類し直し，分類コード番号をつけておくといったコード化処理が必要である．疾患名や死因名などについては，ICD[★2]（国際疾病分類，**表9-1**）[2]のように世界標準であるコード体系を利用すると，他のデータとの互換性もよい．

[★2] International Classification of Diseases

　また，データ入力前の早めの時期に，入力データ源の記載内容を目で見て点検することも大変重要である．データの抜けや誤りの修正は，観察・測定から時間が経てば経つほど困難となっていく．識別番号など基本的な情報にもれや誤りがないかなど，目で見てチェックするための点検項目リストを前もって準備しておくと，点検者が異なっても均質なチェックが行え，以降のデータ入力の効率化を図れるだろう．

データ入力

　ずっと以前は，まずすべてのデータを英数字に直してコーディング・シートとよばれる紙に記入し，それをカードにパンチして（実際に穿孔機とよばれる機械でカードに穴をあけ），カード読み取り機でバコバコバコと音をたてながらコンピュータに読み込んで，磁気テープに保存していた．現在では，マーク・シート式調査票などOCR（光学式文字読み取り）用に設計された記入用紙は，そのまま読み取り装置から読み込むことができる．一般には，表計算シートや簡易データ・ベースとよばれるコンピュータ・ソフトを利用して，入力データ源を目で見ながらキーボードでタイプして入力することが多いだろう．

　データ入力プロセスの基本は，**入力者が内容の判断をせずに前処理された情報をそのまま入力すること**である．1人の入力者がデータ入力した場合（シングル・エントリー方式）では，入力したデータの印刷出力と入力データ源との照合を行う．通常は，1人が目で見て照合するのではなく，2人がペアになり，片方

図9-3 ダブル・エントリー方式での入力と照合の例

入力者A作成のデータ・ファイル

ID	性別	年齢	身長	体重	BMI
1	2	28	156	68.5	28.1
2	1	35	160	65.5	25.6
3	2	45	142	40.5	20.1
4	2	58	153	52.0	22.2
⋮	⋮	⋮	⋮	⋮	⋮

入力者B作成のデータ・ファイル

ID	性別	年齢	身長	体重	BMI
1	2	28	156	68.5	28.1
2	1	35	160	65.5	25.6
3	2	45	142	40.5	20.1
4	2	58	158	52.0	22.2
⋮	⋮	⋮	⋮	⋮	⋮

データの照合

ID	性別	年齢	身長	体重	BMI
○	○	○	○	○	○
○	○	○	○	○	○
○	○	○	○	○	○
○	○	○	×	○	○
⋮	⋮	⋮	⋮	⋮	⋮

照合者Cによって不一致箇所を確定したデータ・ファイル

ID	性別	年齢	身長	体重	BMI
1	2	28	156	68.5	28.1
2	1	35	160	65.5	25.6
3	2	45	142	40.5	20.1
4	2	58	153	52.0	22.2
⋮	⋮	⋮	⋮	⋮	⋮

図9-3 ダブル・エントリー方式での入力と照合の例
BMI : body mass index

が印刷出力（もしくは入力データ源）を見て声を出して読み上げ，もう一方の人がそれを聞いて入力データ源（もしくは印刷出力）と照合するので，この照合プロセスは「読み合わせ」ともよばれている．データ解析者にとって，この作業で解析データの構造や特性への理解が進むという利点もあるが，データが大量の場合には，読み合わせ作業は大変な時間と人手と声を要する．

そのため，正確かつ効率よくデータ入力を行うために，2人の入力者が独立して入力を行う方式（ダブル・エントリー方式）をとることが多い（図9-3）．それぞれの入力者が作成したデータ・ファイルの全入力項目を照合して，2人が一致した箇所は正しいデータとみなす．不一致の箇所のみについてデータ源に戻って確認し，正しいデータを確定入力する．実際には，両方の入力者とも同じように誤っているのに（一致した誤り），それを正しいとみなしてしまう可能性もあり得る．これを防ぐためには，独立した入力者をもう1人増やして3人とする（トリプル・エントリー方式）．3人とも同じように誤る可能性はほとんど0の確率になるので，それ以上の偶然による誤入力の一致は通常考慮する必要はないだろう．いずれの入力者も入力ミスが少ない場合には，大変効率よく正確なデータ・セットの作成ができるが，誰か1人でも入力ミスが多い者が混ざる

と，ほかの入力者がどんなに優秀でも不一致データが多くなり，かえって効率は悪くなるので注意を要する．

データ点検

データ入力プロセスが無事に終了しても，すぐに統計解析を行うのではなく，必ず一度は作成したデータ・セットを系統的に点検しなければならない．点検の方法には，「欠測値チェック」，「論理チェック」，「範囲チェック」，「図表示チェック」などがある．

欠測値チェック

「欠測値チェック」では，欠測値を取り得ない項目で欠測値がみられないか，空欄となっているが実はほかの内容を示していないか，などをチェックする．図9-4は，データ・セットから欠測値を探してデータ源を点検した例である．高血圧と高コレステロール血症以外の疾患については，単に「2. いいえ」に○をつけ忘れただけで，既往はないと判断して問題はないだろう．このような記載は問診票などではよく起こる．しかし，全項目が空欄未記入の場合には，どの疾患も既往がないのか，それとも「不明」や「回答せず」なのかは判断できない．

論理チェック

「論理チェック」は，論理的に起こり得ないデータがないかどうかを探すプロセスである．性別（男性）で出産回数（3）回とか，高血圧（なし）で降圧剤（服用中）とか，入院（平成15年4月）で死亡（平成12年1月）などがみつかった場合，どちらか一方の情報が誤っていると考え，データ源に戻って確認，修正しなくてはならない．

範囲チェック

「範囲チェック」は，各項目の取り得る値の範囲を設定して，それから逸脱し

以下の病気と診断されたことがありますか．			
疾患名	診断されたことがありますか 「はい」の場合は右欄もお答えください		はじめて診断された年齢
1. 高血圧	1. はい○	2. いいえ	(62)歳
2. 心筋梗塞	1. はい	2. いいえ	( )歳
3. 狭心症	1. はい	2. いいえ	( )歳
4. くも膜下出血	1. はい	2. いいえ	( )歳
5. 脳出血	1. はい	2. いいえ	( )歳
6. 高コレステロール血症	1. はい○	2. いいえ	(58)歳
7. 乳がん	1. はい	2. いいえ	( )歳
8. 胃がん	1. はい	2. いいえ	( )歳

図9-4 欠測値データの入力データ源の例

たデータを拾い出し，データ源で誤りがないかどうかを確認する方法である．拾い出しの範囲設定では，必ずしも，正常・異常を区別する値や，今まで報告されている最大値・最小値などのような値を使うのではなく，あくまでデータ源に戻って確認すべき値はどの範囲かを考えねばならない．範囲設定が困難な場合には，値の順にデータを並べて，大きな値から何個，小さな値から何個と決めて，それらを見直すといった方法もある．

図表示チェック

ほかのデータと大きくかけ離れている特殊なデータを拾い出すには，その項目の分布などを図に表示してみるのも便利である．

図9-5は，100人の対象者の空腹時血糖値をヒストグラムで表示したものである．分布の右端の140～144.9 mg/dlの階級の2人については，本当に空腹時に採血したか疑問である．このため，記録用紙に戻り同時に測定したHbA_{1C}値や糖尿病診断治療歴とともに測定値の点検を行う必要がある．

また，散布図（相関図）を利用すると，1変数の分布だけでなく2変数の分布の様子から，点検候補データを拾い出すことが可能となる．図9-6は，ある仮想集団でのウエスト周とヒップ周を散布図で示したものである．肥満の指標としてはBMI（body mass index：体重（kg）を身長（m）の2乗で割る）がよく用いられているが，BMIが同じ値でも腹部の脂肪が多い体型のほうが各種疾患発生リスクが高いといわれる．そこで，体型の指標としてウエスト周/ヒップ周の比をみるために，ウエスト周とヒップ周を自己記入式調査票で調査した例を散布図にプロットしたものである．図中の●印のデータは，それぞれの変数では問題のない範囲内にあるが，2変数の関係からは他のデータと少しかけ離れている．そこで，再度，ウエスト周とヒップ周の誤記入や誤入力がないかを調査票に戻って確認する必要があるだろう．

いずれのデータ点検法でも，決してそれらから誤ったデータがわかるのではなく，その可能性がある候補データを拾い出していることを十分に認識しな

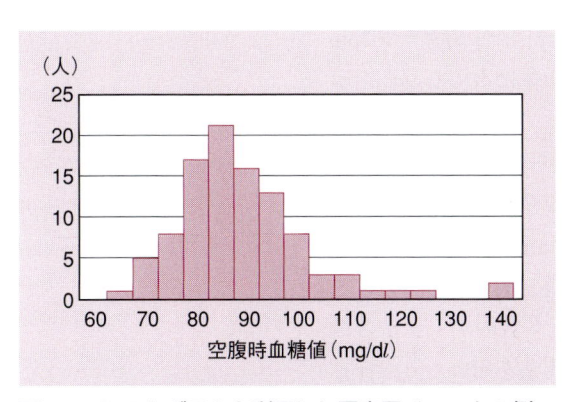

図9-5 ヒストグラムを利用した図表示チェックの例

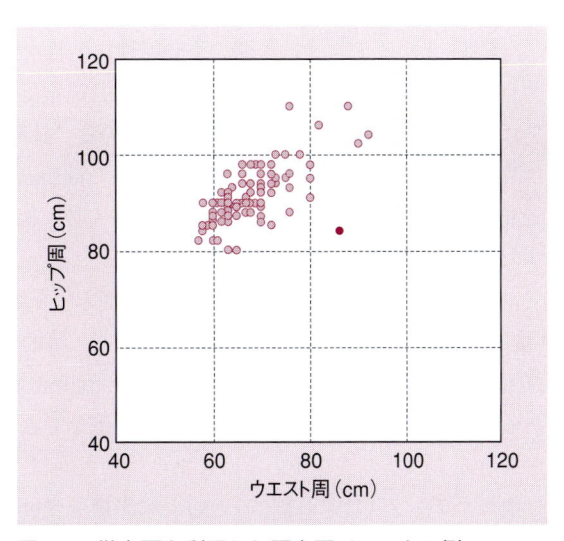

図9-6 散布図を利用した図表示チェックの例

ければならない．設定範囲を超えた特殊なデータは，必ずしもそのことだけで誤ったデータを意味しているのではなく，内容の点検をせずに一律に統計解析から除いたりすると，研究結果に影響を与えてしまう可能性がある．また，その特殊なデータが研究者に語りかけていた重要な本質をも，見逃してしまうかもしれない．

データの固定

　実際のデータ点検やクリーニング作業は際限のないものである．しかし，ある程度で点検終了と考えて，解析用データ・セットの固定を行うことになる．**データ固定を宣言した後は，よほどのことがないかぎりデータ修正は行わない**．データ固定を英語ではフリーズ（freeze：凍らせ固め動けなくする感じか）というようだが，米国映画で警官が犯人に銃を向けながら言う台詞と同じである．フリーズの後に動くことは，それなりの危険を覚悟しなくてはならない．

　また，データ・セットの固定と同時に，データの取り扱いの細部を決めることも必要となる．すでに，研究計画書に主要エンドポイントでの統計解析法や大まかな統計解析方針は定めてはある．しかし，毎週測定するはずの血圧値が2週後だけ測定忘れの例が出た，観察開始後3か月目に転勤のため対象者が引っ越したので以降，測定ができなくなったなど，生じた個々の問題データの取り扱いを決める必要が出てくる．特に欠測値については，欠測値がない対象者のみを統計解析の対象とする方法，また一時点前のデータで補填する方法（last observation carried forward；LOCF法）などさまざまな方法があり，データ固定時までに取り扱いを決定し，必ず文書化しておくべきである．

データの表示

　解析用に入力したデータは，その性質によって大きく2つに分けることができる．

　「性別」というデータは人間のもつ特性に名称をつけたものであり「質的データ」とよばれるが，男性35人に女性65人といったように人数を数え上げて集計されるので，「計数データ」ともよばれている．計数データの表示には，「棒グラフ（bar graph）」，「棒内訳グラフ（帯グラフ：rectangular graph）」，「円グラフ（pie graph）」などがあり，各分類ごとの度数（人数，個数）が全体に占める割合を示すために用いられる．

　一方，「身長」や「体重」などは，「ものさし」を用いて測られるデータなので，「量的データ（計量データ）」とよばれている．量的データの分布や構造の記述に有用な手法には，「探索的データ解析法（exploratory data analysis；EDA）」がある[3〜5]．この手法の特徴は，データの構造をできるだけ視覚的にとらえることができるような方法を用いる点にある．たとえば，他の大多数のデータから飛び離れたデータ（はずれ値：outlier）の影響を受けにくい手法を用いたり，分布の仮定など統計学的前提から逸脱してもその影響を受けにくい手法を用いたり

する．

　前述の100人の空腹時血糖値データを用いて，探索的データ解析法でよく用いられる，「幹葉表示」，「ヒストグラム」，「箱ひげ図」によりデータを表示してみよう．

　図9-7の左端の図が「幹葉表示（stem-and-leaf display）」である．空腹時血糖値について5きざみの階級を「幹（stem）」にして，1の桁の数字を「葉（leaf）」として表示している．たとえば，最小値は，幹で65〜69.9の位置の葉に8という数字があるので68とわかる．同様に，幹で70〜74.9の位置には，0 2 4 4 4と5個の葉の数字があるので，70，72，74，74，74と5つの測定値があったことがわかる．列車の発車時刻の「時」を幹に「分」を葉にして幹葉表示にすれば，駅で見慣れた時刻表ができあがる．データ数が少なければ，幹葉表示は手書きでも簡単に作成できる．データを視覚的に把握できると同時に，後述する中央値や四分位点などを表示から拾い出すことも簡単にできる．

　次に，同じデータ・セットを用いて作成したヒストグラムを図9-7の左から2番目の図に示した．データ数は$n=100$なので，通常のヒストグラムでは階級数は7段階程度（スタージェス〈Sturges〉の式：階級数$=1+\log_2 n$）となり，空腹時血糖値を10きざみの階級で作成するかもしれない．探索的データ解析法では20（階級数$=10\times\log_{10} n$）程度の階級数が適切とされ，この例では空腹時血糖値5きざみの階級を作成した．このように，探索的データ解析法でのヒストグラムは，やや階級数を多くしてデータの構造を視覚的に把握しやすくするのが特徴である．

　ヒストグラムの右側に，全測定値を1つずつ□でプロットした図を表示した

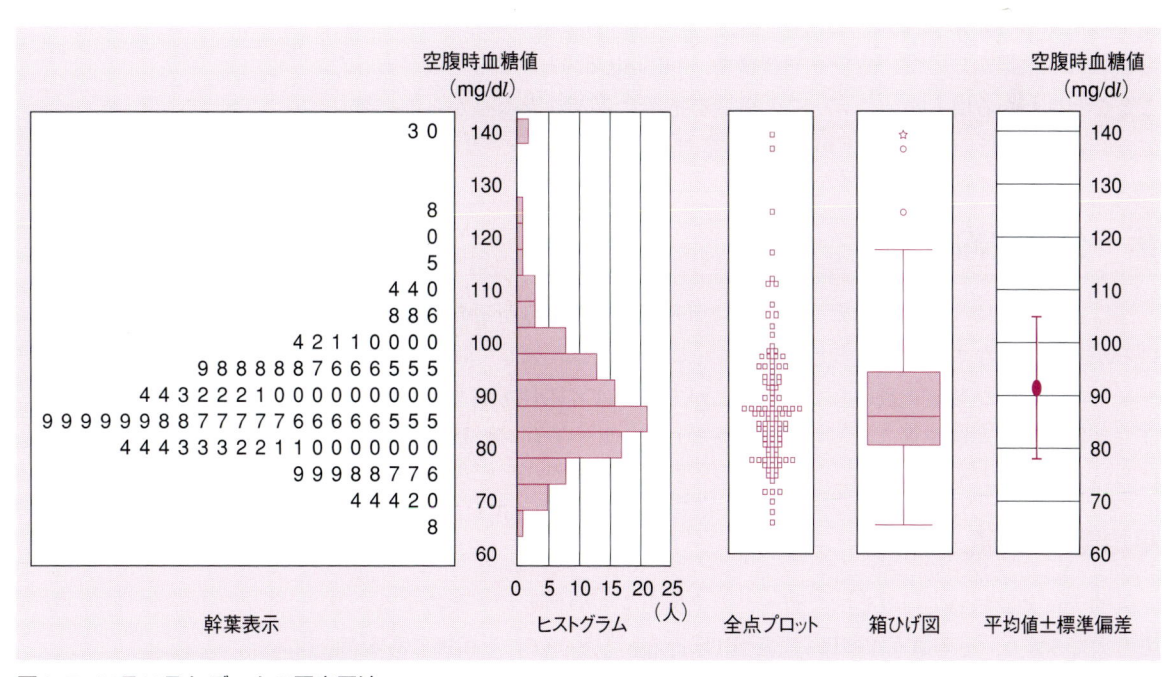

図9-7　いろいろなデータの図表示法

（全点プロット）．これは最も素直な表示法であり，すべてのデータの位置関係がそのまま把握できる．ただし，データ数が多くなり，同じような値が増えるに従い，図はだんだん見にくいものになってしまう．そこで，データ数が増えてもその構造を把握できる表示法として，「箱ひげ図（box-whisker plot）」が考案された．

　箱ひげ図[*3]では，まずデータを小さな順に並べ直して，小さなほうから25％の位置にある値「第1四分位数」，50％の位置にある値「中央値（第2四分位数）」，75％の位置にある値「第3四分位数」の3つの数値を得る必要がある．まず，第1四分位数と第3四分位数の位置に四角形で箱を作り，中央値の位置に線を入れる．必要に応じて，平均値の位置に＋や◇を加えることもある．箱は25パーセンタイル値と75パーセンタイル値で作られているので，全データの半数はこの箱の範囲内に分布していることになる．第3四分位数と第1四分位数の差（つまり箱の長さ）をヒンジ（四分位範囲）とよぶが，ひげはヒンジの1.5倍を箱の上下それぞれにとり，その内側で最も近いデータまで描く．ひげの範囲からはずれたデータ点を○や☆で表示する．なお，ひげの長さに関しては，5パーセンタイル値と95パーセンタイル値，最小値と最大値として表示することもあるし，ほかにもいくつかの方法がある．図9-7の箱ひげ図は1.5倍ヒンジを用いて作図したが，箱もひげも値の大きいほうに長く，高値のほうに裾が長いデータ分布の様子が読み取れるだろう．また，高値のほうのひげの外側にはずれた値が3つあることもわかる．

　参考までに，図9-7の最右端に平均値±標準偏差での表示をしてみた．平均値●を真中に，（平均値－標準偏差）から（平均値＋標準偏差）までを線分で表したものである．この表示法では，どのようなデータ構造でも線分の両端はいつも平均値から等距離となる．したがって，この平均値±標準偏差表示からは，高値のほうに裾をひいている分布の特徴や，140 mg/dl 以上の測定値があったことなどはわかる由もない．データの構造を把握するという観点からは，決して良い表示法とはいえないことが理解できるだろう．

データの要約

　図による表示は，視覚に訴え，直観的にデータ構造をとらえるのには適しているが，客観的なエビデンスとして提示するにはそれほど適してはいない．データ全体を適当な数値に要約して示すことができれば客観性も高まり，多くの研究者間で共通理解を得ることも可能になる．以下に，それらの基本的な方法について解説しよう．

平均値，中央値，最頻値

　量的データにおいて，中心的なデータの位置を1つの値として要約することを考えてみよう．そのような値は「代表値（average）」とよばれる指標であるが，「平均値（mean）」，「中央値（median）」，「最頻値（mode）」がよく知られている．

[*3] 箱ひげ図

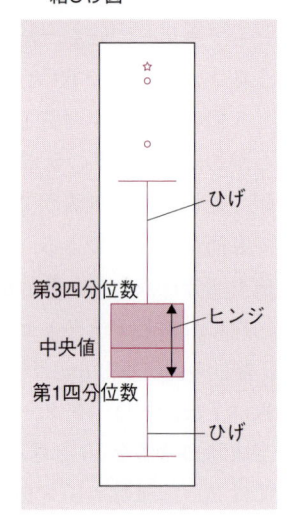

例として，前述の空腹時血糖値データで算出してみよう．

平均値

この空腹時血糖値データの例では，平均値は 91.0 mg/dl であった．この平均値は，たとえ少数であってもほかのデータから大きくかけ離れたはずれ値があると，その影響を受けやすい．例題でも，図 9-5 や図 9-7 をみるとわかるように，140 mg/dl 以上の例などのためか，平均値は視覚的に中心と思われる位置から若干高値を示すようである．そこで，このようなはずれ値の影響を受けにくい指標として，中央値や最頻値を計算してみよう．

中央値

中央値は，すべてのデータをその値の順に並べてちょうど真ん中の順位にある値を指すものである．データ数 n が奇数であれば，ちょうど中央となる順位は $(n+1)/2$ 番目となる．たとえば 9 個のデータであれば，小さなほうから（もしくは大きなほうから）5 番目のデータが中央値となる．データの個数が偶数であれば，$n/2$ 番目と $(n/2+1)$ 番目の平均を求める．例題では $n=100$ であったので 50 番目と 51 番目の平均値をとることになるが，両方ともその値は 89 であったので，中央値は 89.0 mg/dl となる．

最頻値

最頻値は，最も頻度が高い，すなわち最も人数が多いデータの値を示すものである．例としてヒストグラム（図 9-5）から計算してみよう．85〜89.9 の階級に最も度数が多いが，その正確な位置を特定するのは困難である．通常は最頻値を求めるには，階級幅（いずれの階級も幅は 5 mg/dl）を両隣の階級の度数で按分して推定する．1 つ下の階級 80〜84.9 に 17 人，1 つ上の階級 90〜94.9 に 16 人なので，85 から 16：17 に分ける位置とする．すなわち，最頻値は

$$85.0 + \frac{16}{17+16} \times 5 = 87.4$$

と推定される．

このように，中央値も最頻値も視覚的な中心的位置とほぼ一致する値を得ることができた．しかし，最頻値には，階級幅を変えると値が変わる，最も大きな度数が最下位や最高位のような端の階級にあると上記の按分ができない，また，同じ度数のピークが 2 つあると（二峰性），どちらが最頻か決められないという問題がある．そこで，はずれ値の影響を受けない指標として，通常は中央値を用いている．

データのばらつきの度合いを示す指標

量的データのばらつきの程度を示す指標を考えてみよう．「最小値」や「最大値」もデータのばらつきを示しており，最大値と最小値の差をとった「範囲

(range)」はばらつきを示す一つの指標となる．上記の例では，最小値が68 mg/dl，最大値が143 mg/dl なので，範囲は143－68＝75 と求められる．

また，データの大きさの順序を使ってばらつきの程度を考えるのであれば，前述の四分位数（quartile）を用いることができる．第1四分位数と第3四分位数の差は「四分位範囲」（箱ひげ図における箱の長さに相当）とよばれ，その半分の値は「四分位偏差（quartile deviation）」とよばれている．例題では，第1四分位数が82.5，第3四分位数が97.5 なので，四分位範囲は97.5－82.5＝15，四分位偏差は15/2＝7.5 と求められる．中央値が分布の位置を示すために，そしてこれらの指標はデータのばらつきの度合いを示すために一緒に用いられる．

それでは，次に平均値を代表値とした場合，データのばらつきの程度を表す指標を考えてみよう．個々のデータと平均値との差をとって，その平均的な値をみるのが素直な発想であろう．しかし，この差のままであれば負もあれば正もあるので，合計すると必ず0になり，ばらつきの指標にはなり得ない．そこで，データと平均値の差の絶対値を計算するか，2乗してから平均を求めればよい．個々のデータと平均値との差は「偏差（deviation）」とよばれ，偏差の絶対値の平均値は「平均偏差（mean deviation）」とよばれる．すなわち，

$$\text{平均偏差} = \frac{1}{n} \sum_{i=1}^{n} |x_i - \bar{x}|$$

である．平均偏差は，発想はわかりやすいが数学的な扱いが難しいため，統計学的検定には用いられない．一方，偏差の2乗の平均値は「分散（variance）」とよばれ，

$$\text{分散 } s^2 = \frac{1}{n} \sum_{i=1}^{n} (x_i - \bar{x})^2$$

であり，データのばらつきの指標として一般によく用いられている．標本調査から得られたデータを用いて，想定される母集団での分散を推定するためには，偏差の2乗和をnの代わりに$(n-1)$で割る必要がある[6,7]．この指標は「不偏分散（unbiased variance）」とよばれている．すなわち，

$$\text{不偏分散 } \hat{\sigma}^2 = \frac{1}{n-1} \sum_{i=1}^{n} (x_i - \bar{x})^2$$

である．

分散，不偏分散とも，もとの測定値の2乗を計算しているため，その単位も2乗されている．すなわち，身長の分散であればcm^2，体重ならばkg^2がその単位となる．直観的には，データのばらつきの程度を把握するのが難しいので，分散や不偏分散の平方根を計算し，もとの単位に戻すとわかりやすくなる．このように，分散の平方根から求められた指標が「標準偏差（standard deviation；SD）」である．通常は，不偏分散を使った標準偏差が個々のデータの平均値からのばらつき程度を示す指標として使われている．例題では，平均偏差が9.4，分散が169.2，不偏分散が170.9，そして標準偏差が13.1 と求められる．

●文献

1) Andrews EA, Avorn J, Bortnichak EA, et al.: Guidelines for Good Epidemiology Practices for drug, device, and vaccine research in the United States. Pharmacoepidemiol Drug Saf 1996 ; 5 : 333-338.
2) 厚生省大臣官房統計情報部編：疾病，傷害および死因統計分類提要—ICD-10準拠．第１巻総論．厚生統計協会；1995.
3) Tukey JW：Exploratory Data Analysis. Addison-Wesley；1997.
4) 渡辺 洋，鈴木則夫，山田文康ほか：探索的データ解析入門．朝倉書店；1985.
5) Hartwig F, Dearing BE：Exploratory Data Analysis. 柳井晴夫，高木廣文共訳：探索的データ解析の方法．朝倉書店；1981.
6) 柳井晴夫，高木廣文編：新版看護学全書 統計学．メヂカルフレンド社；1995.
7) 髙木廣文：ナースのための統計学—データのとり方・いかし方．医学書院；1984.

Part 2　エビデンスとなる看護研究の進め方

10章　データ解析ソフト

　個人用のコンピュータ（パソコン）の急速な発展と普及により，データ解析は自分の持っているパソコンで十分行えるようになった．実験や調査の実施後は，適当なソフトウェア（ソフト）を用いれば，すみやかにコンピュータにデータを電子化して保存できる．そして，データチェックの後は，ほんの短期間に十分な統計解析を行えるようになってきた．とはいえ，コンピュータの使い方に長じていても，データ解析にはまた別の知識と技術も必要である．本章では，看護研究に必要とされる統計解析のためのソフトについての簡単な説明と，実際のデータ解析での諸注意などについて指摘したい．なお，ここで取り上げるソフトの詳細な説明に興味のある読者は文献1）を参照されたい．

統計ソフトを用いるメリット

　データ解析のための統計ソフトは，それほど使用頻度が高くないので，必要性を感じることは少ないかもしれない．購入したパソコンには当初からワープロや表計算ソフトがインストールされており，簡単なデータ解析は表計算ソフトで可能である．一方，研究のために統計ソフトを必要とする場合，統計学の専門家に処理をまかせてしまうほうが簡単で確実なので，自分で利用できなくとも構わないと考えてしまうことも多いだろう．しかし，統計ソフトを導入し，自分で解析できる環境を整備することで，①データ解析の信頼性の向上，および②研究者自身が解析を行うメリットを享受することができる．

データ解析の信頼性の向上

　エビデンスとしての研究成果を受け取る側からみると，研究論文にもとのデータが記載されることはまれであるため，その分析結果のみを評価せざるを得ない．仮に解析担当者が統計処理の段階でミスを犯したとしても，読者の立場でこれを発見するのは困難である．このため，研究論文では分析に用いた統計ソフトと統計的手法を明示することが要求されるのである．この点，看護の分野では記載のない論文がまだ多いことが問題である．宮下ら[2]によると，看護研究の原著論文の57％が，利用した統計ソフトを明記していなかった．

　表計算ソフトで統計解析した場合，または昔ながらに紙と電卓（または鉛筆）で計算を行った場合は，コンピュータによる場合に比べ計算ミスが発生するリスクは格段に高くなる．データ解析の信頼性を確保するためには，ある程度評価の定まった統計ソフトを利用した統計解析を行うべきである．

研究者自身が解析を行うメリット

研究計画の段階で統計解析の手順を明確に定めたとしても，実際の調査や測定によって得たデータに関する知識，その調査時のデータ収集の状況は，研究者自身が最も熟知しているはずである．したがって，データ解析のみのための統計専門家よりも，研究者自身のほうが分析結果の評価はよりよく理解できるはずである．統計処理とその結果の評価を研究者が同時に行えるということは，データ解析時に非常に有利である．統計処理の段階を人任せにしないためにも，統計ソフトを進んで利用するべきである．

主な統計ソフト

パソコン上で利用できる統計ソフトの種類は，ワープロソフトなどに比べると多種多様である．大型計算機時代からの歴史あるソフトのパソコン版，研究者により個人的に開発されパソコン黎明期から長期の利用経験により評価が定まっているソフト，個人が開発し公開している非営利のソフトなど，さまざまである．以下に，それらの中から代表的な統計ソフトを紹介しよう．

大型計算機時代から定評のある統計ソフトのパソコン版

SPSS® (Statistical Package for Social Science)

著者らが大学院生時代から使用していたもので，ほぼ30年の歴史をもつ定評ある統計ソフトである．もとは社会科学系の研究者のための統計解析用ソフトである．現在はパソコン版の利用が中心となり，解析手法も数多く用意されている．大型計算機時代は，解析の手続きをプログラムとして記述するための文法を理解する必要があった．しかし，パソコン版ではデータの作成・編集から解析までをメニュー操作で実行できるようになった．

利用できる分析手法が1つのパッケージにまとめられているのではなく，高度統計手法がほぼ分野別にプロダクトとして提供されている．基本的なプロダクトとして Base System には，データの作成・管理，記述統計，グラフ作成，主要な検定法，因子分析・判別分析・重回帰分析などの基本的な多変量解析の手法が含まれている．その他の方法を使用したい場合には，Base System に加えて必要なものを追加するようになっている．なお，Base System にロジスティック回帰分析など，看護学・医学領域で用いられる主要な手法を追加したパッケージ (Dr. SPSS® Ⅱ) も用意されている．以前は Macintosh 版も提供されていたが，現在では Windows 版のみの提供となっている．

SAS® (Statistical Analysis System)

医学系を中心に多くの分野で利用されている．高度な統計解析に加え，データ管理や出力など総合的なデータ処理のためのシステムとなっている．SPSS®よりも後発であるが，医学領域，特に薬効評価の分野においては，最も定評の

ある統計ソフトである．しかし，解析のためにはSAS®プログラムを作成する必要があり，その難易度は高い．

SAS®を使用するためには，パッケージとして購入するのではなく，リース契約を結ぶ必要がある．その費用は，SPSS®に比べて高額の経費が毎年必要とされる．データ解析にSAS®が必要で，そのコストを負担できる場合に利用すればよい．

SAS®もSPSS®と同様に，機能別に細分化されたソフトを組み合わせる方式になっている．統計解析に最低限必要なものは，データ管理と記述統計，基本的な推測統計の方法のみの機能をもつBase SAS，および回帰分析，分散分析，多変量解析などを含んだSAS/STATの2つである．そのほかに20以上の機能別のソフトが提供されている．

パソコン用として開発されたソフト

JMP®

SAS社のもう一つの統計ソフトである．SAS®が大規模な施設での利用を想定しているのに対して，JMP®は個人での利用を想定している．パソコン用として開発されたため，操作性が高く，SAS®のようなプログラム作成の必要はない．データ管理も表計算ソフト的であり，基本的な操作もメニューから選択する方式になっている．

年間ライセンス契約以外に買い取りも可能であり，SAS®に比べてかなり安価で導入できる．また，多くの統計ソフトの最新版がWindows®版のみであるのに対して，Macintosh®版も提供されている．ただし，SPSS®やSAS®に比べて，参考となる書籍が非常に少ない．

HALWIN（HALBAU for Windows®）

HALBAU[3]は，『多変量解析ハンドブック（柳井，高木）』[4]に掲載された多変量解析のためのBASICプログラムをもとに，統計パッケージとして統合して開発されたソフトである．当初はNEC PC-98版のみであったが，他の統計ソフトと比べて安価で，操作が簡単でありながら高度な解析機能が行えるという点から，国内の看護学・医学分野で多くの人々に利用されている．長年の利用実績から，機能の充実，操作性の向上を図るため，Windows®上で動作する統計ソフトとして高木により開発されたものがHALWINである[5]．

HALWINの機能では，データファイルの操作関連に加えて，本書で解説している基礎統計学，多変量解析などの多様な解析手法が提供されている．看護研究において利用されるであろう統計手法はほぼすべて網羅されている．

統計ソフト利用時の注意など

統計ソフトを利用する場合，いくつかのソフトから研究目的に適したデータ解析ができることや予算面を考慮して，どれかを選ばねばならない．購入後は

自分のパソコンにインストールし，実際にパソコン上で動作するかどうかを確認する必要がある．その後はデータの入力を行い，やっと実際に統計解析が行えることになる．

このような，一連のプロセスも慣れればどうということもないのだが，不慣れなうちはトラブルもかなりあるので，それらについて簡単に説明しよう．

統計ソフトの導入

統計ソフトが一般のパソコン用ソフト販売店で直接取り扱われることはほとんどない．そのため，ソフトウェア会社へ直接問い合わせるか，ソフトウェア納入業者へ取り扱い可能かどうかを問い合わせる必要がある．ほとんどの統計ソフトは，アカデミック価格や大量導入時の割引制度が用意されているので，導入計画ではその点を考慮すべきだろう．

ソフト購入後のパソコンへのインストールは，市販の統計ソフトの場合にはわかりやすいインストーラーが付属しているため，実施は容易であろう．サンプルサイズが大きい場合や複雑な統計解析を行う場合は，計算速度が速く記憶容量の大きな性能の高いパソコンに統計ソフトを導入したほうが快適な解析環境を実現することができる．使用できる経費や予算でパソコンが決められてしまうかもしれないが，記憶容量だけでも大きいほうが他のソフトを使用する場合にも都合がよいので，考慮したい．

データの入力と管理

一般的な作業手順として，調査や実験で収集したデータは最終的に統計ソフトで処理されるが，データの入力と管理には自分が使い慣れた表計算ソフトを利用するほうがよいだろう．

データの入力やチェック，またデータから新たな変数を作成する作業，たとえばいくつかの変数についてその合計を計算する作業なども，統計ソフトの機能を利用して行うことは可能であるが，そのような処理には慣れたソフトでの作業のほうが効率がよい．また，アフターコーディング（単純集計などを行った結果を見て，コードを付け直す）や自由回答の整理の作業，印刷，研究データの持ち運びなども，より汎用的なExcel®などの表計算ソフトが適しているだろう．

統計ソフトの側には，一般的なExcel®などで作成したデータを読み込む機能，またそれらの形式でデータを出力する機能が用意されているため，データ入力の際の「約束事」をいくつか理解すれば，相互にデータのやりとりができる．表計算ソフトで分析のためのデータを入力する場合，以下のような点に注意すべきである[*1]．

① 表の形式：列方向（横）に変数を，行方向（縦）にケースを並べる形式にする．
② 変数名：変数名をx1，x2などとすると内容がわかりにくい．変数の内容や意味がわかる名前をつける．SPSS®など解析ソフト側に文字数制限がある場合もあるので，あまり長い名前はつけない．
③ データのタイプ：SPSS®など名義尺度に文字型のデータを利用できるソフ

[*1] Excelでデータを入力する方法，計算によりデータを加工・追加する方法の詳細については，ここでは解説しない．一般的なマニュアル本が数多く市販されているので，それらを参照されたい．

トもあるが，入力の容易さから数値コードを与えて，数値として入力するほうが効率的である．なお，コードと数値の対応表は管理が必要である．
④欠損値：通常は，欠損値は空白セルのままにしておく．記入もれと測定不要など，複数の種類の欠損値を区別するために別の値を指定する必要のある場合には，測定されたデータの値の範囲に重ならないように注意する．

データを正しく入力できているかを十分にチェックすれば，統計解析のためのデータの用意は完了したことになる．

統計ソフトの使用時の問題

現在の多くの統計ソフトは，マウスやキーボードからメニューを選び，使用する変数を指定するだけで，高度な統計解析を簡単に実行できるようになっている．便利になった反面，統計手法に関する知識がなくとも分析ができるようになった．このため，**分析に使用するデータがその統計手法の前提条件を満たしていなくとも，形式的に分析結果を得ることができる**点が問題となる．当たり前ではあるが，統計ソフトは分析のたびに，使用する変数がどのようなデータなのかをいちいち問うたりはしない．その解析手法に不適切なデータでも，統計手法の詳細を利用者が知らなくとも，コンピュータは高度な分析を行い，分析結果を出力してくれる．

特に分析手法を指定する過程で，本来ならば解析方法の詳細について複数の選択肢から選択をしなければならない場合でも，統計ソフトがデフォルト（あらかじめ決められた標準設定）として設定しているオプションを利用してしまうのは問題がある．どのような設定がデフォルトとして設定されているのかを，研究者が分析を始める前に確認しておくことは，分析結果の解釈を間違えないためにもきわめて重要である．特に，多変量解析の諸手法では，思いのほか分析前に設定すべき事項が多いので注意が必要である．

現在のパソコンの環境下では，データを分析し，その結果を読む作業がほとんどリアルタイムで進行できる．このため，自分にとって「良い結果」が出る分析方法を探して，手当たり次第分析を繰り返すこともあり得る．また，統計ソフトの高度な分析手法が利用できるので，研究計画で交絡因子への対処を検討せず，解析段階での対応で十分と考える研究者もいるかもしれない．

看護研究者の多くは統計学の専門家ではないので，コンピュータによるデータ解析がブラックボックスであることは仕方がない．しかし，便利な道具である統計ソフトも適切に使わなければ危険な道具となりかねないことは，常に留意しなければならない．"gavages in, gavages out!"（ゴミを入れれば，ゴミの結果が出る！）と言われるように，質の高いデータを収集することは最も重要である．そのためには，良いデザインで良いデータを集めるための研究計画をしっかり立て，それに従って研究を実施することが重要である．

統計解析は，あくまで研究の最後の仕上げであり，適切な手法の選択，統計手法を適用できる前提条件と結果の読み取りができる知識を身につけて，統計ソフトを活用することが望まれる．

●文献
1) 佐伯圭一郎，高木廣文：パソコン統計ソフト．日野原重明，井村裕夫監修，福井次矢編集：看護のための最新医学講座 第36巻 EBNと臨床研究．中山書店；2003．p.262-275．
2) 宮下光令ほか：わが国の看護研究論文に用いられている統計手法について．Quality Nursing 2001；10；849-854．
3) 高木廣文：調査データはHALBAUで．保健の科学 1994；36（9）；574-581．
4) 柳井晴夫，高木廣文編著：多変量解析ハンドブック．現代数学社；1986．
5) 高木廣文：HALWINによるデータ解析．現代数学社；1998．

シグマ記号は簡単

　統計学がイヤになる理由の1つに，シグマ記号があるだろう．この記号が出てきただけで，もうダメという人もいるようである．しかし，実際にはシグマ記号もたいして難しく考える必要はない．ギリシャ文字のシグマΣは，小文字のシグマσの大文字である．したがって，英語では"S"ということになる．これは，"Summation"の頭文字であり，「合計，和」という意味を表している．つまり，シグマ記号とは「和記号」のことである．英語やギリシャ文字では馴染みがないが，日本語で和記号や合計記号といえば，誰でもわかるのではないだろうか．

　同じように，合計を計算することを示す記号がある．それは，Sを上下に引っ張った形をしている．すなわち，"$\int$"（インテグラル）である．インテグラルは積分の記号として知られているが，これは，Σ記号と同じように，合計を示すものである．ただし，Σ記号が離散的（とびとびの）な数値の合計をすることを示すのに，$\int$記号は連続的な微細部分の合計を示すために使用されるという違いがある．

Part 3

さまざまな解析法

Part 3 さまざまな解析法

11章 研究方法による効果の指標の違いについて

実際の研究においては，その研究方式の違いにより，死亡率などのような用いる効果の指標が異なってくる．本章では，主要な研究方法により得られる効果の指標について説明する．

閉じたコホートと開いたコホート

閉じたコホート

特定の集団（コホート）を長期間追跡するようなコホート研究では，コホートを構成するメンバー全員の観察開始は，多くの場合同一の時点であり，追跡期間中に新規に対象者を追加することはない．そのため，ある時点までの観察期間は，メンバー全員が同じ長さの時間となる．このようなコホート研究は，「閉じたコホート（closed cohort, fixed cohort）」[1]とよばれている．

このタイプのコホート研究では，注目する事象（死亡やある疾患への罹患など）の起こりやすさを推定するものとして，「割合（proportion）」と「率（rate）」が用いられる．日常的には，割合も率も同じ意味の言葉として使うかもしれない．しかし，統計学では，この2つの言葉のもつ意味はまったく違うものである．

例として，15年間追跡観察している閉じたコホート研究において，男性群では100人中20人に，女性群では150人中25人に心疾患が発生したとしよう．この場合，15年間での発生割合は，男性群で20人/100人＝0.20，女性群で25人/150人＝0.17と計算できる．この割合の場合には分母と分子は，同じ「人」という単位の数字である．このように，分母と分子が同じ単位である「割合」は単位をもたない無名数となる．また，男性群で発病した20人（分子）は，分母である100人の一部分である．割合の計算では，分子は必ず分母に含まれている．一般には，

$$\text{特性 A の割合（\%）} = \frac{\text{特性 A を有する人数}}{\text{全体の人数}} \times 100$$

で計算することができる．心疾患の発生割合のように，望ましくない事象の生起する割合は，「リスク（risk）」とよばれている．

一方，心疾患の発生率の計算はどのように行えばよいだろうか．死亡率や罹患率のような「率」の計算では，分子は注目している事象の発生件数とするが，分母は各人の観察期間の長さの合計にする必要がある．すなわち，

$$\text{特性 A の発生率} = \frac{\text{特性 A を有する人数}}{\text{全員の観察期間の合計}}$$

である．この例では，全員が15年間の観察期間なので，

$$\text{男性群の心疾患発生率} = \frac{20 \text{人}}{100 \text{人} \times 15 \text{年}} = \frac{20 \text{人}}{1{,}500 \text{人年}} = \frac{0.013}{\text{年}}$$

$$\text{女性群の心疾患発生率} = \frac{25 \text{人}}{150 \text{人} \times 15 \text{年}} = \frac{25 \text{人}}{2{,}250 \text{人年}} = \frac{0.011}{\text{年}}$$

と計算できる．割合での分母は総観察人数（人）であったが，このように「率」での分母は総観察期間（単位は人年）となる．そのため，**率は，1年あたり，1日あたりといったある時間あたりのスピードを表す指標**である．

あまり意識されていないのであるが，人口動態統計での死亡率も死亡した人数を観察した総期間人年で割った形になっている．たとえば，2004年1年間のわが国における死亡率は，$1{,}028{,}708 \text{人}/(127{,}687{,}000 \text{人} \times 1 \text{年}) = 805.6 \text{人}/10$万人年である．この結果を，「人口10万人あたり805.6人」ということが多いのだが，これは暗黙に「1年間の観察期間で」を前提にした言い方である．

▶ 開いたコホート

閉じたコホートに対して，観察期間中に新規対象者を追加しても構わないとする研究デザインのコホート研究は，「開いたコホート（open cohort, dynamic cohort）」とよばれている．たとえば，出生時から観察を開始するようなコホートを設定した場合，対象者の生年月日がそれぞれ異なるので，ある暦時点までの観察期間は対象者によって異なってくる．また，病院の記録からある治療法を受けている人を探してコホートを設定し，治療開始後の様子をある暦時点まで調べる場合でも，対象者の観察期間は異なってくる．閉じたコホートのように，対象者同時に「ヨーイ・ドン」で観察を開始している訳ではなく，さらに出生後1歳までとか，治療開始後3年までといった観察終了の時点も決めていない場合もある．

このような開いたコホート研究では，同じ1人でも，観察期間が1年以上ある人もいれば，観察開始から1か月しか経っていない人などまちまちであり，全員を同じ1人として扱って「割合」を算出することはできない．しかし，「率」は，分母をコホートのメンバー全員の観察時間を加え合わせた総観察時間にすれば，上記の式を用いて算出できる．この計算法は，従来「人年法」とよばれ，追跡調査でよく用いられてきた方法である．

差と比による効果の指標

上記のように，コホート研究のデータから，割合や率で注目する事象の起こりやすさを推定することができる．これらの推定値を用いて，グループ間で事象の生起の仕方をどのように比較するかを説明しよう．比較で用いられる指標は，その計算方法から一般に「差（difference）」と「比（ratio）」に分けられる．

先ほどの閉じたコホート研究の例で，男女間に違いがあるか比較してみよう．心疾患の発生割合の差は，

［男性群の発生割合］－［女性群の発生割合］＝ 0.20 － 0.17 ＝ 0.03

である．これは，15年間の追跡で，男性のほうが100人につき3人余計に心疾患を発生することを示している．このような2つのリスクの差は，「リスク差（risk difference）」とよばれている．

発生割合の男女比は，

$$\frac{男性の心疾患発生割合}{女性の心疾患発生割合} = \frac{0.20}{0.17} = 1.2$$

である．これは，15年間の追跡で，男性は女性に比べ心疾患の発生が1.2倍あることを示している．このような2つのリスクの比は，「リスク比（risk ratio；RR）」とよばれている．

この例では，心疾患の発生割合に関しては，差でも比でも，男性に発生しやすそうだということはわかる．一般には，どちらの指標を使うべきかは場面によって異なる．

一般に，**集団としての問題の絶対的な大きさを知りたければ「差」を使用する．一方，個体としての確率を問題にするときには「比」を用いたほうが，その違いを認識しやすい**といわれている．特に，比を用いる場合には，割るほうの大きさ（分母，ベースとなるほうの大きさ）を十分把握していないと誤った認識をしてしまうこともある．たとえば，比では，（1,000人/10,000人）/（100人/10,000人）も10倍だが，（10人/10,000人）/（1人/10,000人）も10倍である．ベースとなる起こりやすさが，10,000人に100人の場合でも，10,000人に1人でも，比は同じ10倍である．しかし，ベースとなる発生割合の大きさは100倍も違う．比は，前述の割合や率に似ている（何かを何かで割っている）が，やはり単位がない無名数であるので，率との区別は簡単につく．また，割合では分子が分母に含まれていたが，比ではこのような包含関係はない．

なお，ある事象に関する発生率を求めることができる場合には，比較したい2グループについて，リスク差やリスク比と同様にして，「レイト差（率差；rate difference）」，および「レイト比（率比；rate ratio）」を求めることができる．

ケース・コントロール研究での効果の指標

ケース・コントロール研究では，研究デザインから2グループの対象者数はあらかじめ決められている．そのような調査では，**表11-1**のようにケースの人数 n とコントロールの人数 m は任意に決められたものである．したがって，コホート研究では求めることができた疾患の発生や死亡に対する要因のリスクを直接求めることはできない．コホート研究でのように，要因がある場合のリスクを x/t，要因のない場合を $(n-x)/(N-t)$ でそれぞれ推定しても，これは意味のないことである．なぜならば，ケースとコントロールの人数は任意に決められているので，リスクの計算に用いる分子と分母の人数は，1：1でも1：2でも人

表11-1　ケース・コントロール研究

グループ	要因 あり	要因 なし	計
ケース	x	n−x	n
コントロール	y	m−y	m
計	t	N−t	N

$t = x+y,\ N = n+m$

表11-2　1対1の場合

グループ	要因 あり	要因 なし	計
ケース	50	50	100
コントロール	25	75	100
計	75	125	200

表11-3　1対2の場合

グループ	要因 あり	要因 なし	計
ケース	50	50	100
コントロール	50	150	200
計	100	200	300

為的に変化させることができるからである.

　表11-2と表11-3では，ともにケースでは要因の有無は50％と50％，コントロールでは25％と75％に仮定されているが，表11-3ではコントロールの人数がケースの人数の2倍になっている．それぞれの場合についてリスクを求めてみると，表11-2では要因ありのリスク $p_1 = 50/75 = 0.667$ であるが，表11-3の場合には $p_1 = 50/100 = 0.5$ となる．一方，要因なしのリスクは，表11-2では $p_0 = 50/125 = 0.4$，表11-3の場合には $p_0 = 50/200 = 0.25$ となる．したがって，要因のある場合とない場合の発生確率の比であるリスク比 RR は，表11-2の場合は $RR = p_1/p_0 = 1.667$，表11-3の場合は $RR = 2$ となり，両者の結果は異なってしまう．

　このように，ケース・コントロール研究では，要因の有無ごとに患者の割合を求めることには意味がなく，そのままでは要因の疾患に対するリスク比を直接求めることはできない．しかし，「オッズ比（odds ratio；OR）」とよばれる統計量がリスク比の良い推定値となることがわかっている．

　ケースとコントロールの母集団での要因を有する割合を，それぞれ π_1，π_0 とすると，母集団でのオッズ比（母オッズ比）ψ は，

$$\psi = \frac{\pi_1(1-\pi_0)}{\pi_0(1-\pi_1)}$$

によって推定できる．実際のデータでは，母オッズ比の推定値として，表11-1の記号を用いると，

$$OR = \frac{x \times (m-y)}{y \times (n-x)}$$

のように計算される．

　表11-2の場合は，オッズ比 $OR = 50 \times 75/(25 \times 50) = 3$ と求められる．同様に，表11-3の場合にも $OR = 50 \times 150/(50 \times 50) = 3$ となり，ケースとコントロールの対応数を1：1や1：2などに変化させても，オッズ比は影響を受けないことがわかる．

母オッズ比の信頼区間

　母オッズ比の信頼区間を推定するためには，まずオッズ比の分散を推定する必要がある．しかし，オッズ比は0より大きな正の数であり，要因の影響がな

い場合には 1 となるので，オッズ比の分布は右側に大きく偏っている．すなわち，値の大きい方向である右側に裾野がずっと長くなっている．このため，オッズ比の推定のばらつきを示す分散を求めるのではなく，その対数である対数オッズ比 log(OR) についての分散を考えればよい．

対数オッズ比の期待値は母対数オッズ比に一致し，その分散 V は

$$V = \frac{1}{x} + \frac{1}{n-x} + \frac{1}{y} + \frac{1}{m-y}$$

により求めることができる．対数オッズ比の期待値と分散から，正規分布を仮定することで，母オッズ比 ψ の $100(1-2\alpha)$ ％信頼区間を求めることができる．対数オッズ比から対数を戻して普通の形式にすると，

$$OR \times \exp(-z_\alpha \times \sqrt{V}) < \psi < OR \times \exp(z_\alpha \times \sqrt{V})$$

により求められる．ここで，z_α は標準正規分布の上側 α 点の値である．実際の計算で母オッズ比の 95 ％信頼区間を求めるには，$z_\alpha=1.96$ として計算すればよい．すなわち，

$$OR \times \exp(-1.96 \times \sqrt{V}) < \psi < OR \times \exp(1.96 \times \sqrt{V})$$

により，母オッズ比の 95 ％信頼区間が求められる．ただし，exp( ) は指数関数の底 e なので，計算には関数電卓やパソコンが必要である．

表 11-2 の場合，対数オッズ比の分散 V を求めると，

$$V = \frac{1}{50} + \frac{1}{50} + \frac{1}{25} + \frac{1}{75} = \frac{7}{75} = 0.0933$$

となる．95 ％信頼区間を求めるためには，

$$\exp(1.96\sqrt{0.0933}) = \exp(0.5988) = 1.820$$

をまず計算する．これから 95 ％信頼区間の下限 ψ_L と上限 ψ_U を求める．指数関数の中にマイナス記号がある場合には割り算にすればよいので，

$$\psi_L = \frac{3}{1.820} = 1.65 \text{ および } \psi_U = 3 \times 1.820 = 5.46$$

と求められる．したがって，母オッズ比の 95 ％信頼区間は，

$$1.65 < \psi < 5.46$$

と推定できる．

なお，母オッズ比の信頼区間を求める方法は，他にも提案されているが[2]，ここではその詳細については触れない．

母オッズ比に関する検定

表 11-1 のようなクロス表の検定には，通常は「独立性の検定」とよばれるカイ 2 乗検定がよく使用されている．表 11-2 のように，縦と横の 2 つの項目のカテゴリがそれぞれ 2 つの場合には，「2×2 のクロス表」または「四分表」とよばれ，すでに第 4 章で説明したように，実際には検定のためにフィッシャー (Fisher) の正確な確率（直接確率）を求めることができる．ただし，ある程度標本数が大きければ，実際の計算では「イエーツ (Yates) の修正 χ^2 値（χ_Y^2）」

を計算して，そのp値が0.05（5％）より小さければ，有意な関係があるとすればよいだろう．

表11-2についてイエーツの修正χ^2値（χ_Y^2）を求めると，

$$\chi_Y^2 = \frac{200 \times (|50 \times 75 - 25 \times 50| - 200/2)^2}{100 \times 100 \times 75 \times 125} = 12.288$$

となる．この値のp値を求めると，$p=0.00046$となり高度に有意である．したがって，要因とケースであることには関係があることになる．ちなみに，フィッシャーの直接確率から求めたp値は$p_F=0.00042$であり，大差ないことがわかる．

このような独立性の検定は，「母オッズ比＝1」という帰無仮説の検定，および「母リスク比＝1」という検定とも同等である．そして「要因は疾患の発生に無関係である」という検定を行うことを意味している．実際のカイ2乗検定の具体的な方法については，第4章を参照して欲しい．

● 文献

1) Walker AM：Observation and Inference—An Introduction to the Methods of Epidemiology. Epidemiology Resources Inc；1991．丸井英二，中井里史，林 邦彦訳：疫学研究の考え方・進め方—観察から推測へ—．新興医学出版社；1996．

2) 佐藤俊哉，高木廣文，柳川 堯ほか：Mantel-Haenszelの方法による複数の2×2表の要約．統計数理 1998；46(1)：153-177．

分布の間の関係

意外と知られていないのだが，正規分布，t分布，カイ2乗分布，F分布の間には相互に関係がある（下図）．

t分布は，正規分布の近似的な分布であり，自由度が大きくなると（100位で十分大きい），平均0，分散1の標準正規分布（z分布）に近づいていく．

カイ2乗分布は，標準正規分布に従うような変数の2乗の和の分布である．変数が1つだけなら自由度1，2つの変数ならば自由度2となる．

F分布は，2つのカイ2乗分布に従う変数の比の分布であり，分子と分母のカイ2乗分布の自由度に対応して，2つの自由度をもつことになる．

また，t分布に従う変数の2乗の分布は，F分布に従うことになる．その場合，分布の第1自由度は1で，第2自由度がt分布の自由度に一致する．

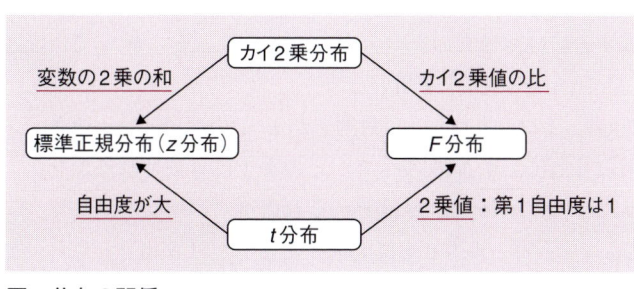

図 分布の関係

Part 3 さまざまな解析法

12章 交絡因子の影響を除く方法

　第3章で説明したように，疫学研究において，特定の要因のリスクを評価する場合，疾病の発生に関係する交絡因子が存在すれば，研究下にある要因の評価は歪められるおそれがある．交絡因子としては，性，年齢，喫煙習慣，飲酒習慣などがその代表として考えられる．それでは，交絡因子を除くにはどのような方法を用いればよいのだろうか．マッチングを行ったデータを解析するには，「マクネマー検定（McNemar's test）」や「マンテル-ヘンツェル検定（Mantel-Haenszel test）」を用いるのが一般的である．本章ではこれらの方法について解説しよう．

　第11章で説明したように，オッズ比を用いることで発生のまれな疾患に関する各種要因のリスクを量的に把握し，評価することが可能となる．しかし，実際にある要因についての推論を行う場合，結果に影響を与える可能性のある変数をコントロールする必要がある．たとえば，ケース・コントロール研究で完全なマッチングが行えなかった場合，喫煙習慣や飲酒習慣の相違が各種疾患の死亡率の違いをもたらすことは，ほとんど自明といってもよい．マッチングを行い，ケースとコントロールの基本的な属性を一致させたといっても，実際には性を完全に一致させることはできるだろうが，年齢を完全に一致させるのは双生児以外は不可能といってよいだろう．現実の研究では，ケースとコントロールをマッチさせる場合，±2歳ぐらいの相違は大目にみるのが普通である．まして，喫煙習慣などまで一致させるのは，かなり困難であるといえるだろう．したがって，実際にはこの種の問題については適当な解決策が必要となる．

マクネマー検定

　ケース・コントロール研究で1：1のマッチングを行った場合，マッチしたケースとコントロールはペアで考えなければならない．このため，2グループ間で特定の要因の有無を比較するには，通常のクロス表のカイ2乗（χ^2）検定ではなく，マクネマー検定（McNemar's test）を用いる[1]．

　表12-1は，ケース（患者）とコントロール（対照）が1：1のペアにマッチされている場合，ある要因の有無によりN組のペアがどのように分類されるかを示したものである．表中に示したa, b, c, dはそれぞれのペアの組数を示している．たとえば，ケースもコントロールもともに要因があるペアはa組，どちらも要因がないペアはd組存在していることを示している．

　リスク比の推定値であるオッズ比とその標準誤差は，通常の場合と異なり，

表12-1 対応のある場合の四分表

		コントロール		
		○	×	計
ケース	○	a	b	a+b
	×	c	d	c+d
計		a+c	b+d	N

○：要因あり，×要因なし

表12-2 ピロリ菌の有無を例とした四分表

		コントロール		
		○	×	計
ケース	○	10	40	50
	×	10	40	50
計		20	80	100

○：ピロリ菌あり，×：ピロリ菌なし

以下の式により求められる．すなわち，オッズ比 OR は，

$$\mathrm{OR} = \frac{b}{c}$$

により求められ，その標準誤差 SE(OR) は，

$$\mathrm{SE(OR)} = (1 + \mathrm{OR}) \times \sqrt{\frac{\mathrm{OR}}{b+c}}$$

により求められる．オッズ比とその標準誤差から，母集団でのオッズ比（母オッズ比 ψ）の 95％信頼区間は，標準正規分布を仮定して，

$$\mathrm{OR} - 1.96 \times \mathrm{SE(OR)} < \psi < \mathrm{OR} + 1.96 \times \mathrm{SE(OR)}$$

のように簡単に計算できる．求めた信頼区間が1を含まなければ，オッズ比はリスク因子として統計学的に有意な影響をもつと考えてよいことになる．

帰無仮説「母オッズ比＝1」，すなわち，「要因の有無と疾患には関係がない」という検定は，

$$\chi_\mathrm{M}^2 = \frac{(|b - c| - 1)^2}{b + c}$$

が自由度1のカイ2乗分布に従うことで行える．すなわち，上記の χ_M^2（マクネマー検定の χ^2 値）が3.84（自由度1のカイ2乗分布の5％点）より大きければ，5％の有意水準で帰無仮説を棄却し，問題にしている要因は当該疾患のリスク因子と考えてよいことになる．

これまでの説明でわかるように，計算に使用されているのは**表12-1** 中の b と c のみである．すなわち，ケースとコントロールがともに要因をもつ場合（a）ともたない場合（d）はまったく計算に使用されていない．このように，**情報として価値があるのは，ケースとコントロールで要因の有無が異なるペアの個数のみ**である点に注意したい．

表12-2 に，性，年齢をマッチさせた胃潰瘍患者（ケース）とコントロールのペア100組について，ヘリコバクター・ピロリ（*Helicobacter pylori*）の有無を例としてあげる．

オッズ比は，OR＝40/10＝4と簡単に求められる．また，オッズ比の標準誤差 SE(OR) は，

$$\mathrm{SE(OR)} = (1 + 4) \times \sqrt{\frac{4}{40 + 10}} = 5 \times \sqrt{0.08} = 1.4142$$

と求められる．母オッズ比の 95％信頼区間の計算には，

$$1.96 \times \mathrm{SE}(\mathrm{OR}) = 1.96 \times 1.4142 = 2.772$$

をまず求めておく．この値を，求めたオッズ比 OR＝4 に加減することで，

$$4 - 2.772 < \psi < 4 + 2.772$$
$$1.2 < \psi < 6.8$$

のように求められる．この 95 ％信頼区間には 1 を含んでいないので，ピロリ菌の有無と胃潰瘍には関係があると考えてよいことになる．

また，マクネマー検定では，

$$\chi_\mathrm{M}^2 = \frac{(|40-10|-1)^2}{40+10} = \frac{29^2}{50} = 16.82$$

となり，自由度 1 のカイ 2 乗分布の 5 ％点 3.84，また 1 ％点 6.63 より大きいので，高度に有意という結果になり，信頼区間による結果と一致している．

マンテル-ヘンツェルの方法

母オッズ比の信頼区間の推定

　マッチングは，比較するケースとコントロールの条件をそろえるという意味をもっている．一般に，性，年齢，喫煙習慣などの交絡因子の影響を除き，評価したい要因の影響を正しく推定するための方法として，層別解析という方法がある．これは，交絡因子が質的な場合，その各カテゴリ（層）ごとに集計を行い，各層内では交絡因子が均一になるようにすることで，交絡因子の影響を除くという方法である．

　表 12-3 は，Avadex® という殺虫剤の発がん性をマウスの 2 系統 X と Y で雌雄別に実験した結果を示したものである[2]．このような実験では，薬剤の効果が性別やマウスの系統で異なる可能性が高いので，性別や系統を無視して 1 つのクロス表にまとめてしまうのは，適切な集計方法ではない．このような場合に，複数の四分表をまとめて，各層に共通するオッズ比（共通オッズ比）を推定する

表 12-3　Avadex® と肺がんの発生

層		投与	非投与	計
系 X：雄	肺がん	4	5	9
	なし	12	74	86
	小計	16	79	95
系 X：雌	肺がん	2	3	5
	なし	14	84	98
	小計	16	87	103
系 Y：雄	肺がん	4	10	14
	なし	14	80	94
	小計	18	90	108
系 Y：雌	肺がん	1	3	4
	なし	14	79	93
	小計	15	82	97

表 12-4　第 k 層の四分表

	要因		
	あり	なし	計
ケース	a_k	b_k	m_k
コントロール	c_k	d_k	n_k
計	x_k	y_k	N_k

$k = 1, 2, \cdots, K$

ための近似的な方法が，マンテル（Mantel）とヘンツェル（Haenszel）によって提唱されている[3,4]．以下に，その方法を簡単に説明しよう．

全体で層の個数がK個あり，第k層のオッズ比ψ_kは層によらず一定（均一性の仮定）であるとした場合，その共通オッズ比を推定しよう．

表12-4は，第k層について，ケースとコントロールの要因の有無別の四分表を示したものである．表中のa_k，b_kなどのkは第k層の値であることを示すための添字である．母共通オッズ比の推定量ψ_{MH}は，

$$\psi_{\mathrm{MH}} = \frac{\sum_{k=1}^{K} a_k d_k / N_k}{\sum_{k=1}^{K} b_k c_k / N_k} = \frac{\sum_{k=1}^{K} R_k}{\sum_{k=1}^{K} S_k} = \frac{R_+}{S_+}$$

により求められる（上式のR_k，S_k，R_+，S_+は，ここではなくてもよいのだが，後の計算式で使用するために，定義しておく）．上記の計算の方法は，オッズ比の計算で，各層で分子，分母にくる値をそれぞれの層の標本数で割るという操作を行っている．したがって，層が1つしかない場合には，通常のオッズ比と一致する．

上記のマンテル-ヘンツェル推定量ψ_{MH}の信頼区間を求める方法は多数提唱されているが[4,5]，ここではロビンズ（Robins）らの方法[4,6]を紹介する．

母共通オッズ比の信頼区間を構成するためには，オッズ比の標準誤差を推定する必要がある．しかし，すでに述べたように帰無仮説のもとでのオッズ比の分布は大きく右にゆがんでいるので，オッズ比の対数をとった値，すなわち対数オッズ比$\log \psi_{\mathrm{MH}}$とその分散$V(\log \psi_{\mathrm{MH}})$（標準誤差$\mathrm{SE}(\log \psi_{\mathrm{MH}})$の2乗）を使用する．ロビンズらは，対数オッズ比の分散$V(\log \psi_{\mathrm{MH}})$として，

$$V(\log \psi_{\mathrm{MH}}) = \frac{1}{2} \sum_{k=1}^{K} \left(\frac{P_k R_k}{R_+^2} + \frac{Q_k R_k + P_k S_k}{R_+ S_+} + \frac{Q_k S_k}{S_+^2} \right)$$

を提唱した．ここで，

$$P_k = \frac{a_k + d_k}{N_k} \quad \text{および} \quad Q_k = \frac{b_k + c_k}{N_k}$$

である．対数オッズ比の$100(1-2\alpha)$％信頼区間は，標準正規分布に近似することで，

$$\log \psi_{\mathrm{MH}} - z_\alpha \times \sqrt{V(\log \psi_{\mathrm{MH}})} < \log \psi < \log \psi_{\mathrm{MH}} + z_\alpha \times \sqrt{V(\log \psi_{\mathrm{MH}})}$$

により求められる．ここで，z_αは標準正規分布の上側α点の値である．これから，共通オッズ比の$100(1-2\alpha)$％信頼区間は，$\sqrt{V(\log \psi_{\mathrm{MH}})} = \mathrm{SE}(\log \psi_{\mathrm{MH}})$なので，

$$\psi_{\mathrm{MH}} \times \exp[-z_\alpha \times \mathrm{SE}(\log \psi_{\mathrm{MH}})] < \psi < \psi_{\mathrm{MH}} \times \exp[z_\alpha \times \mathrm{SE}(\log \psi_{\mathrm{MH}})]$$

により求められる．95％信頼区間を求める場合には，$z_{0.025} = 1.96$として計算すればよい．

それでは，**表12-3**のAvadex®データの共通オッズ比を計算してみよう．各層のオッズ比は，表の上側から，

第1層：$\mathrm{OR}_1 = (4 \times 74)/(5 \times 12) = 4.933$

第 2 層：$OR_2 = (2 \times 84)/(3 \times 14) = 4.000$
第 3 層：$OR_3 = (4 \times 80)/(10 \times 14) = 2.286$
第 4 層：$OR_4 = (1 \times 79)/(3 \times 14) = 1.881$

のように求められる．各層のオッズ比は約1.9～4.9と，層によって2倍以上の相違がある．各層のオッズ比が異なる場合，共通オッズ比を仮定することの妥当性に関する検定（均一性の検定：ブレスロー-デイ〈Breslow-Day〉検定[6,7]）がある．ここでは詳細にはふれないが，均一性が確認されたとしよう．

★ 均一性の検定はあまり検出力が高くないので，均一性が否定されるのはまれである．

次に，共通オッズ比を求めてみよう．まず，R_+ と S_+ を求める．

$$R_+ = \frac{4 \times 74}{95} + \frac{2 \times 84}{103} + \frac{4 \times 80}{108} + \frac{1 \times 79}{97} = 8.52425$$

および

$$S_+ = \frac{5 \times 12}{95} + \frac{3 \times 14}{103} + \frac{10 \times 14}{108} + \frac{3 \times 14}{97} = 2.76863$$

と求められる．R_+ と S_+ の値から，共通オッズ比は，

$$\psi_{MH} = \frac{R_+}{S_+} = \frac{8.524}{2.769} = 3.079$$

と推定できる．

同様に，対数オッズ比の分散 $V(\log \psi_{MH})$ を求め，標準誤差 $SE(\log \psi_{MH}) = 0.406$ と求められる．前述の式に当てはめると，母共通オッズ比の95％信頼区間は，

$$3.079 \times \exp(-1.96 \times 0.406) < \psi < 3.079 \times \exp(1.96 \times 0.406)$$
$$1.39 < \psi < 6.82$$

★ なお，実際の計算は煩雑で複雑であり，コンピュータの使用が必須なので，ここでは省略した．

と求められ，約1.4～6.8ということになる．95％信頼区間に1が含まれていないので，Avadex® には発がん性があるものと考えてよいことになる．

層別解析での独立性の検定

帰無仮説「母共通オッズ比 $\psi = 1$」の検定は，第 k 層の a_k の期待値 $E(a_k)$ と実際値との相違から，カイ2乗分布を仮定して行われる．具体的な計算手順は以下のようになる．

第 k 層に関して，a_k の期待値 $E(a_k)$ と分散 $V(a_k)$ は，

$$E(a_k) = \frac{x_k m_k}{N_k}$$

および

$$V(a_k) = \frac{m_k n_k x_k y_k}{N_k^2 (N_k - 1)}$$

によって求められる．検定のための統計量 χ_{MH}^2 は，

$$\chi_{MH}^2 = \frac{\left(\left| \sum_{k=1}^{K} [a_k - E(a_k)] \right| - 0.5 \right)^2}{\sum_{k=1}^{K} V(a_k)}$$

により求められる．この統計量 χ_{MH}^2 が自由度1のカイ2乗分布に従うことから，5％点 3.84，1％点 6.63 と比較し，それ以上ならば有意とすればよい．

表 12-3 の Avadex® のデータについて計算すると，

観察値の合計：$\sum_{k=1}^{4} a_k = 4 + 2 + 4 + 1 = 11$

期待値の合計：$\sum_{k=1}^{4} E(a_k) = \dfrac{9 \times 16}{95} + \dfrac{5 \times 16}{103} + \dfrac{14 \times 18}{108} + \dfrac{4 \times 15}{97} = 5.24437$

分散の合計：$\sum_{k=1}^{4} V(a_k) = \dfrac{9 \times 86 \times 16 \times 79}{95^2 \times 94} + \dfrac{5 \times 98 \times 16 \times 87}{103^2 \times 102} + \dfrac{14 \times 94 \times 18 \times 90}{108^2 \times 107} + \dfrac{4 \times 93 \times 15 \times 82}{97^2 \times 96} = 3.99830$

と求められる．これらの値から，検定のための統計量 χ_{MH}^2 は，

$$\chi_{MH}^2 = \dfrac{(|11 - 5.24437| - 0.5)^2}{3.99830} = 6.908$$

と求められる．この値は，自由度1のカイ2乗分布の上側1％点 6.63 より大きいので，Avadex® と肺がんには有意な関係があると考えてよいことになる．

マンテル-ヘンツェルの方法のメタ解析への応用

マンテル-ヘンツェルの方法は，多数の四分表がある場合に，各四分表の各セルの数値を足し合わせて表を作るのではなく，そのままの状態でそれらをまとめるための指標を与えることができる．この意味から，特定の事象に関して，多数の研究が行われている場合，個々の研究の精度や状況が同一ではないため，単純な足し算が適当でないと考えられる場合などに，マンテル-ヘンツェルの方法を用いることができる．

表 12-5 は，アトピーに対してハイリスクであると考えられる新生児の母親が，授乳期間中に抗原を含まない食事を摂取した場合，児のアトピー罹患の予防に有効かどうかを研究した3論文をまとめたものである[8]．オッズ比はすべての研究で1より小さいが，95％信頼区間に1を含まないのは2番目の研究のみである．単純に3論文の各人数を加えた場合を総計に示した．3論文の結果を累積した場合オッズ比は 0.406 となり，また 95％信頼区間の上限も1未満となり，抗原を含まない食事の摂取はアトピー予防に有効のようである．

しかし，3論文の実験条件は必ずしも同一の精度，状況で行われた訳ではないので，単純な足し算は問題かもしれない．前述のように各層（ここでは各研究）の母オッズ比の均一性に関する検定としてブレスロー-デイ検定があるが，あまり感度のよい検定ではなく，均一性が否定されることは少ない．ここでは前述のマンテル-ヘンツェルの方法で，共通オッズ比とその 95％信頼区間を求めてみよう．

母共通オッズ比の推定値 ψ_{MH} は，R_+ と S_+ をまず求めて，

表12-5 母親の抗原曝露回避とアトピー

研究報告	実験群	対照群	オッズ比	95％信頼区間
Chandra (1986)	5/35*	11/36	0.379	0.116〜1.236
Chandra (1989)	11/49	21/48	0.372	0.154〜0.898
Lovegrove (1994)	5/12	8/14	0.536	0.112〜2.553
総計	21/96	40/98	0.406	0.216〜0.762

*アトピー児/対象者数.

$$R_+ = \frac{5 \times 25}{71} + \frac{11 \times 27}{97} + \frac{5 \times 6}{26} = 5.97627$$

および

$$S_+ = \frac{30 \times 11}{71} + \frac{38 \times 21}{97} + \frac{7 \times 8}{26} = 15.02854$$

となるので，これを用いて共通オッズ比 ψ_{MH} は，

$$\psi_{MH} = \frac{5.97627}{15.02854} = 0.398$$

と求められる．ここでは詳細な計算の過程は省略するが，母共通オッズ比の95％信頼区間は上記の手順に従うことで，$0.209 < \psi < 0.756$ と求められる．

これらの結果は，マンテル-ヘンツェルの方法による数値のほうがオッズ比が若干小さい側に寄っていたが，単純に3つの研究結果を累積して得られた結果と大差はなかった．しかし，この例のように2つの結果に差がない場合は特に問題はないが，場合によっては結果が大きく異なることもある[9]．そのような場合，メタ解析として単純に研究結果を累積することに問題があることを示すものと考えられるので，マンテル-ヘンツェルの方法などを考慮する必要があるだろう．

● 文献

1) 高木廣文：ナースのための統計学．医学書院；1984. p.161-163.
2) Innes JRM, Ulland BM, Valerio MG, et al.：Bioassay of pesticides and industrial chemicals for tumorigenicity in mice：a preliminary note. J Natl Cancer Inst 1969；42：1101-1114.
3) Mantel N, Haenszel W：Statistical aspects of the analysis of data from retrospective studies of disease. J Natl Cancer Inst 1959；22：719-748.
4) 佐藤俊哉, 高木廣文, 柳川堯ほか：Mantel-Haenszel の方法による複数の2×2表の要約．統計数理1998；46(1)：153-177.
5) Breslow NE, Day NE：The Analysis of Case-control Studies. Statistical Methods in Cancer Research, Vol 1. IARC；1990. p.142-146.
6) Robins JM, Breslow NE, Greenland S：Estimators of the Mantel-Haenszel variance consistent in both sparse data and large-strata limiting model. Biometrics 1986；42：311-323.
7) 柳川堯：離散多変量データの解析．共立出版；1986. p.73-74.
8) 別府宏圀：くすりとエビデンス④ 看護現場のエビデンス．EB NURSING 2001；1(4)：486-492.
9) Simpson EH：The interpretation of interaction in contingency tables. J R Stat Soc 1951；B13：238-241.

13章 測れないものを測る方法——尺度構成法

　身長や体重を測定するのは，日常的に当たり前のことだが，頭の善し悪しは本当に知能指数で測れるのだろうか．手術の前の患者の不安や恐れはどのくらいの大きさなのだろうか．難病患者のQOLなどは，概念的には理解できても，実際にどのように測定したらよいのだろうか．

　現実には何とかして測りたいのだが，それほど容易に測定するわけにはいかない事象は，どのように測ればよいのだろうか．ある事象を測定するための専用の「ものさし」を作成する方法は，「尺度構成法（scaling）」として知られている．本章では，尺度構成法に関する主要な話題を簡単に説明しよう．

尺度を作るには

　ある事象を測るための専用の「ものさし」は「尺度（scale）」とよばれる．新しい尺度を作る手順は，実際にはそれほど難しいものではない．不安や共感性のように，測定のためのものさしがないものは，通常の測定方法では測ることはできない．しかし，そのような特性を測定するための手段として，比較的簡単でよく用いられる方法がある．すなわち，尺度を作りたい概念に関係すると考えられる項目を多数作成し，それぞれの項目に対する回答に適当な得点を与え，その総合得点で測定するという方法である．この方法は，順序尺度から成る多数の項目を用いて，「間隔尺度を構成する方法」と解釈することができる．

　表13-1は共感性尺度の一例を示したものである．ここでは6つの質問項目があり，それぞれの質問に「3. はい」，「2. どちらでもない」，「1. いいえ」のうちから1つだけ回答を選ぶようにしてもらう．その後，各回答カテゴリに対して3，2，1の得点を与え，その合計点で共感性を測定するものである．このような方法は，「尺度化」，「尺度構成」などとよばれ，分野によっては得点（スコア）を与えるので，「スコア化」などともよばれることがある．

　このように，**尺度を複数の項目に対する回答から得点化することで構成する場合，それらの項目の内容がその尺度の概念に適切なものでなければならない**ことはいうまでもない．最も重要な点は，作成した尺度が自分が考えた概念を正しく測定しているのかということである．また，ものさしがものさしとして役に立っているのかどうかも問題である．すなわち，朝と夕方

表13-1　共感性尺度の例

1) 他人の気持ちが人一倍よくわかる
2) たとえ自分は損をしても友人の苦境は見過ごせない
3) 他人の苦しみがよくわかる
4) 人のために尽くすことは好きだ
5) 人一倍感受性が豊かである
6) 捨て犬，捨て猫を見捨てるのはつらい

でその測定結果が大きく異なるようでは，ものさしとして役に立つとはいいにくいだろう．

一般に，上記のような手順で尺度構成された測定用具の適切さは，「妥当性（validity）」[*1]と「信頼性（reliability）」[*1]の２つの側面から評価する必要がある．以下に，これらの考え方について簡単に説明しよう．

[*1] 妥当性と信頼性については第3章42頁を参照．

尺度構成での妥当性について

尺度の妥当性とは，「測定しようとしている概念内容を，どの程度適切に測定しているか」を示す用語である．作成した尺度の妥当性の評価は，以下に述べるようにいくつかのタイプに細分して考えることができる．

基準関連妥当性

大学入学試験の妥当性は，何によって評価できるだろうか．一つの考え方として，大学入学後の成績と入学試験の相関が高ければ，その入学試験は妥当であったと考えることができるだろう．また，生活習慣を測定する場合，そのうちの一つとして，質問紙を用いて塩分の摂取量を推定したとしよう．推定した塩分摂取量と実際の食事調査での塩分摂取量との相関が高ければ，同様に質問紙での塩分摂取量推定法は妥当性をもつと考えてよいだろう．

このように，新たな尺度の妥当性を調べるために，適当な評価基準（外的基準）との相関で検討される妥当性は「基準関連妥当性（criterion-related validity）」とよばれている．さらに，基準関連妥当性は，問題にしている尺度の測定時期と外的基準の測定時期によって２つに分類して考えることができる．

質問紙調査による塩分摂取量推定法と栄養調査による食塩摂取量などのように，その測定が２つとも同時に実施されている場合，「同時的妥当性（concurrent validity）」とよばれている．一方，大学入学試験と大学入学後の成績は，同時に測定することは不可能である．このように，評価基準が時間的に未来に測定される場合，「予測的妥当性（predictive validity）」とよばれている．

同時的妥当性でも予測的妥当性でも，どちらの場合も評価方法は，問題となっている尺度と外的基準との相関を検討することにより行われるのが普通である．

内容的妥当性

小学校卒業時の算数の計算能力を測る場合，どのような問題を作成すればよいだろうか．もしも，すべての問題が足し算ばかりで，引き算，掛け算，割り算などを含んでいなければ，そのような計算問題は内容に問題があると考えられるだろう．このような場合，その問題は「内容的に妥当ではない」といわれる．このような妥当性のタイプは「内容的妥当性（content validity）」とよばれている．

内容的妥当性の確認のために，作成した尺度項目をその分野の専門家にチェックしてもらうのも一つの方法である．個々の項目がその尺度に適切か，また

下位尺度が複数ある場合には，複数の専門家に全項目を各下位尺度に分類してもらい，各項目ごとの専門家による分類の一致度を検討するという方法もある．この場合，一致度が低ければ，尺度項目としては適切ではないと考えられるだろう．

一般に，上記の算数の問題例のように，すべての尺度でその内容的妥当性が簡単に評価できるわけではない．高齢者のQOLの内容は何か，患者の不安を構成するものは何かなど，実際には明確に定義できないことも多いだろう．そのような場合には，内容的妥当性は，抽象的な概念の測定に対する，その尺度の内容に関しての努力目標という意味をもつものと考えられる．

構成概念妥当性

そのほかのタイプの妥当性として，「構成概念妥当性（construct validity）」がある．作成した尺度の測定結果が，理論的に導かれる仮説に関して，ほかの諸概念・構成概念の尺度の測定結果とどの程度符合しているかにより評価される．たとえば，QOL尺度を開発した場合，その尺度得点の高い患者では，生活満足度（得点）や社会的適応（得点）が高いはずであり，また情緒不安定（得点）などは低いものと期待されるだろう．

尺度の妥当性が疑われた場合

作成した尺度について，その理論的な仮説と実際の測定との間に破綻がある場合，いくつかの理由が考えられるだろう．主なものとして，

(a) 基礎にある理論の誤り
(b) 理論を検証する方法などの誤り
(c) 測定の信頼性の低さなど

が考えられよう．

(a)の場合は，尺度構成をする基礎となった理論の誤りである．たとえば，QOLを「経済的要因と家族関係要因の相互作用で決定できる」という単純なモデルから作成した場合などがそうである．このような場合には，尺度に関係するほかの要因を新たに導入したり，より適切な理論やモデルを考慮する必要がある．

(b)の場合は比較的多くみられるのではなかろうか．たとえば，高齢者の日常生活活動度（activities of daily living；ADL）を測定するための尺度を開発したとしよう．そのADL尺度の妥当性を調べるために，大学生を対象に調査を実施した場合，その調査結果から開発したADL尺度は妥当ではないという結果になっても，その尺度を否定する結論にはならないだろう．なぜならば，明らかに調査対象の選択が不適切であり，得られた結果からは，その尺度で本来目的とする事象の測定が可能か否かを評価することはできないからである．

(c)でいう「信頼性の低さ」の問題とは，基準関連妥当性などの評価を相関係数で行う場合，信頼性の低い尺度を用いると，見た目の相関があまり大きくならないということである．統計理論からも，信頼性の低い尺度間の相関係数は

「それらの尺度の信頼性を超えない」ことが明らかとなっている.

実際には，(a)，(b)，(c) のどれが尺度の妥当性を脅かしている原因かを特定することは，困難な場合が少なくない．そのような場合，尺度構成に使用した項目を用いて後述する因子分析などを行うことで，項目間の構造を検討したり，複数の尺度間の解析を行うのも，妥当性を評価するうえで有用である．

尺度構成での信頼性について

尺度構成における「信頼性」とは，同一項目に関して繰り返し測定をした場合の一致性を示すものである．したがって，2つの反復する測定の結果が一致的であれば，その尺度の信頼性は高いことになる．以下に，簡単に信頼性を測るための統計理論を解説しよう．

クロンバッハのα信頼性係数

ある事象の測定において，真の得点をt，測定得点をx，測定誤差をeとすると，
$$x = t + e$$
と書くことができる．このとき，信頼性ρは真の得点tと測定得点xの分散の比，
$$\rho = \frac{V(t)}{V(x)}$$
によって定義される．ただし，$V(t)$，$V(x)$はそれぞれ真の得点tと測定得点xの分散を示す．

実際には，真の得点tを直接測定することは不可能である．そのため，2つの同等な尺度の同時的な測定（平行測定）や調査の反復測定（再テスト法：test-retest method）により，2つの繰り返し測定された尺度の相関係数を求めることで，信頼性の推定を行うことができる．

1回の測定で信頼性を推定するには，以下のような方法を用いる．なお，ここでは，複数の項目への回答からの合成得点（「スコア」とよぶこともある）について，信頼性係数を求める方法について解説しよう．

今，p個の変数$x_1, x_2, \cdots, x_p$の合計点（尺度得点，スコア）をyとする．各変数x_i ($i = 1, 2, \cdots, p$) と合計点yの分散を$V(x_i)$，$V(y)$としよう．一般によく用いられている「クロンバッハ（クロンバックともよばれる）のα信頼性係数（Cronbach's α）」は，
$$\alpha = \frac{p}{p-1} \times \left[1 - \frac{\sum_{i=1}^{p} V(x_i)}{V(y)} \right]$$
によって求められる．なお，クロンバッハのα信頼性係数を求める場合，尺度得点の計算に用いる項目間の相関係数はすべて正である必要がある．ほかの項目と負の相関である項目は，尺度得点の計算に用いないか，得点の付け方を逆にしなければならない．**α信頼性係数は，1以下の値であるが，一般には0.8以上の大きさがあることが望まれる．**

その他の信頼性係数―θ信頼性係数

　尺度の信頼性係数は，α信頼性係数のほかにもいくつか提唱されている．比較的よく用いられるほかの信頼性係数に「θ信頼性係数」がある．

　多くの変数から合成変数を求める多変量解析の方法として，後述する主成分分析がよく知られている．主成分分析の第1主成分は，分析に用いた変数の重み付けの合成得点であり，最適な尺度構成を行った場合の尺度得点に対応している．通常の尺度構成では，各変数にかかる重みは1に設定されているが，主成分分析では変数間の相関構造を考慮して，最適な重みを求めているのである．変数間の相関係数行列を用いた主成分分析において，第1主成分の固有値をλとした場合，θ信頼性係数は，

$$\theta = \frac{p}{p-1} \times \left[1 - \frac{1}{\lambda}\right]$$

によって求められる．θ信頼性係数は，用いられる変数の最適な重み付けをした場合の信頼性なので，α信頼性係数とは$\alpha \leq \theta$の関係がある．

尺度構成での変数選択について

　尺度得点の計算に用いる各項目がその尺度と関係があることが尺度構成の前提となっている．しかし，当初の項目の設定の考えに反して，実際のデータでは，ある項目は作成したい尺度とそれほど関係していない場合もありうる．そのような状況を検討し，尺度構成に必要な項目を選択するための方法がいくつかある．

　最も簡単な方法は，すべての項目を用いた場合のα信頼性係数と各項目についてその項目を除いた場合のα信頼性係数を計算し，その違いを比較すればよい．すなわち，**その項目を除くとα信頼性係数の減少幅が大きな項目は，その尺度に重要な役割をもつ**と考えてよい．逆に，その項目を除いたほうがαの値が大きくなるようならば，その項目は用いないほうがよいことになる．

　また，前述のように，信頼性係数を求めるのに主成分分析を利用することもできる．尺度の項目間に相互に高い相関があり，その和を計算できるのであれば，すべての項目の第1主成分の負荷量（主成分との相関係数）が正に大きくなるはずである．もしも第1主成分が負の項目である場合には，その項目の得点の付け方は順序を逆にして尺度得点の計算に用いなければならない．また，負荷量が0に近いような項目はその尺度の計算に用いる意味がないことを示している．

　表13-2は表13-1に示した共感性尺度について，約32,500人の成人男女について調査をした結果である．6項目でのα信頼性係数は0.662，θ信頼性係数は0.693であった．このαとθの値が近いほど，用いた項目での尺度化が最適に行われていることを示すものと考えられる．

　表13-2の「α係数」は，その項目を1つ除いた場合のα信頼性係数を示している．この値が大きいほどその項目の尺度への寄与が小さいことを示しており，全項目を用いたα信頼性係数（0.662）より大きければ，その項目は尺度構成に

表13-2 共感性尺度項目の検討

項 目	α係数	負荷量
1) 他人の気持ちが人一倍よくわかる	0.590	0.719
2) たとえ自分は損をしても友人の苦境は見過ごせない	0.600	0.676
3) 他人の苦しみがよくわかる	0.580	0.745
4) 人のために尽くすことは好きだ	0.598	0.681
5) 人一倍感受性が豊かである	0.648	0.501
6) 捨て犬, 捨て猫を見捨てるのはつらい	0.698	0.355

表13-3 項目6)を除いた場合

項 目	α係数	負荷量
1) 他人の気持ちが人一倍よくわかる	0.624	0.733
2) たとえ自分は損をしても友人の苦境は見過ごせない	0.648	0.678
3) 他人の苦しみがよくわかる	0.615	0.756
4) 人のために尽くすことは好きだ	0.646	0.684
5) 人一倍感受性が豊かである	0.707	0.507

表13-4 さらに項目5)を除いた場合

項 目	α係数	負荷量
1) 他人の気持ちが人一倍よくわかる	0.645	0.732
2) たとえ自分は損をしても友人の苦境は見過ごせない	0.661	0.699
3) 他人の苦しみがよくわかる	0.610	0.778
4) 人のために尽くすことは好きだ	0.658	0.708

使用しないほうがよいことになる．同様に**表13-2**の「負荷量」は第1主成分の負荷量を示しており，この値が小さいほど尺度構成への寄与が小さいことを示している．したがって，表中のαの値と負荷量は大小関係が逆になっていることがわかるだろう．**表13-2**の結果から，「6) 捨て犬, 捨て猫を見捨てるのはつらい」は，αが0.698と大きく，負荷量は0.355と小さいので，共感性尺度から除いたほうがよい項目ということがわかる．

表13-3は，項目6)を除いた場合の結果を示したものであり，5項目の場合のα信頼性係数は0.698，θ信頼性係数は0.705となる．**表13-2**の場合と同様に，**表13-3**の結果から，「5) 人一倍感受性が豊かである」という項目を除いたほうがα信頼性係数が大きくなることがわかる．

表13-4は，さらに1つ項目を減らして4項目のみで尺度化を行った場合についての結果である．全体では，α信頼性係数は0.707，θ信頼性係数は0.708とほぼ等しい結果になった．**表13-4**の結果では，これ以上どの項目を除いてもα信頼性係数の値は大きくならないので，変数の削除はこれで終了である．このときの各項目の第1主成分負荷量は0.699～0.778とかなり大きな数値になっており，4項目ともにすべて第1主成分（すなわち合成得点）との相関が高いことがわかる．

主成分分析と因子分析

　尺度構成を行う過程では，すでにみてきたように主成分分析を用いたり，構成概念が仮定したようになっているかを確認するために因子分析を用いることが多い．主成分分析と因子分析の詳細に関しては他の成書に譲るとして，ここでは簡単にその方法を以下に解説しよう．

主成分分析について

　主成分分析は，基準変数（従属変数）がない場合の解析方法であり，①情報の圧縮，②変数間の構造を相関関係から検討，という目的に使用されるのが普通である．

　①の目的では，多数の変数に重み付けをして，意味のある少数の合成変数（「主成分（principal component）」とよばれる）を新たに作成する．

　②の目的は後述する因子分析と同様な使用方法であるが，主成分分析も変数相互の相関係数に基づいた解析法なので，①よりもこの目的で使用することが実際には多い．

　簡単に，主成分分析の考え方を説明しよう．変数が $x_1, x_2, \cdots, x_p$ と p 個ある場合，それらの変数に重み付けをして，新たな主成分 f を

$$f = w_1 \times x_1 + w_2 \times x_2 + \cdots + w_p \times x_p$$

のようにして求めることができる．ここで，$w_1, w_2, \cdots, w_p$ は各変数にかける重みである．この式が主成分分析のモデル式である．問題は，各変数にかける重みをどのようにして決めるかということである．理論的な詳細は省略するが，計算は p 個の変数間の相関係数行列の固有値と固有ベクトルを求めることで行われる．**主成分（得点）は，平均 0，分散 1 に標準化して求めることが多い．** また主成分の個数は，最大で変数の個数だけ存在し，固有値の大きさの順に対応して，第 1 主成分，第 2 主成分，第 3 主成分などとよばれる．ただし，実際には固有値の大きな主成分のみを用いるのが普通である．

　研究の目的によっては，求めた各主成分を用いて，逆に各変数を表現し，各変数と各主成分との関係を検討したい場合もある．このような場合には，平均 0，分散 1 に標準化した変数 z_i $(i=1, 2, \cdots, p)$ について，

$$z_1 = a_{11} \times f_1 + a_{12} \times f_2 + \cdots + a_{1p} \times f_p$$
$$z_2 = a_{21} \times f_1 + a_{22} \times f_2 + \cdots + a_{2p} \times f_p$$
$$\vdots$$
$$z_p = a_{p1} \times f_1 + a_{p2} \times f_2 + \cdots + a_{pp} \times f_p$$

のような式を考えることになる．ここで，a_{ij} $(i=1, 2, \cdots, p; j=1, 2, \cdots, p)$ は変数 z_i に関する主成分 $f_1, f_2, \cdots, f_p$ にかかる重みである．この重みは，変数が平均 0，分散 1 に標準化されている場合，その変数と各主成分との相関係数を表し，「主成分負荷量（principal component loading）」とよばれる（因子分析と同様，「因子負荷量」と呼ばれることも多い）．

なお，主成分負荷量はその変数と各主成分との相関係数になっているため，各変数に関する主成分負荷量の2乗和は必ず1になる．また，第1主成分にかかる各変数の主成分負荷量の2乗和は第1固有値に一致する．これは，すべての主成分についても同様であり，各主成分にかかる主成分負荷量を全変数に関して2乗和を求めれば，それはその固有値となる．

主成分分析では最大変数の個数pだけ主成分が存在するが，その中からどこまで主成分を選べばよいかが問題となる．この判断の基準の一つに「寄与率（contribution rate；CR）」と「累積寄与率（cumulative contribution rate；CCR）」がある．

p個の変数の主成分が$f_1, f_2, \cdots, f_p$，それに対応する固有値が$\lambda_1, \lambda_2, \cdots, \lambda_p$の場合，$k$番目の主成分$f_k$の寄与率$\mathrm{CR}_k$（$k=1, 2, \cdots, p$）は，

$$\mathrm{CR}_k = \frac{\lambda_k}{p} \times 100\ (\%)$$

によって求められる．第k主成分までの累積寄与率CCR_k（$k=1, 2, \cdots, p$）は，第1主成分からその主成分f_kまでの累積の寄与率なので，

$$\mathrm{CCR}_k = \frac{\sum_{i=1}^{k} \lambda_i}{p} \times 100\ (\%)$$

によって求められる．

できるだけ少数の主成分で情報を圧縮することが望ましいが，どこまで主成分を採用するかが問題となる．このための基準として，

(a) 累積寄与率がある程度大きくなること．絶対的な基準はないが，70〜80％が目安
(b) 相関係数行列に基づく主成分分析の場合，固有値が1以上の主成分のみ採用

の2つが代表的な方法である．統計学的検定を行うという方法もあるが，実際の研究ではそれほど有効とは考えられない．現実に有用な主成分をどこまで求めるかは研究目的に応じて決まる部分もあり，杓子定規に決定すべきものではない点に注意しよう．

因子分析について

人間の能力がきわめて多様である点に異論はないだろう．たとえば，学業に関しても統計学ができ英語もできるとか，哲学はできるが生化学はできないなど，多様な学生がいる．しかし一般的には，多くの教科間の成績には相関があり，互いに無関係ではないのが普通である．人間のこのような能力には何か共通する要因があるのではないかと考えられる．因子分析は，このようにいくつかの変数の背後に存在する潜在的な因子構造を探るための方法である．

共通因子と独自因子

変数がp個あるものとしよう．ここで，すべての変数は平均0，分散1に標準

化されているものとする．各変数は，全変数に共通する要因（「共通因子〈common factor〉」とよばれる）と，各変数に独自の要因（「独自因子〈unique factor〉」とよばれる）によって観測値が決まるものと仮定する．通常，共通因子 $f_1, f_2, \cdots, f_k$ の個数 k は変数の個数 p より小さいものとする．すなわち，$k<p$ とするのが普通である．このように仮定すると，変数 z_i ($i=1, 2, \cdots, p$) について，

$$z_1 = a_{11} \times f_1 + a_{12} \times f_2 + \cdots + a_{1k} \times f_k + e_1 \times u_1$$
$$z_2 = a_{21} \times f_1 + a_{22} \times f_2 + \cdots + a_{2k} \times f_k + e_2 \times u_2$$
$$\vdots$$
$$z_p = a_{p1} \times f_1 + a_{p2} \times f_2 + \cdots + a_{pk} \times f_k + e_p \times u_p$$

のように書くことができる．ここで，$u_1, u_2, \cdots, u_p$ は各変数の独自因子であり，$e_1, e_2, \cdots, e_p$ は各変数の独自因子にかかる重みである．

因子分析では，各共通因子にかける重みである a_{ij} ($i=1, 2, \cdots, p; j=1, 2, \cdots, k$) を求めることが主要な問題となる．共通因子の重みは「（共通）因子負荷量〈(common) factor loading〉」とよばれ，各変数とその因子の相関係数である．因子負荷量の値（正負にかかわらず）が大きいほど，その変数に対してその共通因子の影響が大きいことを示している．各変数の因子負荷量と独自因子の負荷量には，

$$a_{i1}^2 + a_{i2}^2 + \cdots + a_{ik}^2 + e_i^2 = 1 \quad (i = 1, 2, \cdots, p)$$

の関係がある．特に，共通因子の負荷量の2乗和は，求めた共通因子によってどのくらいその変数を説明できるかの目安になる．この値は「共通性（communality）」とよばれ，h_i^2 で表わされる．すなわち，

$$h_i^2 = a_{i1}^2 + a_{i2}^2 + \cdots + a_{ik}^2 \quad (i = 1, 2, \cdots, p)$$

である．

共通性の大きな変数は，求めた共通因子によって十分説明できる．しかし，共通性が小さい場合には，その変数は他の変数に比べて共通因子の影響は小さく，独自性が強いことを示している．

実際にデータから共通因子を求める方法はいくつかあるが，最もよく用いられる手法に，主因子法と最尤法がある．具体的な方法は成書に譲るが，主因子法は主成分分析と同様に変数間の相関係数行列の固有値と固有ベクトルを求める方法である．主成分分析と異なる点は，主因子法では相関係数行列の対角成分である1を共通性に置き換えて計算する点である．この点で，主因子法ではあらかじめ共通性の推定値と共通因子数を決めておく必要がある．

共通性の推定値としては，

(a) SMC（squared multiple correlation）：他の変数を説明変数として重回帰分析を行った場合の重相関係数の2乗
(b) その変数と他の変数との相関係数のうち，絶対値最大のもの
(c) 1（主成分分析と一致）

などがある．実際の計算は，一度求めた共通性を用いて再計算を行い，すべての変数の共通性の値が一定になるまで反復計算を行う．しかし，必ずしもうま

く計算できるとはかぎらない．この点は，統計学の方法は必ず良い結果をもたらすと誤解していることも多いので注意が必要である．

一方，共通因子数の決め方については，

(a) 相関係数行列を主成分分析した場合，1以上の固有値の個数
(b) 相関係数行列の対角要素をSMCで置き換えた行列の負でない固有値の個数

などがある．しかし，実際には，試行錯誤的に共通性の推定とともに，適切に因子数を変えて分析しないと良い結果が得られないことも多い．

因子の回転

因子分析では，最初に求めた共通因子をそのまま使用するのではなく，解釈しやすいように「因子の回転」を行うのが普通である．

回転後の因子負荷量行列などが解釈しやすいことが必要である．そのような因子構造を満たすものとして，「単純構造（simple structure）」が知られている．これは，

(a) 各変数はできるだけ少数の因子に高く負荷すること
(b) 少数の因子とのみ相関が高くなること

という基準を満たす構造である．回転の方法には，回転後の共通因子の相関がない「直交回転」の方法と，共通因子間に相関のある「斜交回転」の方法がある．よく使われる方法に，直交回転の「オーソマックス法」とよばれる方法の一つである「バリマックス法（varimax method）」がある．バリマックス法によって抽出された因子は，他の手法によるものより因子の意味づけがしやすいという長所をもつ．

尺度構成を行う場合には，下位尺度間に相関があるのが普通である．したがって，因子分析により妥当性の検討を行う場合，直交回転ではなく斜交回転のほうが因子の解釈が行いやすい場合が多いものと考えられる．

寄与率，累積寄与率

主成分分析の場合と同様に，共通因子に関して寄与率，累積寄与率を求めることが多い．通常は，寄与率は全変数の変動に対する寄与を求める．しかし，因子分析の場合，「全変数の共通性の合計」に対する寄与率，累積寄与率を求める場合もある．すなわち，共通因子f_kの寄与率CR_k ($k=1, 2, \cdots, p$) を，

$$\mathrm{CR}_k = \frac{\lambda_k}{\sum_{i=1}^{p} h_i^2} \times 100 \, (\%)$$

によって求める．この場合，共通性の合計は変数の個数pより常に小さいので，普通の定義よりも見かけ上，寄与率を大きくすることができる．そして，累積寄与率はすべての共通因子について求めれば，必ず100%になる．寄与率，累積寄与率の計算方法は，主成分分析で述べたように2通りあり，どちらを用いたかは明確に示さなければならない．

因子得点

　因子分析では，因子負荷量をもとに，変数間の構造を検討するのが主な目的であるが，主成分分析のように各個人の共通因子の標準化得点を求めることもある．これは「因子得点（factor score）」とよばれる．因子得点の計算方法については，主成分分析の場合の主成分と同様に

$$f = w_1 \times z_1 + w_2 \times z_2 + \cdots + w_p \times z_p$$

のように，各変数に重みをかけて合計する．具体的な重みの計算については，いくつかの方法が提唱されている．

　共通因子の解釈は，全変数の因子負荷量を表にまとめ，共通性や寄与率などを付加して表中に記す必要がある．また相関図を描く場合と同様に，2つの因子負荷量を使って平面上に各変数をプロットすることもある．また，各ケースを2つの因子得点をもとに平面上にプロットする場合もある．作成した図を見比べることで，因子の意味づけが行えることもあるが，必ずしも因子の意味づけが可能な訳ではない．無理な因子の解釈は，誤った結論を導くことにもなりかねないので，注意が必要である．

主成分分析と因子分析の違いは何か

　上述のように，主成分分析と因子分析は非常によく似た方法である．実際の計算においては，**主成分分析は因子分析の主因子（分析）法で共通性を1にした場合，すなわち独自因子がないと仮定した場合と数学的に完全に一致する**．しかし，主成分分析と因子分析では基本的な考え方に大きな差がある．

　因子分析は，各変数をいくつかの共通因子と独自因子に分解して考えることが基本的モデルになっている．これに対して，主成分分析は各変数を用いて，新たな合成得点，すなわち主成分を求めようという考えである．このように，**因子分析は変数を分解し，主成分分析は合成しようという，まったく逆の方向からデータを分析するもの**である．きわめて大きな違いは，因子分析では因子を共通因子と独自因子に分けて考えているが，主成分分析ではこの区別がないことである．この違いにより，主成分分析と因子分析の主因子法はよく似た結果（主成分負荷量と因子負荷量）をもたらすが，細部では両者に差が出る．

　このように，主成分分析と因子分析には根本的な違いがあり，研究目的に応じて使い分ける必要がある．しかし，実際のデータ解析では，主成分分析では共通性の大きさや因子数（主成分数）を決める必要がないなど便利な点が多いので，主成分分析を因子分析と同様の目的で用いることも多い．したがって，このような目的で主成分分析を用いる場合，基本的な考え方が因子分析とは異なるという点をよく理解して用いるべきであろう．

尺度構成に関するその他の話題

　尺度構成は，いくつかの項目について対象者に回答してもらい，その総合得点である事象を測定するものである．したがって，できるだけ少ない項目で測

定ができれば，それに越したことはない．ただし，通常は項目数が多ければα信頼性係数などをある程度大きくすることはできるが，極端に項目数が少なくなると信頼性係数も小さくなるのが普通である．このため，尺度構成の作業開始時には，ある程度多くの項目を用いて検討を行い，信頼性をある程度維持したまま（0.8以上の信頼性があれば望ましい）で項目数を減らすという作業が必要である．また，測定したい事象に関して下位の概念が存在する場合，調査データから仮定した概念がうまく抽出できるのかどうかを，因子分析で検討することもよく行われる．現実の尺度構成ではかなり重要な分析となることが多い．

実際の研究では，構成した尺度を用いて，研究対象者に関する解析を行うのが普通である．その場合，尺度得点は量的データとして解析される．すなわち，尺度構成とは，順序尺度で構成された多数の項目から，間隔尺度の量的データとなるような「ものさし」を作る方法と言えるものである．したがって，尺度得点の平均値や分散を求めて，量的データに基づく統計学的検定を行うのに特に問題はない．しかし，統計学的検定の基礎として，尺度得点の母集団での分布が正規分布に従うかどうかは不明であることから，ノンパラメトリック検定[★2]を用いる例も見受けられるが，現実には両者の検定結果などに大差がないことも多い．この理由は，よく用いられる母平均値の差の検定のような検定方法が，母集団分布が正規分布から逸脱した分布であっても，十分に統計学的検定を行うことができるという特性をもつことによる．これは，「頑健性（robustness）」とよばれる性質であり，多くの検定方法がもつ特徴である．したがって，標本データの分布が正規分布していないからといって，多くの場合にはノンパラメトリック検定をする必要があるとは限らない点を知っておくべきだろう．

尺度構成では，作成している尺度の信頼性の検討を行う場合，多変量解析の手法を用いるので，理解するのがそれほど容易ではないかもしれない．また計算の方法もそれほど簡単ではないので，解析や項目の検討のために適当な解析ソフトが必要である．ここでの計算はすべて，統計学ソフトHALWINの一部である尺度構成に関するプログラムを用いて行ったので，興味ある読者は参考文献を参照して欲しい．

[★2] 検定では，変数の母集団での分布を仮定して行う方法（パラメトリック検定）と分布を仮定しない方法（ノンパラメトリック検定）に2分類できる．ノンパラメトリック検定では，順位を用いて行う検定が多くあり，確率の計算も場合の数などから求めるため，小さなサンプルサイズの場合に使うことが多い．

●参考文献

- Carmines EG, Zeller RA : Reliability and Validity Assessment. SAGE Pub.；1979. 水野欣司，野嶋栄一郎 訳：テストの信頼性と妥当性．朝倉書店；1983.
- 高木廣文：HALWINによるデータ解析．現代数学社；1998.
- 高木廣文，柳井晴夫：生活習慣の信頼性と因子構造の検討．統計数理1998；46（1）：39-64.
- 高木廣文：測れないものを測る方法—尺度化について．超音波検査技術2000；25（4）：275-280.
- 高木廣文：ナースのための統計学．医学書院；1984.

14章 一度起こるともとに戻らない事象の解析―生存時間解析法

「きみの血液検査をしよう．そうすれば，答えが出る」「絶対確実な答え？」マックスが訊いた．ローガンは首を振った．……「この世で絶対確実なものはほんのわずかだよ，マックス」[1]

疾患の重症度，症状の改善，患者さんの満足感，QOL といったさまざまな健康事象があるが，絶対確実な事象といえるものは少ない．同じ個人のなかでも，良くなったり悪くなったりと日々変化する．そんな健康事象のなかで，一度起こるともとには戻らない事象では，事象発生までの時間を分析する生存時間解析法がある．

不可逆な事象

死亡は，絶対確実な健康事象と考えられる．ショーン・コネリー扮する英国スパイが日本を舞台に活躍する映画は，「007は二度死ぬ（You only live twice）」だった．しかし，通常の人では「死ぬのは一度だけ（You live once）」だろう．長い時間でみると全員に必ず起こり，起こるともとの状態には戻らない不可逆な事象である．このような事象については，適切に短く区切った時間区間における発生頻度や，発生するまでの時間を検討する，「生命表（life table）」や「生存時間解析法（survival analysis）」といった分析手法がある．死亡のほかにも，退院，免疫獲得，初回発作，治癒後の初再発，初恋？など，一度しか起こらないと仮定する健康事象で応用できる．

断面的生命表

2000年の人口動態統計，国勢調査人口を用いて，わが国の男子の生命表を簡単に作成してみよう．**表14-1**には，左欄から年齢 t，その年齢での1年間の観察人口 S_t，その年齢での1年間の死亡数 d_t を示してある．0歳児における1年間の死亡率 q_0 は，

$$q_0 = \frac{d_0}{S_0} = \frac{2,107}{612,148} = 0.00344$$

また，生存率 p_0 は，1から死亡率 q_0 を引いた

$$1 - 0.00344 = 0.99656$$

と計算できる．同様にして，1歳児の死亡率 q_1 は 0.00055，生存率 p_1 は 0.99945 と計算でき，死亡率は，0歳から，1歳，2歳と成長するにつれ，小さくなって

表14-1 2000年のデータに基づいたわが国の男子についての断面的生命表の例

観察開始時年齢 t	1年間の観察人口（人）[*1] S_t	死亡数（人）d_t	死亡率（/年）$q_t(=d_t/S_t)$	生存率（/年）$p_t(=1-q_t)$	累積生存率 $P_t\left(=\prod_{i=0}^{t}p_i\right)$[*3]	累積死亡率 $Q_t(=1-P_t)$
0	612,148[*2]	2,107	0.00344	0.99656	0.99656	0.00344
1	598,688	330	0.00055	0.99945	0.99601	0.00399
2	603,618	200	0.00033	0.99967	0.99568	0.00432
3	609,138	160	0.00026	0.99974	0.99542	0.00458
4	607,410	136	0.00022	0.99978	0.99521	0.00479
5	611,277	・	・	・	・	・
・	・	・	・	・	・	・

2000年の人口動態統計，国勢調査人口のデータをもとに，男子について計算した．
[*1] 国勢調査での $t-1$ 歳人口と t 歳人口の平均値とした．
[*2] 出生数とした．
[*3] $\prod_{i=0}^{t} p_i = p_0 \times p_1 \times p_2 \times \cdots\cdots \times p_t$

いるのがわかる．

　次に，各年齢の死亡率は今後も変わらないと想定して，生まれたばかりの男子が3歳ちょうどになるまで生存する確率を考える．これを生後から3歳までの累積生存率という．3歳まで生存するには，生後1年間を生存し，1歳から2歳までの1年間も生存し，2歳から3歳までの1年間も生存しなくてはいけない．生き続けることは大変である．3期間いずれも生存する確率 P_2 は，

$$P_2 = p_0 \times p_1 \times p_2$$
$$= 0.99656 \times 0.99945 \times 0.99967 = 0.99568$$

である．一方，1からこの累積生存率を引いたものが，累積死亡率となる．

　わが国の男子の生まれてから3歳になるまでの累積死亡率（3区間のうちのいずれかで死亡する確率）は 0.00432（=1−0.99568）と推定できる．同じように，ちょうど30歳からの3年間の累積生存率を知りたければ，$p_{30} \times p_{31} \times p_{32}$ を計算すればよい．

　厚生労働省が発表する生命表では，その年の1月1日にちょうど t 歳の人が1年間でどのくらい死亡するかを正確に推定するため，10月1日の国勢調査人口の補正，出生や死亡の届出遅れの補正などを行い，各死亡率を算出している[2]．その生命表において，今後も各年齢で同じような状況で死亡が起こると仮定し，t 歳の人が生存する期待年数を算出する．それを **t 歳での平均余命**とよび，**0歳（$t=0$）での平均余命を平均寿命とよぶ**．この生命表は，各個人の観察は1年間というかぎられた断面的な観察に基づき，各年齢階級は別々の集団から成り立っている．このような生命表を「断面的生命表」とよぶ．

経時的生命表

　一方，ある特定の集団を継続的に観察して算出する生命表を，「経時的生命表」とよぶ．コホート研究や臨床試験のように，すべての対象者を開始時点から

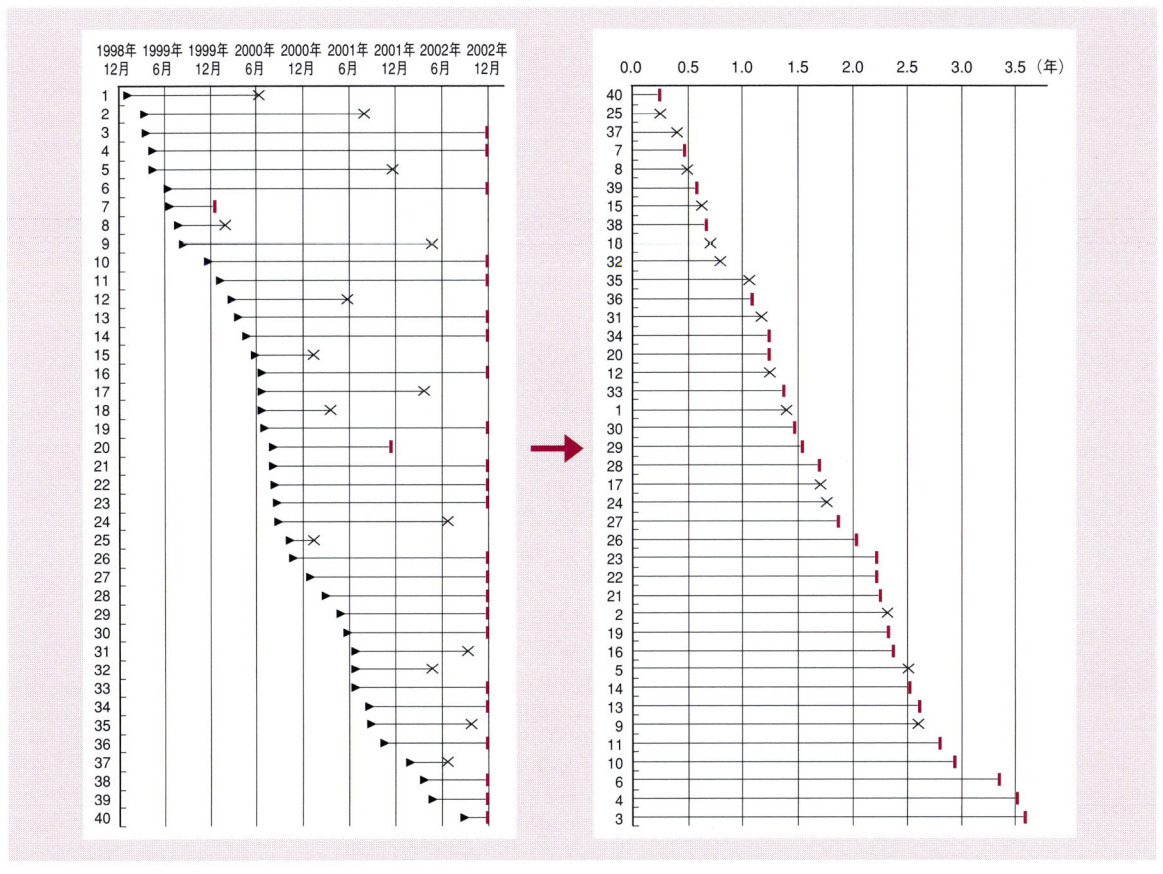

図14-1 ある疾患の治療開始後の時間的経過

追跡観察し作成する生命表である．看護や医学の論文に登場する生命表の多くは経時的生命表である．次に経時的生命表を作成してみよう．

図14-1の左図はある疾患の治療開始後の経過を示した仮想データである．縦軸が患者番号を表している．患者No.1では，1999年1月に治療を開始（▶）し，2000年6月に死亡事象（✕）が発生した．全40例のうち死亡事象が発生したのは15例である．No.3，No.4，No.6などは，研究全体の観察終了時点である2002年末までに死亡事象が発生せず，その時点で生存が確認されている．また，No.7やNo.20はその疾患や治療とは関係のない転居や事故のために転院があり，以降の追跡観察ができなかった例である．このように，事象が発生する前に観察が中断されてしまうことを，「観察打ち切り（withdrawal, censored）」とよぶ．生存を最後に確認した打ち切り時点を|の印で示している．

次に，各例の治療開始時点から最終観察時点（死亡事象発生時点もしくは観察打ち切り時点のいずれか）までの期間を計算し，その期間の短い例から順に示したのが図14-1右図である．この右図をもとに作成した生命表が表14-2である．左欄から治療開始後の時間区間 t，区間当初の生存数（区間最初に観察対象となっていた人数）S_t，区間内での死亡発生数 d_t，区間内での打ち切り数 w_t を示す．これらは図14-1右図から知ることができる．各区間（半年あたり）での

表14-2 経時的生命表の例

治療開始後の時間区間（年）t	区間当初の生存数（人）S_t	区間内死亡数（人）d_t	区間内打ち切り数（人）w_t	死亡率（/半年）q_t	生存率（/半年）p_t	累積生存率P_t	累積死亡率Q_t
0.0〜<0.5	40	3	2	0.0769	0.9231	0.9231	0.0769
0.5〜<1.0	35	3	2	0.0882	0.9118	0.8417	0.1583
1.0〜<1.5	30	4	5	0.1455	0.8545	0.7192	0.2808
1.5〜<2.0	21	2	3	0.1026	0.8974	0.6454	0.3546
2.0〜<2.5	16	1	6	0.0769	0.9231	0.5958	0.4042
2.5〜<3.0	9	1	1	0.1176	0.8824	0.5257	0.4743
3.0〜<3.5	7	1	4	0.2000	0.8000	0.4206	0.5794

区間当初の生存数，区間内死亡数，区間内打ち切り数は，図14-1から知ることができる．

死亡率 q_t は，区間中に発生した死亡数を該当区間の観察人数で割れば求められる．そこで区間中の観察打ち切り数の扱いが問題となる．ここでは，

$$q_t = \frac{d_t}{S_t - 0.5w_t}$$

と算出している．区間のはじめのほうで起こった打ち切りも，終わりのほうで起こった打ち切りも，区間のちょうど半分まで観察したと考え，式の分母である区間中観察人数は，区間当初の人数から打ち切り数の半分を引いている[*1]．

各区間での生存率 p_t は $1 - q_t$ で，あとは断面的生命表と同じ手順で累積生存率，累積死亡率を計算すればよい．この方法は，「生命表法（life table 法，カトラー-エデラー〈Cutler-Ederer〉法）」とよばれ，生命保険分野での生命表作成で古典的に用いられてきたので生命保険数理法（actuarial 法）ともいう．

各累積生存率の標準誤差 SE (P_t) は，グリーンウッド（Greenwood）の式

$$\mathrm{SE}(P_t) = P_t \sqrt{\sum_{i=0}^{t} \frac{d_i}{S_i(S_i - d_i)}}$$

から算出することができる．上述のように，観察打ち切り例の観察期間を半分とした場合には，式中の S_i の代わりに $(S_i - 0.5w_i)$ を用いて計算すればよい．

[*1] 他にも，打ち切り例を区間の当初に起こったと考え分母からすべて引く方法や，区間最後に起こったとして分母から引かない方法もある．

カプラン-マイヤー法での生存曲線

上述した生命表法で時間区間の設定は任意である．あまりに大きな区間を設定すると，事象発生の時間的特徴を見逃す可能性がある．たとえば，人の生存時間（寿命）を解析するのに1区間を100年に設定して生命表を作成しても，その生存時間の特徴をとらえることはできない．そこで，時間区間の長さに依存しない累積生存率の算出法として，「カプラン-マイヤー法（Kaplan-Meier 法，積極限推定量）」が知られる．

先ほどの図14-1（右図）において，観察期間の短い例から順に，死亡事象発生であれば $p_i = (S_i - 1)/S_i$，観察打ち切りであれば $p_i = 1$ として，累積生存率（$P_i = \prod_{k=1}^{i} p_k$）を順次算出していく．各例の観察時間を x 軸に，累積生存率を y 軸に

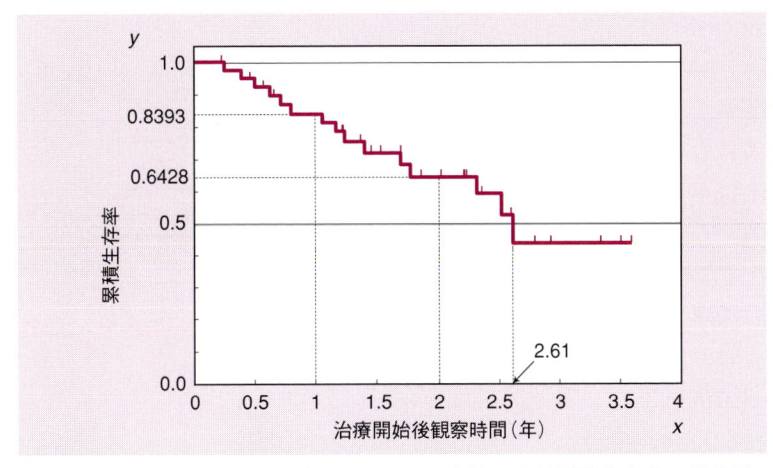

図14-2 カプラン-マイヤー（Kaplan-Meier）法による累積生存率の推移図

プロットし，直線で結ぶ．事象が発生するたびに，その時点の累積生存率は下がり，階段状の図が描かれる．観察打ち切り例では，その時点の生存曲線上に小さなヒゲの印を立てて位置を示す．

図14-1（右図）の仮想事例を使って，カプラン-マイヤー法で累積生存率の推移を描いたものが図14-2である．治療開始時の累積生存率は1なので，$x=0$，$y=1$から階段は始まる．最も観察時間の短い患者No.40は観察打ち切り例で，治療開始0.23年後に打ち切りとなったが，その時点で $P_1=p_1=40/40=1$ と累積生存率は1のままである．打ち切りの時点にヒゲだけ立てておく．その後，2番目に観察期間が短いNo.25の死亡が起こるまでは累積生存率は1のままだが，その死亡が発生した瞬間に治療開始後0.25年時点での累積生存率は $P_2=p_1\times p_2=1\times(38/39)=0.9744$ となる．これが最初の下り階段ステップとなる．3番目に観察期間が短いNo.37の死亡が起こるまでは，その累積生存率0.9744が続き，0.39年後のNo.37の死亡発生時点で累積生存率は $P_3=p_1\times p_2\times p_3=1\times 0.9744\times(37/38)=0.9487$ と下がる．このように，順次 p_i を掛けて累積生存率を算出して直線でつなぐ．

累積生存率の推定値は，治療開始1年後の時点で0.8393，2年後の時点で0.6428と，生命表法での累積生存率（表14-2）とほぼ同じ値となった．また，図14-2で累積生存率が0.5となる時点を「50％生存時間（median survival time）」といい，観察開始後に全体の半数の人に死亡事象が発生する時間を表す．この場合では，50％生存時間は治療開始後2.61年であった．

生存曲線の比較

次に，治療法A群とB群での再発推移の比較といった生存曲線の群間比較を考えよう．各群での50％生存時間といったある1点の指標を比べるのも一案だが，生存曲線全体の特徴を比べる方法として，ログランク検定（log-rank test）

と一般化ウィルコクソン検定（generalized Wilcoxon test）がよく用いられる[3~5]．いずれの検定手順も手計算でやると，観察数が多い場合には気が遠くなる（だけでなく，たいがいは計算を間違える）．実際は HALWIN，SAS® といった統計プログラムパッケージ（第10章参照）を用いて解析するのが普通である．看護・医学論文でも，統計解析方法の項で使用した統計パッケージ名を明記しなければならない．ここでは，生存時間データで汎用される検定の概要と特徴を理解してもらうため，簡単に計算手順を示す．

第 T 区間

第1区間

第 k 区間	死亡数	生存数	計
A群	a_k	b_k	m_k
B群	c_k	d_k	n_k
計	x_k	y_k	N_k

図14-3 第 k 区間の2×2表

ログランク検定

交絡因子で層別化した四分表の検定で登場した，マンテル-ヘンツェル検定（Mantel-Haenszel test）を思い出して欲しい（第12章参照）．このときの交絡因子の代わりに時間区間を層と考え，各区間で2群における生存数・死亡数から四分表を作れば，生存時間データでも同じ検定統計量が利用できる．**図14-1**から生命表を作成したときのように，たとえば6か月ごとに時間区間を区切って，観察開始時から6か月までを第1区間，次の6か月を第2区間，…，最後の6か月を第 T 区間と層を作ればよい．交絡因子のときと記号をそろえ，第 k 区間での四分表を**図14-3**とするとマンテル-ヘンツェル検定統計量 ${\chi_{\mathrm{MH}}}^2$ は，

$$
{\chi_{\mathrm{MH}}}^2 = \frac{\left\{\left|\sum_{k=1}^{T}\left(a_k - \frac{x_k m_k}{N_k}\right)\right| - 0.5\right\}^2}{\sum_{k=1}^{T}\frac{m_k n_k x_k y_k}{{N_k}^2\,(N_k - 1)}}
$$

となり，この値は自由度1のカイ2乗分布に従う．この値が3.84（有意水準5％）より大きければ，2群の生存曲線に有意な違いがあるとする．

第 k 区間内での観察打ち切り例は，区間当初で打ち切られたとして第 k 区間の四分表に含めない場合と，第 k 区間終了直前まで観察したとして生存に入れる場合とが考えられる．また，6か月といった特定の時間区間で区切るのではなく，いずれかの群で死亡例が発生するたびに区間を区切って，その時点での死亡数と生存数で四分表を作り，マンテル-ヘンツェル検定統計量を算出すると，「コックス-マンテル検定（Cox-Mantel test）」となる．時間区間が細かくて特に分母の分散の計算が大変なので，近似的な式として，

$$
{\chi_{\mathrm{L}}}^2 = \frac{\left\{\sum_{k=1}^{T}\left(a_k - \frac{x_k m_k}{N_k}\right)\right\}^2}{\sum_{k=1}^{T}\frac{x_k m_k}{N_k}} + \frac{\left\{\sum_{k=1}^{T}\left(b_k - \frac{y_k n_k}{N_k}\right)\right\}^2}{\sum_{k=1}^{T}\frac{y_k n_k}{N_k}}
$$

の式がある．各群の観察度数と期待度数の差の2乗を期待度数で割った値の和となっているので，計算がずいぶん楽である．これを「ログランク検定」という．この値も自由度1のカイ2乗分布で，3.84（有意水準5％）より大きければ2群の生存曲線に有意な違いがあるとする．コックス-マンテル検定と比べて，若干は保守的になる（少しだけ有意になりにくい）．

一般化ウィルコクソン検定

「一般化ウィルコクソン検定」は，順序分類データを2群間で比較するウィルコクソン順位和検定（Wilcoxon rank sum test）を，生存時間データに一般化したものである．先ほどの治療法A群とB群を例にすると，A群の全例（n_a 人）とB群の全例（n_b 人）との間を総当たりで各個人の生存時間の長短を比較していく．何年長いといった生存時間の差の大きさは問題にせず，長いか短いかの大小関係のみに注目する．A群の患者 A_1 の生存時間を，B群の患者 B_1 の生存時間と比べて，長ければ1点，同じならば0点，短ければ−1点とする．観察打ち切りなどで長短判断できない場合は0点とする．

たとえば，生存時間が2年の観察打ち切りの患者 A_1 は，生存時間1年で死亡した患者 B_1 との比較では明らかに長いと判断でき1点だが，生存時間3年で死亡した患者 B_2 との比較では長短が判断できず0点となる．同様に，患者 B_3，B_4，B_5，…，B_{n_b} の生存時間とも比べて，それぞれ1点，0点，もしくは−1点とし，患者 A_1 でのB群全患者 B_1，…，B_{n_b} との総当たり比較の合計点を w_1 とする．もし，患者 A_1 の生存時間がB群のすべての患者より長ければ w_1 は n_b 点，すべての患者より短ければ w_1 は $-n_b$ 点となる．同じようにして，患者 A_2 でのB群全患者との総当たり比較の合計点を w_2 とする．こうして w_{n_a} までを出して，A群全体の群合計点 $w = w_1 + w_2 + \cdots + w_{n_a}$ を算出する．B群側から総当たりを行っても，合計点 w の＋−の符合は逆だが，その絶対値は同じとなる．

次に，群には関係なく（$n_a + n_b$）の全例で総当たりをして得点を求める．患者 A_1 について，患者 A_2，…，A_{n_a}，B_1，…，B_{n_b} との比較の合計点を W_1 とする．同じようにして患者 A_2 の W_2 から，患者 B_{n_b} の W_{n_b} までを求める．それらの2乗の合計 $\sum W_i^2$ を計算する．そこで，一般化ウィルコクソン検定の検定統計量 z は，

$$z = \frac{|w|}{\sqrt{\dfrac{n_a n_b \sum W_i^2}{(n_a + n_b)(n_a + n_b - 1)}}}$$

となり，標準正規分布に従う．この値が1.960（有意水準両側5％）より大きければ，2群の生存曲線には統計学的に有意な違いがあるとする．観察打ち切り例がまったくない場合には，ウィルコクソンの順位和検定（マン-ウィットニーのU検定）とまったく同じ検定統計量が得られる．

2つの検定の特徴

一見すると，ログランク検定と一般化ウィルコクソン検定はまったく異なる

検定法にみえる．しかし，時間区間への重み付けの考え方を導入すると，両者は統一した表現形式がとれることがわかっている．ログランク検定ではどの時間区間も重みは等しい．一方，一般化ウィルコクソン検定では観察対象数に比例した重みとなるので，観察開始直後の区間で最も重みが大きく，時間経過とともに重みは小さくなる．このことから，**ログランク検定は生存曲線の後期での差を，一般化ウィルコクソン検定では生存曲線の初期での差を検出するのに感度がよいといわれる**[4,5]．

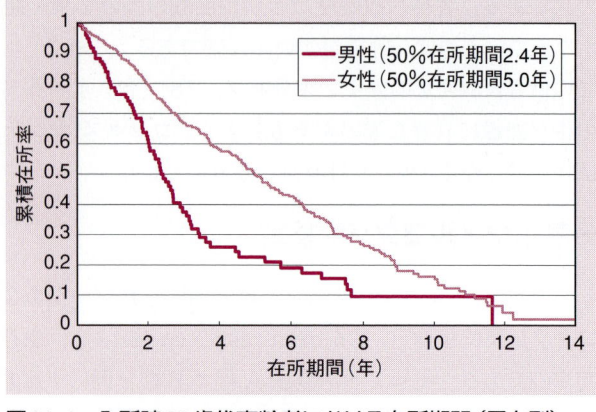

図14-4 入所時80歳代高齢者における在所期間（男女別）

図14-4のグラフは，ある特別養護老人ホームにおいて，入所から退所までの在所期間を調べた事例である[6]．入所時年齢が80歳代の高齢者430人（男性96人，女性334人）の在所期間の様子を，男女別にカプラン-マイヤー法での生存曲線として表している．図が煩雑になるため観察打ち切りの印はつけていない．50％在所期間は男性で2.4年，女性で5.0年と，女性のほうが在所期間は長そうである．前述の2つの検定法を用いて2つの生存曲線全体を比較してみると，ログランク検定では$\chi^2 = 21.09$，$p < 0.001$，一般化ウィルコクソン検定では$z = 5.221$，$p < 0.001$と，いずれも有意となり，男性と女性の在所期間は明らかに異なっているといえる．この例のように，性別という一つの要因について生存曲線を比較するには，これらの2つの検定が有用である．

生存時間に影響を与える数多くの要因を一緒に検討する，もしくは他の要因で調整して比較する場合には，比例ハザードモデルなどモデルを用いた解析が行われる．いずれのモデルでも生存時間の分布やハザードについていくつか条件が必要となり，また最尤法を用いた少々複雑な反復計算なども必要となる．手法の詳細は他書に譲るが[3-5]，多くの統計パッケージプログラムに，これらモデルを用いた解析法が用意されている．

●文献
1) マックス・アラン・コリンズ著，小田川佳子訳：ダーク・エンジェル最終戦争．角川書店；2003．
2) 厚生労働省大臣官房統計情報部編：第19回生命表．厚生統計協会；2002．
3) 柳井晴夫，高木廣文編：新版看護学全書 統計学．メヂカルフレンド社；1995．
4) 大橋靖雄，浜田知久馬：生存時間解析．東京大学出版会；1995．
5) 佐久間昭：医学統計Q＆A．金原出版；1985．
6) 痴呆性高齢者の予後追跡調査委員会：痴呆性高齢者の長期介護に関する研究のうち痴呆性高齢者の予後追跡調査研究報告書―平成14年度老人保健健康増進事業等事業報告書．浴風会高齢者痴呆介護研究・研修東京センター，平成15年3月．

15章 いくつかの研究結果を統合する解析──メタ解析

「目にしたけど気づかなかったのかもしれない．……探そうとしていない者には見えないんだ．そして，理解できない者にもやはり見えない」（ラングドン教授）[1]

文献を漫然と読んでも，実はまだ信じるには足らない結果なのか，それとも，まさにその研究結果に従って看護技術を取り入れるべきなのか，なかなかわからない．よほどの問題意識をもって系統的にエビデンスを探そうとしないかぎり，エビデンスの全体像は見えてこないだろう．エビデンスの全体像を「見えるようにする」方法に，メタ解析がある．

メタ解析とは

メタ解析（meta-analysis）の meta とは超越を表す接頭語で，そのまま訳すと「超解析」といったところだろうか．メタ解析という語は，1976 年に心理学者グラス（Glass）によって作られた．「解析の解析（解析結果の統合解析）」を指し，それぞれの研究において実施される通常のデータ解析（一次解析）や研究データの再解析（二次解析）と区別する語として，主に社会科学の分野で用いられた[2]．1980 年代の中ごろには，医学分野でもこの語が使われ始め，特にチャルマーズ（Chalmers）らが医療技術評価の観点からランダム化臨床試験の統合解析研究[3]を盛んに行い，メタ解析の語を用いた．

メタ解析は，単に統合のための統計解析手法を表すだけではない．**既存の研究成果を系統的に点検し，現時点で最も合理的な概括的評価を導く一連の手順を意味する**．概括的評価手順を表す overview（概要），systematic review（系統的評価），quantitative review（定量的評価）といった語と同じように用いられている．

メタ解析の一般的手順

メタ解析の一般的な手順を図 15-1 に示す．

まず，抱えている医学的課題について既存の研究成果を探す（図 15-1 ①）．多くの場合，文献データベース（たとえば，海外文献であれば『CINAHL』，『MEDLINE』など，国内文献であれば『JAPICDOC』など）を用いて文献を系統的に検索する（第 2 章参照）．この検索で，すでにその医学的課題についてメタ解析による統合結果を報告している文献がみつかれば，その時点での概括的評価はそれからわかる．また，メタ解析の結果を受けて策定した治療法や看護

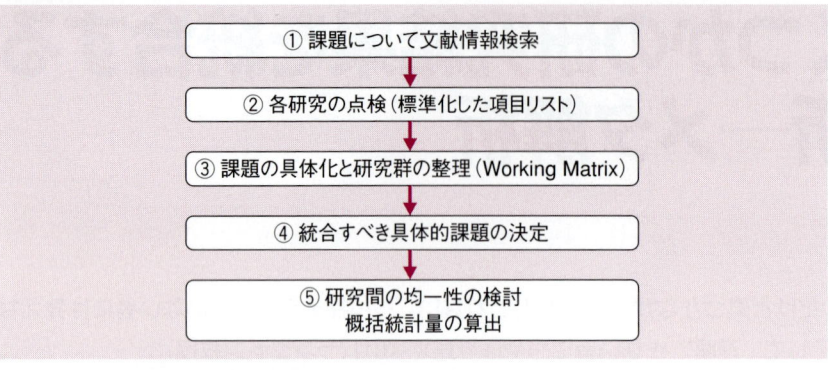

```
① 課題について文献情報検索
         ↓
② 各研究の点検（標準化した項目リスト）
         ↓
③ 課題の具体化と研究群の整理（Working Matrix）
         ↓
④ 統合すべき具体的課題の決定
         ↓
⑤ 研究間の均一性の検討
   概括統計量の算出
```

図15-1　メタ解析の一般的手順

著者：（ただし，論文評価者にはこの項はマスクする）
論文タイトル：
掲載雑誌名：
雑誌巻号，年：
医学統計家の関与：（a. 著者　b. 謝辞　c. なし）
研究実施国：
実施機関：（a. 1施設　b. 5施設以下の共同研究　c. 6施設以上の共同研究）
割り付け群ごとに：割り付け例数，解析対象例数，
　　　　　　　　（割り付け例数－解析対象例数）／割り付け例数

研究計画
対象基準の記述，対象除外の記述，治療法の定義，試験治療法と対照治療法の類似性，盲検の方法，無作為割り付けの方法，患者における盲検性，治療効果評価者における盲検性，事前の例数設計計算，早期中止基準，盲検性の検証法，無作為化の検証法，治療法遵守の検証法，評価項目の信頼性　など

データ解析と記載内容
研究実施期間，治療法割り付け前の観察データの解析，治療法間の比較可能性，主要評価項目での解析，帰無仮説を棄却できない場合では事後的な検出力評価，信頼区間の算出，生命表解析・反復測定解析の適切な利用，回帰分析・相関分析の適切な利用，統計解析全体の質評価，解析での中止例の取り扱い，有害事象の解析　など

図15-2　メタ解析のためのランダム化比較試験の点検項目リスト例
（Hayashi K, Chalmers TC：Gastroenterol Int 1993；6（1）：19.[4]より）

法のガイドラインもみつかるかもしれない．しかし，概括的報告が見当たらないとか古い報告しかない場合には，原著論文とよばれる個々の研究結果の報告を系統的に探さなければならない．その際は，データベースで検索する文献のほか，各論文での引用文献なども網羅的に調べるなど，できるかぎり漏れがないように探す．

　次に，検索した原著論文を実際に読んで，メタ解析の対象となる研究か否かを点検する（図15-1 ②）．系統的な評価をするためには，点検項目をあらかじめ決めておく．ランダム化比較試験や観察的疫学研究について，多くの点検項目リストが提案されている．図15-2は，実際に臨床試験のメタ解析[4]で使用した点検項目リストの例である．これは前出のチャルマーズが率いていたハーバード大学医療技術評価グループが用いていたもので，各項目とも良いほうから

表15-1 膝関節疾患における運動療法のランダム化比較試験をWorking Matrixで整理した模擬例

運動療法群	対照群		
	通常のケアや教育	無治療	超音波治療
エアロビクス	＃004（VAS）	＃002（VAS）	＃008（VAS, WOMAC）
歩行	＃003（WOMAC） ＃005（VAS）		＃012（VAS, WOMAC）
筋肉トレーニング	＃006（VAS, WOMAC） ＃007（VAS） ＃009（VAS, WOMAC） ＃011（VAS） ＃015（WOMAC, SF） ＃017（WOMAC） ＃018（VAS, WOMAC）	＃013（VAS） ＃016（VAS, WOMAC）	＃001（SF） ＃010（VAS） ＃014（VAS, WOMAC）

評価項目：ADLおよびQOL
〔評価法〕 VAS：日常生活動作ADLを視覚アナログ尺度（visual analog scales）で測定
WOMAC：歩行能力を時間／距離で測定
SF：生活の質QOLをSF36とよばれる調査票で測定

悪いほうまでいくつかの選択肢が設けられている．この評価グループでは，2名の評価者が独立して各論文を読んで評価し，もし，不一致の点があれば第三の評価者とともに協議決定する方式をとった．また，各評価者には，原著論文の著者名などの情報は塗りつぶして隠し，治療法が判別できる記述にはA法とかB法といった表記に書き換えた論文コピーを渡して，**評価者の好き嫌いや先入観で評価が変わらないように工夫**していた．図15-2をみると，統計学的事項がきわめて多く，研究の質を判断するには統計学の理解が不可欠であることがわかる．

各原著論文の点検を終えたら，次に，医学的課題をより具体的にするために，研究群の整理分類を行う（**図15-1**③）．Working Matrixとよばれる作業用の表を作成して，評価した各研究を表のセルに書き込んで整理するのが便利である．**表15-1**に，膝関節疾患における運動療法のランダム化比較試験をWorking Matrixで整理した模擬例を示す[5,6]．運動療法といっても，エアロビクス，歩行，筋肉トレーニングなどさまざまな方法があり，また各研究で対照に設定した治療法もさまざまである．それらを妥当と考えられる分類に整理し直し，表のセルに該当する研究を書き込んでゆく（表中の＃は研究番号を示している）．その結果，エアロビクスや歩行をランダム化比較試験で調べた研究の数は少なく，研究結果を統合することに意味がありそうなのは，通常ケアを対照群とし，視覚アナログ尺度もしくは歩行能力といった評価法で調べた筋肉トレーニングの研究群のセルだろう．

このようにして，Working Matrixから統合すべき具体的課題を決定する（**図15-1**④）．

最後に，同一の課題を，同一の評価法を用いて，同一の対照と比較した研究群について，研究間の均一性の検討や統計量の統合といった概括的評価を導く解析を行う（**図15-1**⑤）．そして，研究結果と概括的評価の一覧表やグラフ

第k研究	A群	B群	計
有効例数	a_k	b_k	m_k
無効例数	c_k	d_k	n_k
計	x_k	y_k	N_k

図15-3 第k番目の研究での2×2表

表示によって，研究間のばらつきの様子や概括的指標の位置を示す．また，いくつかの条件を変えても得られた概括的評価の結果は変わらないことを確認する．

研究結果の統合

研究群のそれぞれの結果から，どのようにして概括的な結論を得ればよいのだろうか．

A，B 2つの治療法群があり，その効果が有効/無効と2分類で観察された2×2表（図15-3）を例にみてみよう．たとえば，①A治療法群がB治療法群に統計学的に有意に優る研究結果を○，逆にB治療法群のほうが統計学的に有意に優る研究結果を×，統計学的に差はなかった研究結果は△に分類して，最も多い分類を概括的結論とする多数決方式，②あたかも，全部の研究データを1つの研究データであるかのようにプールして，$\Sigma a_k / \Sigma x_k$，$\Sigma b_k / \Sigma y_k$といったように，分母と分子をそれぞれ単純加算してしまう単純統合方法，③群間比較でのp値や検定統計量を統合する方式なども提案された[7]．しかし，これらは，どんな研究も同じ重みでしか扱うことができない，研究間の変動がわからない，統計学的に有意か否かしかわからないなどの欠点をもつ．そのため，今では効果サイズ（effect size，影響や作用の大きさのこと）を，定量的に統合する方法を用いるのが一般的である．

図15-3の2×2表の例では，何が効果サイズとなるのだろうか．この場合，B群に対するA群の効果の指標には，両群での有効割合の比$(a_k/x_k)/(b_k/y_k)$やオッズ比$(a_k/c_k)/(b_k/d_k)$といった比の指標と，両群での有効割合の差$a_k/x_k - b_k/y_k$という，大きく2種類の効果サイズがある．どちらの効果サイズも統合することができる．

比は，1.5倍効果があるといったように，個人が治療法を選択する際に応用しやすい反面，有効割合がA群で60％とB群で40％の場合も，A群で3％とB群で2％の場合も，同じ1.5倍である．有効割合の絶対的な大きさを加味したい場合には，効果サイズを差とすることも多い．差であれば，前者は20％であるが，後者ではたった1％の違いしかないことがわかる．

オッズ比の統合

まず，オッズ比を効果サイズとして統合する方法をみてみよう．ここで，またまた登場するのがマンテル-ヘンツェル（Mantel-Haenszel）法である（第3章および第12章参照）．この方法は層別解析などでよく用いられるが，それぞれの研究を層と考えれば，同じようにメタ解析で利用できる．後述するほかの統合法での記述とあわせるため，マンテル-ヘンツェル法による統合オッズ比を OR_{MH}，各研究でのオッズ比を OR_k，その分散を v_k，分散の逆数を重み w_k として書き表す[2]．

$$OR_{MH} = \frac{\sum_k w_k OR_k}{\sum_k w_k} = \frac{\sum_k w_k \left(\frac{a_k d_k}{b_k c_k}\right)}{\sum_k w_k}$$

ただし，

$$w_k = \frac{1}{v_k} = \frac{b_k c_k}{N_k}$$

また，OR_{MH} の95％信頼区間は，$OR_{MH} \cdot \exp(\pm 1.96 \sqrt{v})$[*1] となる．統合オッズ比の計算には，ほかにピート（Peto）法とよばれる方法もある．ただしピート法は，A群とB群との例数が大きく異なると，偏った推定値となることが知られている．

[*1] ロビンス（Robins）らによる対数オッズ比の分散（式中の v）の計算法は第12章（141頁）を参照．

有効割合の比の統合

オッズ比だけではなく比や差を統合するには，各研究の分散の逆数で重み付けする一般的な方法（general variance-based method）がある[2]．統合した割合比をリスク比（risk ratio；RR）とし（その対数変換を $\ln RR$ で表す），各研究での割合比の分散を v_k，その逆数である重みを w_k として表すと，

$$\ln RR = \frac{\sum_k [w_k \cdot \ln\{(a_k/x_k)/(b_k/y_k)\}]}{\sum_k w_k}$$

となる．ただし，

$$w_k = \frac{1}{v_k} = \frac{x_k y_k m_k}{n_k N_k}$$

$\ln RR$ が計算できたら，$RR = \exp(\ln RR)$ と指数変換すれば割合比が得られる．またそのとき，RRの95％信頼区間は，

$$RR \cdot \exp\left(\pm 1.96 \sqrt{1/\sum_k w_k}\right)$$

である．この方法を用いた例を**表15-2**に示す[8]．この例では，臨床試験のみならず観察的疫学研究をも対象として点検・評価している．年齢で調整したリスク比が記載されていた7つの研究について，統合したリスク比を算出したものである．

この課題のように，治療法の長期的な効果を調べるには，臨床試験が実施困

表15-2 リスク比(RR)の統合の例:ホルモン補充療法と大腸(結腸・直腸)がんの疫学研究のメタ解析

研究名(論文著者)	研究デザイン		大腸がん例数	年齢調整したリスク比[*1]
Sturgeonら	前向き	追跡期間10年	89[*2]	0.4 (0.2〜1.0)
Folsomら	前向き	追跡期間6年	293[*3]	0.67 (0.43〜1.04)
Paganini-Hill	前向き	追跡期間14年	247	0.66 (0.45〜0.99)
Troisiら	前向き	平均追跡期間7.7年	301	0.78 (0.55〜1.1)
Nachtigallら	臨床試験	追跡期間10年	2[*3]	1.0 (0.1〜16)
Grodsteinら	前向き	追跡期間14年	470	0.62 (0.49〜0.79)
Kampmanら	ケース・コントロール 集団ベース		815[*3]	0.67 (0.53〜0.84)
統合リスク比				0.66 (0.59〜0.74)

(Grodstein F, Newcomb PA, Stampfer MJ : Am J Med 1999 ; 106 : 574.[8])より一部改変)
[*1] 未使用者のリスクに対するホルモン補充療法現使用者のリスクの比.( )内は95%信頼区間を示す. [*2] 結腸がん死亡. [*3] 結腸がん罹患.

難なことも多い.課題に関する臨床試験の情報がないか,きわめて少ないことは決してまれではない.実際,最初に検索された臨床試験は規模が小さな1試験(Nachtigallら)のみで,大腸がんの発生は2例と少なく,ホルモン補充療法の大腸がんへの影響については不明である.そこで,臨床試験だけでなく,女性集団を対象に介入を行わずに観察した大規模な観察的疫学研究(多くは前向きコホート研究)の結果も検索すると,すべての観察的疫学研究でホルモン補充療法利用者の大腸がんの減少が示されていたが,必ずしも統計学的に有意な減少とはいえない研究もあった.それらの各研究を注意深く点検し,統合可能性を十分にチェックした後に,7研究の結果を統合すると,統合リスク比は0.66(95%信頼区間は0.59〜0.74)となり,ホルモン補充療法の利用者では未使用者に比べ,大腸がんのリスクは0.66倍で統計学的に有意に低くなっていることが示された(表15-2の最下段).

有効割合の差の統合

次に,有効割合の差を効果サイズとして統合する方法をみてみる.先ほどの有効割合比での方法を,割合差に応用したものである.統合した有効割合の差をリスク差(risk difference ; RD)とし,各研究での差とその分散 v_k,分散の逆数である重み w_k を用いて書き表すと,

$$\mathrm{RD} = \frac{\sum_k w_k \left(\frac{a_k}{x_k} - \frac{d_k}{y_k} \right)}{\sum_k w_k}$$

ただし,

$$w_k = \frac{1}{v_k} = \frac{x_k y_k N_k}{m_k n_k}$$

また,RDの95%信頼区間は,

$$\mathrm{RD} \pm 1.96 \sqrt{1/\sum_k w_k}$$

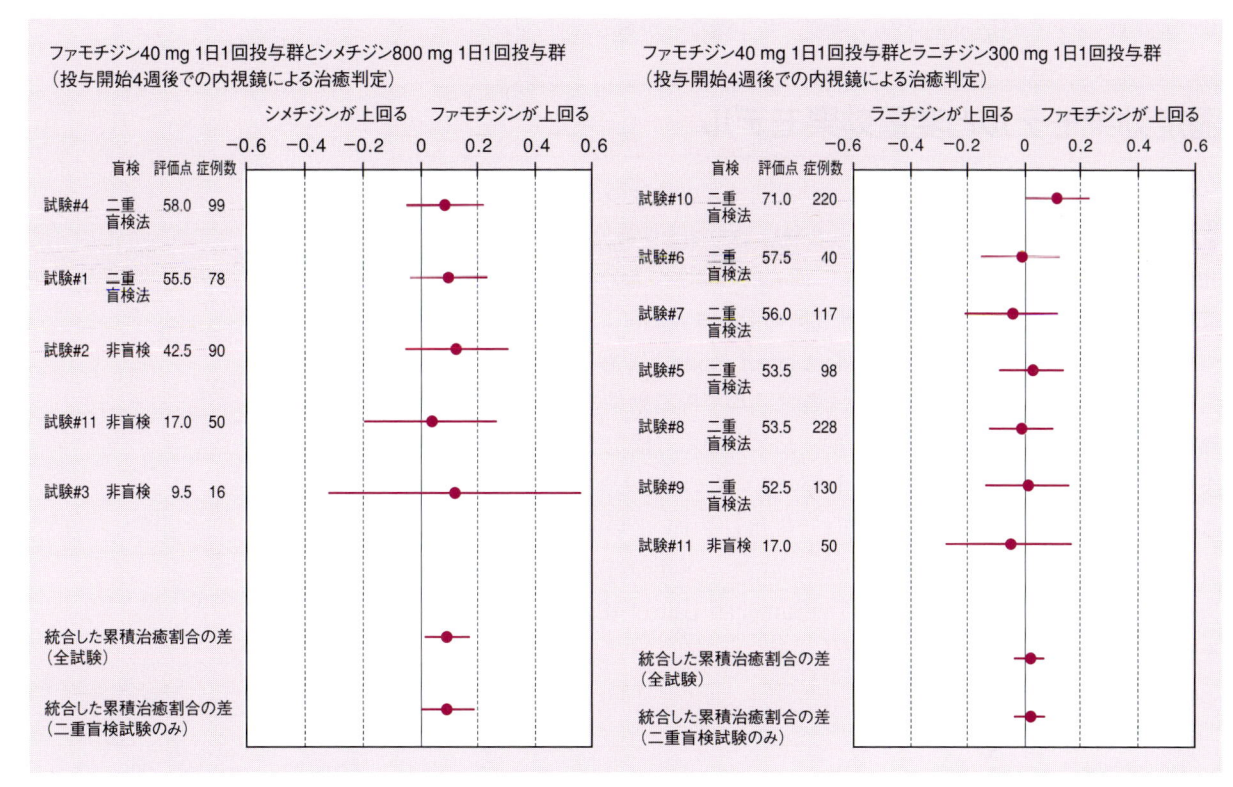

図15-4 差の統合の例：H_2拮抗薬による十二指腸潰瘍の治癒割合の比較
(Hayashi K, Chalmers TC : Gastroenterol Int 1993 ; 6(1) : 19.[4] より)

となる[2]．

　H_2拮抗薬による十二指腸潰瘍治療での治癒割合の比較を例に，効果サイズを割合差としたメタ解析の結果を**図15-4**に示す[4]．ファモチジンとシメチジンとの5つの臨床比較試験では（左図），いずれの臨床試験も同じような有効割合の差を示しているが，単独の試験ではそれぞれ統計学的に有意ではない（95％信頼区間はいずれも0をまたいでいる）．しかし，統合するとその信頼区間が狭くなり，95％信頼区間の下限は0を上回った（左図最下）．全試験の統合でも，二重盲検試験のみの統合でも，その結果は変わらなかった．

　一方，ファモチジンとラニチジンとの7つの臨床試験の例（右図）では，試験によってはファモチジンが上回ったり，ラニチジンが上回ったりしている．しかし，全試験の統合も，二重盲検試験のみの統合も，統合した有効割合差はほとんど0であり，統計学的に有意な差は認められなかった．

　このように，オッズ比，リスク比，リスク差など，さまざまな効果サイズについて統合の方法がある．しかし，研究間であまりにも効果サイズがばらついているときには，そもそも効果サイズを全体で統合しようとは思わないだろう．それよりも，なぜ研究間でそんなに大きな違いが出るのかを探索すべきである．研究間の効果サイズに大きなばらつきがないか，その均一性を調べる方法とし

てブレズロー-デイ（Breslow-Day）検定，漏斗図などがある．

固定効果モデルと変量効果モデル

前述の比や差の統合の式において，効果サイズの分散の項は各研究内の分散を加えたものになっている．このような統合の方法を，固定効果モデル（fixed effects model）とよぶ．それに対して，研究内のばらつきのみならず，研究間のばらつきも加味しようとするのが（研究間の変動は偶然によってランダムにばらつくと考える）変量効果モデル（random effect model）である．

変量効果モデルでは，研究間変動を加えるので固定効果モデルに比べると全変動が大きく推定されるため，保守的な結果となる（検定であれば若干有意になりにくくなり，95％信頼区間は少し幅の広いものとなる）．研究間変動を考えるので，得られた概括的評価の結果は一般化しやすいといえるが，数試験しかない研究群の統合には適していないだろう．オッズ比の統合を例に，変量効果モデル（デルシモニアン-レアード〈DerSimonian-Laird〉法）をみてみる．統合オッズ比を OR_{DL} とすると，

$$\ln OR_{DL} = \frac{\sum_k w^*_k \cdot \ln OR_k}{\sum_k w^*_k}$$

となる．ただし，ここでの重み w^*_k は研究内の分散と研究間の分散を加えた分散の逆数となる．つまり，

$$w^*_k = \frac{1}{v_k + D}$$

である．分母の v_k は研究内分散を，D は研究間の分散を表している．

$$v_k = \frac{N_k}{b_k c_k}$$

$$D = \frac{\{Q - (K-1)\} \cdot \sum_k w_k}{\left(\sum_k w_k\right)^2 - \sum_k w_k^2}$$

ただし Q は，前述のマンテル-ヘンツェル法での統合対数オッズ比 OR_{MH} の対数値と各研究の対数オッズ比 OR_k の対数値との差に重み w_k を掛けたものの合計で示され，

$$Q = \sum w_k (\ln OR_k - \ln OR_{MH})$$

となる．K は研究の数を表す．

看護領域での応用例

図15-5に，看護領域でのメタ解析事例（Systematic review of whether nurse practitioners working in primary care can provide equivalent care to doctors）を示す[9]．米国のプライマリー・ケアにおいて，初診をNP（ナース・プラクティショナー）がする場合と医師がする場合で，ケア内容，予後，患者満足度などでどのような違いがあるかを，系統的に調べたものである．『Cochrane Library』，『MEDLINE』，『EMBASE』，『CINAHL』などの文献データベースを用いて，11のランダム化比較試験および23の前向き観察研究の報告が選び出された．処方，入院，再診，他機関への紹介といった分類値ではオッズ比を，患者満足度スコア，診療時間といった計量値では標準化した平均値の差を，変量効果モデルで統合した．

その結果，ケア内容や予後では両者に差はみられなかったが，医師に比べNPでは診察内容がより多く，また診察時間もより長かった（平均で3.67分の差）．また，患者の満足度はNPのほうが高かった．このように，課題について1つの研究から答えを得るには，きわめて大規模な研究が必要となる場合や，さまざまに状況を変えてケアを比較した結果を得たい場合などには，メタ解析は重要な解析手法となるだろう．

メタ解析の限界と注意点

メタ解析は，各自の課題や意思決定におけるエビデンスの整理や利用という観点からは，きわめて有用な手段といえる．しかし，メタ解析の実施や結果の解釈にあたっては，多くの限界と注意点がある．

まず，メタ解析では既存の研究結果を対象にするが，その課題について世界で行われたすべての研究結果が論文などで公表されるわけではない．いや一部のみが公表されていると考えたほうがよい．一般に，統計学的に有意差が見出されたほうが，そうでない研究よりも論文として雑誌に載りやすいだろうし，研究者も既存の知識と異なるような結果（世間があっというような結果）を好んで論文として発表するだろう．このように，**論文として公表される結果は，世の中の研究全体からみると偏ったものかもしれない**（出版バイアス）．

また，論文から探し出すことができた研究すべてが，決して同じ品質ではないだろう．各研究論文を点検して，研究デザインやバイアス排除の方法などを十分にチェックしないといけない．質が異なる研究が出てきたときは，全体での統合だけでなく，ある研究デザインだけで統合したり，異質と思われる研究を除いてみるなど，いろいろと条件を変え，それでも同じ統合結果が得られるかということまで十分に検討しなくてはいけない．メタ解析のもととなる各研究の点検・評価をおろそかにすると，玉石混淆もしくは石だけの研究群をもと

Abstract

Objective To determine whether nurse practitioners can provide care at first point of contact equivalent to doctors in a primary care setting.
Design Systematic review of randomised controlled trials and prospective observational studies.
Data sources Cochrane controlled trials register, specialist register of trials maintained by Cochrane Effective Practice and Organisation of Care Group, Medline, Embase, CINAHL, science citation index, database of abstracts of reviews of effectiveness, national research register, hand searches, and published bibliographies.
Included studies Randomised controlled trials and prospective observational studies comparing nurse practitioners and doctors providing care at first point of contact for patients with undifferentiated health problems in a primary care setting and providing data on one or more of the following outcomes: patient satisfaction, health status, costs, and process of care.
Results 11 trials and 23 observational studies met all the inclusion criteria. Patients were more satisfied with care by a nurse practitioner (standardised mean difference 0.27, 95% confidence interval 0.07 to 0.47). No differences in health status were found. Nurse practitioners had longer consultations (weighted mean difference 3.67 minutes, 2.05 to 5.29) and made more investigations (odds ratio 1.22, 1.02 to 1.46) than did doctors. No differences were found in prescriptions, return consultations, or referrals. Quality of care was in some ways better for nurse practitioner consultations.
Conclusion Increasing availability of nurse practitioners in primary care is likely to lead to high levels of patient satisfaction and high quality care.

図15-5　看護領域でのメタ解析の事例
(Horrocks S, Anderson E, Salisbury C : BMJ 2002 ; 324 : 819.[9] より)

に統合解析することになり，いかに統計学的に工夫した手法を用いても，めためた解析[10]と批判されるだろう．

また，Working Matrixなどを上手に利用して自分の具体的課題や仮説を明確にしないと，りんごとみかんを一緒にしたような解析となる．まったく同じ課題を同じ方法で実施した研究というものは，そうはないだろう．いずれも，少しずつ違う特徴があるのが普通である．それらをきちんと整理して，何が統合可能な課題なのか，何がいまだに研究されていない課題なのかを，十分に見きわめる必要がある．

そして最後に，**メタ解析の結果をあまりに過信してはいけない**．メタ解析は，あくまで解析時点での概括的評価である．時間が経ち，新たな情報が追加されれば，概括的評価も変わるだろう．また，欧米での研究結果を，無批判に日本人に一般化するのに抵抗があるように，得られた概括的評価の解釈や一般化では，結果を適用しようとする集団や個人のもつ特性を十分に考慮しないといけない．こうした集団の特性ごとにメタ解析を行うと，実は適用したい集団での研究自体がなされていないことに気づく．このような場合には，**利用できるエビデンスを待つ（それもいつになるかわからない）という受身の態度ではなく，未解決の課題に対して，自らが調査研究してエビデンスを得るといった積極的な態度も必要**であろう．既存の研究結果を統合するためだけでなく，「エビデンスが足りない課題は何か」といった視点で研究結果を整理する方法としても，メタ解析を活用してもらいたい．

●文献

1) ダン・ブラウン著，越前敏弥訳：天使と悪魔（上）．角川書店；2003．
2) Petitti DB : Meta-Analysis, Decision Analysis, and Cost-Effectiveness Analysis—Methods for Quantitative Synthesis in Medicine. Oxford University Press ; 1994.
3) Sacks HS, Berrier J, Reitman D, et al. : Meta-analysis of randomized controlled trials. N Engl J Med 1987 ; 316 : 450-455.
4) Hayashi K, Chalmers TC : Famotidine in the treatment of duodenal ulcer. Meta-analysis of randomized control trials. Gastroenterol Int 1993 ; 6(1) : 19-25.
5) Akai M, Kawashima N, Kimura T, Hayashi K : Electrical stimulation as an adjunct to spinal fusions : A meta-analysis of clinical controlled trial. Bioelectromagnetics 2002 ; 23 : 496-504.
6) Akai M, Hayashi K : Effect of electrical stimulation on musculoskeletal systems : A meta-analysis of controlled clinical trials. Bioelectromagnetics 2002 ; 23 : 132-143.
7) Hedges LV, Olkin I : Statistical Methods for Meta-Analysis. Adademic Press ; 1985.
8) Grodstein F, Newcomb PA, Stampfer MJ : Postmenopausal hormone therapy and the risk of colorectal cancer : A review and meta-analysis. Am J Med 1999 ; 106 : 574-582.
9) Horrocks S, Anderson E, Salisbury C : Systematic review of whether nurse practitioners working in primary care can provide equivalent care to doctors. BMJ 2002 ; 324 : 819-823.
10) 佐久間昭：与太与太統計学．椿 広計，藤田利治，佐藤俊哉編：これからの臨床試験．朝倉書店；1999．p.159-173．

索引

和文索引

あ
アート	14
あいまいな表現	99
アカデミック価格	127
アクセス	84

い
イエーツの修正（補正）	72, 136
医学中央雑誌	17
意見	85
一時点	18
一般化	52, 174
一般化ウィルコクソン検定	162, 163
一般化可能性	43
遺伝	47
意図的	29
依頼文	93
因果関係	40
因果推論	45
因果連鎖モデル	40
因子構造	152
因子得点	155
因子の回転	154
因子負荷量	151, 153
因子分析	152
インストール	127
インターネット	17
インフォームド・コンセント	20, 86
引用	81

う
ウィルコクソン順位和検定	163
ウェルチの方法	62
後向き研究	24

え
影響	92
疫学調査	26
エビデンス	17, 20
エビデンス水準	3, 5, 15

お
大きさ	104
オーバーマッチング	28
オープン試験	30
オッズ比	135, 138, 169
思い出しバイアス	44
重み	153, 155, 168
重み付け	149, 151, 164

か
カイ2乗検定	69, 136
カイ2乗分布	71, 162
概括的評価	165
回帰	64
回帰係数	65
回帰式	65
回帰直線	65
壊血病	32
外国語	81
解釈	12, 173
回収率	91, 92
階乗	73
解析	12
解析用データ固定	112
解析用データ・セット	118
階段状	161
外的基準	146
外的妥当性	43
回答カテゴリ	105
回答形式	101
ガイドライン	166
介入	29
介入研究	18, 20
ガウス分布	55
カウンター・ファクチュアル・モデル	6, 45, 47
学術書	81
学術論文	17
確証的解析	8
確率	58
仮説	22, 147
仮説検証	11, 107
仮説検証的研究	26
仮説創生	22
仮説探索	107
片側確率	74
片側検定	59
学会誌	81
脚気	31
カテゴリ化	10
カトラー-エデラー法	160
カプラン-マイヤー法	160, 164
環境要因	47
頑健性	156
看護学	3
看護研究	3, 15
観察	10
観察打ち切り	159
観察期間	133
観察値	65
観察的研究	18, 19, 29, 41
幹葉表示	119
管理	88

き
キーワード	18
記憶容量	127
期間	93
棄却	58
器具	84
期限	83
基準関連妥当性	146
既存資料	83
期待値	70
記入もれ	95
帰無仮説	11, 58, 67, 70, 106, 137, 139
疑問点	82
逆相関	64
逆変換	68
共感性尺度	145, 149
共通因子	153
共通因子数	154
共通オッズ比	140
共通性	153, 154
共同作業	85
共分散	65
協力	83
寄与率	152, 154
記録	91
均一性	141, 171
近似的	108

く

空間	85
偶然	50
偶然誤差	41
偶然性	110
区間推定	56
グラウンデッド・セオリー・アプローチ	11
グループ化	43
グループの特性	49
クロス・オーバー比較研究	35
クロス集計	69
クロス表	69, 136
クロンバッハのα信頼性係数	148
群間比較	161

け

傾向	48
経時的	18, 24
経時的生命表	158
計数データ	118
系統誤差	41
ケース・コントロール研究	26, 41, 134, 138
ケース・スタディ	6
ケース・レポート	22
結果	18
欠測値チェック	116
欠損値	128
決定係数	66
結論	18, 81
研究期間	83
研究計画	128
研究計画書	22, 78
研究経費	83
研究参加者集団	53
研究対象	43
研究デザイン	18, 43
研究費	85
研究方法	80, 83, 84
研究目的	97
健康事象	157
現実検討	82
検出力	108
現象	7
現象解析	8
検定	11, 52, 58

こ

効果サイズ	109, 168
効果の修飾	39
合成	155
構成概念妥当性	147
構造化	18
構造化面接	90
構造構成主義	14
項目数	156
交絡	39, 44
交絡因子	33, 39, 140
コーシー分布	57
コード化	10, 114
誤解	91, 92
国勢調査	23
国勢調査人口	157
誤差	41
誤字	104
個人	18
個人情報	86, 87
個人情報保護法	88
個人面接	90
コックス-マンテル検定	162
固定効果モデル	172
言葉の定義	83
個別的	47
コホート研究	25, 48
コホート内ケース・コントロール研究	28
コントロール	30, 48
コントロール群	27
コンピュータ	8

さ

差	133, 168, 170
サーベイ調査研究	23
サイエンス	14
再現性	4, 42
最小2乗法	65
催促期間	94
催促状	93
最頻値	120
三重盲検	36
散布図	117
サンプル	52
サンプルサイズ	106

し

資格	85
時間	24
時間区間	159, 160, 162
時間経過	164
時期	35
自記式調査	89
資源	83
指示的面接	90
施設内審査委員会	20
自然対数	68
質	173
実験的研究	18, 20, 29
質的研究	5, 83
質的データ	118
質問項目	91
質問項目数	91
質問紙	80, 83
質問紙調査	84
四分位範囲	120, 122
四分位偏差	122
四分表	71, 136, 162
死亡率	157
社会構成主義	9
尺度	145
尺度化	145, 149
尺度構成	145
主因子法	153
自由記述	93, 98
集合調査	94
集団	18, 25
集団面接	90
縦断研究	24
自由度	57, 70
重要因子	40
宿題調査	94
主成分負荷量	151
主成分分析	149, 151
出版バイアス	173
守秘義務	86
順序尺度	102
順相関	64
順番	35, 104
証拠	2
照合	114
情報	17
情報の圧縮	151
症例報告	30
抄録	81
助言	83, 85
書誌事項	81
事例報告	22
新規対象者	133
シングル・エントリー方式	114
人口動態統計	157
真値	41
人年法	133
信憑性	12
信頼区間	11, 55, 68, 135
信頼性	42, 110, 124, 146, 147, 156
信頼性係数	149

す

推定	52
推定値	153
数字	102
数値データ	101
数量化	4
スコア化	145
ストーリー	80
頭脳	13
図表示チェック	116

せ

性	28, 49
生活習慣	47
生起確率	72
正規分布	54
生存時間解析法	157
生存時間データ	163
精度	42
正の相関	64
生命表	157
生命表法	160
生命保険数理法	160
積極限推定量	160
セル	69
全国規模	93
先祖がえり	64
選択肢	84
選択バイアス	44
前提	99
前提条件	128
全点プロット	120
専門家	82, 146
専門用語	100
戦略	83
戦力	85

そ

相関	64
相関係数	64, 66, 147
相関図	64
相互関係	9
双生児研究	47
想定集団	43
想定母集団群	53
層別解析	140
相補的	14
属性	98
測定	9
測定単位	65
測定バイアス	44
測定方法	43, 83

た

第1種の過り	59
第2種の過り	59
第3の要因	39
対照	18, 27, 47
大小関係	150, 163
対象者	36
対象適格集団	53
態度保留	58
代表	52
代表値	120
タイムスケジュール	86
題名	18
対立仮説	58, 108
他記式調査	89
託配調査	95
多数決方式	168
脱字	104
妥当性	42, 146
ダブル・エントリー方式	115
探索的データ解析	8
単純統合	168
短所	20
単相関係数	66
断面研究	23
断面的生命表	158
単盲検	36

ち

チェック	96
知識	128
中央値	120
中間変数	39
抽出バイアス	43
調査項目	84, 97
調査項目数	110
調査資料	86
調査対象	83, 97, 147
調査の場	83
調査票	86
長所	20
著者	18

つ

追跡	132
追跡観察	25, 159
追跡研究	30

て

データ	9, 97, 125
データ解釈方法	12
データ源集団	53
データ固定	113, 118
データ点検	113
データ入力	113, 114
データの取り扱い	118
データ・マネジメント	112
データ・マネジャー	112
デフォルト	128
デルシモニアン-レアード法	172
点検	114, 116
点検項目	166
点検項目リスト	114
点推定	54
電話調査	91

と

同意書	87
動機	18, 78
統計学	3
統計学的検出力	59
統計学的検定	58
統計学的推定	11
統計ソフト	8, 124
統計的手法を明示	124
統計的に処理	93
同時的妥当性	146
同時比較	32
等分散	60, 62
独自因子	153
特殊技能	85
特性	174
特徴	20, 25
独立性	72
独立性の検定	136
閉じたコホート	132
図書館	81
留置（とめおき）調査	92
トリプル・エントリー方式	115

な

ナース・ヘルス研究	25
ナイチンゲール	4
内的妥当性	43
内容的妥当性	146
仲間	85

に

二重盲検	36
二峰性	121
入力前処理	113

ね

ネステッド・ケース・コントロール研究	28

年齢	28, 49

の

ノンパラメトリック検定	156

は

バイアス	4, 36, 41, 43, 80, 103
背景	18, 97
パイロット研究	30
箱ひげ図	119, 120
場所	85
はずれ値	118
パッチテスト	36
ばらつき	4, 41
範囲	121
範囲設定	116
範囲チェック	117
半構造化面接	90
反省	9
反復測定	148

ひ

比	133, 168, 169
ピアソンの積率相関係数	66
ピート法	169
比較可能性	4, 32
比較研究	30
比較対照	30
ヒゲ	161
非指示的面接	90
ヒストグラム	117, 119
非比較研究	30
非盲検	30
費用	85, 91
評価	20, 50
評価者	36
表計算ソフト	127
表現	104
標準化	151
標準化得点	155
標準誤差	55
標準作業手順書	112
標準正規分布	57
標準偏差	54, 122
評点尺度法	102
標本	8, 52
標本データ	52
標本平均	54
開いたコホート	133
比例ハザードモデル	164
ヒンジ	120
頻度	23
頻度分布	48

ふ

フィッシャーのz変換	68
フィッシャーの直接確率法	73
不一致	115
不可逆	157
負荷量	149
複数回答	103
不正	96
不等分散	62
負の相関	64
普遍性	43
不偏統計量	56
不偏分散	54, 122
不偏分散の比	61
不明	103
プライバシー	105
プラセボ効果	36
フリーズ	118
ブレスロー-デイ検定	142
プロセス	12
プロトコール	22
分解	155
分岐型	100
文献	80, 86, 165
文献検索	97
分散	122, 135
文章化	78
文書化	78, 118
分析者	36
分析方法	83

へ

平均寿命	158
平均値	120
平均偏差	122
平均余命	158
平行測定	148
並列群間比較研究	32
変数	110
変数間の構造	151
変数選択	149
変数名	127
変量効果モデル	172

ほ

報告書	86
方法	18, 78, 147
ホーソン効果	36
母オッズ比	135
母共通オッズ比	141
保健統計	4
母集団	8, 52

母数	52
母相関係数	68
母分散	60
母平均値の差	62
本人	92

ま

前向き研究	24
前向きコホート研究	170
マクネマー検定	41, 138
マッチング	28, 41, 48, 138
マンテル-ヘンツェル検定	41, 162
マンテル-ヘンツェルの方法	140, 143, 169

み

見直し	104

む

無記名	93
無作為化	3, 6, 49
無作為化並列群間比較研究	34
無作為割り付け	32
無相関	64
無相関の検定	67

め

名義尺度	102
メタ解析	143, 165
めためた解析	174
面接	80, 83
面接調査	89

も

盲検	33, 36
目的	18, 78, 84
目的外利用	88
目標	79
モデル構築	11
ものさし	118, 145, 156
問題提起	23

や

薬品	84

ゆ

有意	107
有意確率	67
有意水準	59, 61, 108
郵送調査	93
誘導的	100

よ

要因	29
要旨	18
よく似た	49
予測値	65
予測的妥当性	146
読み合わせ	115

ら

ラテン方格	35
ラベリング効果	36
ランダム化	32

り

リサーチ・クエスチョン	78
リスク	132
リスク因子	39, 49
リスク差	134, 170
リスク比	134, 169
率	132
両側検定	59
量的研究	5, 83
量的データ	118
理論	147
理論構築	9
理論的感受性	12
臨床疫学	2
臨床試験	29, 170
倫理規定	87
倫理的配慮	20

る

累積寄与率	152, 154
累積死亡率	158
累積生存率	158

れ

礼儀	82
レイト差	134
レイト比	134
レビュー	81
連続性の修正	72

ろ

ログランク検定	161, 163
論理チェック	116

わ

話術	92
割合	132

欧文索引

数字

50％生存時間	161

B

Base SAS	126

C

CINAHL	17
Cochrane Library	17

E

EBM	2
EBN	3
EMBASE	17

F

F検定	61

H

Haenszel	141
HALBAU	126
HALWIN	112, 126

J

JAPICDOC	17
JMEDPlus	17
JMP®	126

M

Mantel	141
MEDLINE	17

P

p値	58

S

SAS®	112, 125
SAS/STAT	126
SPSS®	112, 125

T

t検定	60, 67
t分布	57, 60

W

Working Matrix	167

●著者略歴

高木　廣文（たかぎ　ひろふみ）
1950年生まれ．74年東京大学医学部保健学科卒業後，79年同大大学院博士課程修了．同年米国国立衛生院奨励研究員として，米国国立環境保健学研究所勤務．81年より聖路加看護大学講師（統計学），82年同大助教授．89年文部省統計数理学研究所助教授，99年4月新潟大学医療技術短期大学部看護学科教授，同年10月同大医学部保健学科教授．2006年4月東邦大学医学部看護学科教授．
主な著書：「ナースのための統計学―データのとり方・生かし方」（医学書院），「多変量解析ハンドブック」（現代数学社），「健康科学とコンピュータ」（共立出版）など．

林　邦彦（はやし　くにひこ）
1957年生まれ．保健学博士．80年東京大学医学部保健学科卒業後，山之内製薬臨床統計部にて主に臨床試験の研究デザインおよびデータ解析業務に従事．90～92年ハーバード大学公衆衛生学大学院で客員研究員として，疫学研究や臨床試験に参画．96年9月群馬大学医療短期大学部助教授，同年10月群馬大学医学部保健学科助教授，2001年群馬大学医学部保健学科教授．全国の女性看護師を対象としたJapan Nurses' Health Studyの研究代表者．
主な著書：「これからの臨床試験」（藤田利治ら編，朝倉書店），「最新保健学講座　第7巻　疫学/保健統計」（丸井英二編，メヂカルフレンド社），「疫学研究の考え方・進め方―観察から推測へ」（訳，新興医学出版社）など．

EBN BOOKS
エビデンスのための看護研究の読み方・進め方

2006年12月11日　初版第1刷発行
2007年 9月28日　　　第2刷発行
2013年 4月 5日　　　第3刷発行

著　者	高木廣文，林　邦彦
発行者	平田　直
発行所	株式会社 中山書店
	〒113-8666　東京都文京区白山1-25-14
	TEL 03-3813-1100（代表）　振替 00130-5-196565
	http://www.nakayamashoten.co.jp/
装丁・デザイン・DTP	臼井デザイン事務所
印刷・製本	（株）シナノ

©2006 Nakayama Shoten Co., Ltd. Printed in Japan
ISBN978-4-521-70081-6

本書に掲載された著作物の翻訳・複写・転載・データベースへの取り込みおよび送信に関する許諾権は，当社が保有します．
本書の無断複写は，著作権法上での例外を除き禁じられています．本書を複写される場合は，そのつど事前に当社（直通電話03-3813-1129）の許諾を得てください．

中山書店の好評看護書

EBN BOOKS 考える看護の基本
「EBN思考」を身につける

●著
別府宏圀
（横浜総合健診センター・新横浜ソーワクリニック院長）

本書はEBNやEBMなどの「Evidence Based」という考え方の基本から，看護の現場でエビデンスをどのように意識すればいいのかをわかりやすく解説．EBNをうたっていても，実際にはエビデンスなどないような論文に騙されないように，「批判の目」を養うための入門書．

A5判
240頁
定価（本体2,200円＋税）

CONTENTS

第1章　エビデンスの考え方
　なぜ，Evidence-Based Nursingか
　コクラン共同計画とコクラン・ライブラリーについて
　エビデンスの落とし穴
　バイアスに気をつけろ
　看護とエビデンス
　論文の読み方
　EBM・EBNとNBM

第2章　EBM・EBNのための戦術としてのエビデンス
　予防の効果
　フッ素による虫歯予防の有効性と安全性
　パロキセチンおよびそのほかのSSRIと自殺
　抗生剤による術後感染予防
　「診断」のエビデンス
　ホルモン補充療法の意味とそのエビデンス
　在宅血圧測定のエビデンス
　医療制度（政策）とEBM

第3章　くすりとエビデンス
　薬と副作用
　繰り返される薬害：チクロピジンによる副作用死はなぜ減らないのか
　画期的新薬のエビデンス

EBN BOOKS 川島みどりと黒田裕子の考える
看護のエビデンス

●著
川島みどり
（日本赤十字看護大学教授・健和会臨床看護学研究所所長）

黒田裕子
（北里大学大学院看護学研究科クリティカルケア看護学教授）

EBNを実践していくために，いま，何が必要かを，豊富な臨床経験をもち，看護研究・教育の第一人者として活躍している川島みどり・黒田裕子の両氏がそれぞれの観点から解説を試みています．
これまでの看護の経験知からいかにエビデンスを構築していくか，またサイエンスの視点を看護にどう取り込んでいくか，看護の現状の問題点や展望を見据えながらの議論には説得力があります．
本書は『EBNURSING』好評連載「エビデンスをつくる看護研究」を再編集・再構成したものです．

B5変型判
168頁
定価（本体2,400円＋税）

CONTENTS

Chapter1　対談／看護におけるエビデンスの意味と価値
Chapter2　川島みどりの考える看護のエビデンス
Chapter3　黒田裕子の考える看護のエビデンス

中山書店の好評看護書

QOL評価学
測定，解析，解釈のすべて

患者重視の医療が常識になるにしたがって，看護の現場のみならず，医療の現場においてもQOLへの注目が集まっています．本書はQOL評価の方法を，質問票の作り方から評価・解析の実際まで，わかりやすく解説しています．

●監訳
福原俊一
（京都大学大学院医学研究科 医療疫学）

数間恵子
（東京大学大学院医学系研究科 成人看護学／ターミナルケア看護学）

●原著者
ピーター・M・フェイヤーズ
デビッド・マッキン

B5判／上製／400頁
定価（本体7,600円＋税）

CONTENTS

I　はじめに
- 1章　はじめに
- 2章　測定尺度の原理

II　尺度の開発と検証
- 3章　スコアと測定法：妥当性，信頼性，感度
- 4章　複数項目尺度
- 5章　因子分析
- 6章　項目応答理論と特異項目機能
- 7章　質問票の開発とスコアリング

III　QOLデータの分析
- 8章　横断分析
- 9章　経時データの探索的な解析
- 10章　経時データのモデル化
- 11章　欠測データ
- 12章　質で調整した生存時間

IV　QOL評価・分析の実際と解析結果の臨床的解釈
- 13章　臨床試験
- 14章　サンプルサイズ
- 15章　実践と報告
- 16章　臨床のための解釈

看護に活かすQOL評価
EBN BOOKS

看護領域では従来からQOLは重視されてきましたが，その評価となるとあいまいな部分が多いのが現状です．その理由として，QOLのとらえ方自体が様々であること，臨床で活用できる質の高い質問票が少なく，QOL評価がきちんと行われていないことがあげられます．本書は，質の高い質問票の作り方，質問票から得られたデータの解析法などQOL評価の実践法について，わかりやすく解説し，臨床での看護ケアに役立つQOL評価とはどのようなものかを示すことを目的としています．

●監修
日野原重明
（聖路加国際病院理事長）

●著
萬代　隆
（QOL研究会代表 国立循環器病センター）

藤田晴康
（（株）ルネサステクノロジー 高崎健康管理センター医師部長）

神田清子
（群馬大学医学部保健学科教授）

B5変型判
192頁
定価（本体2,600円＋税）

CONTENTS
- 1章　QOL評価をどう進めるか
- 2章　QOL質問票の作成法
- 3章　データの収集と統計処理
- 4章　QOL評価の実際